日系经典·超声诊断精讲系列

先天性心脏病超声精细讲解

切面解剖、血流动力学和诊断详要

ATLAS OF PEDIATRIC & FETAL CARDIAC ULTRASOUND

中文翻译版·原书第 1 版修订版

原著者　里见元义

主　译　王建华　赵　映

审　校　王建华　牛海燕

译　者　（按姓氏笔画排序）

　　　　王建华　解放军陆军总医院

　　　　牛海燕　解放军陆军总医院

　　　　宋　青　解放军陆军总医院

　　　　张敏郁　解放军陆军总医院

　　　　杜丽娟　首都医科大学附属北京天坛医院

　　　　郑　淋　首都医科大学附属北京儿童医院

　　　　赵　映　首都医科大学附属北京安贞医院

U0210629

科学出版社

北　京

图字：01-2017-8474

内 容 简 介

"日系经典·超声诊断精讲系列"是一套由日本著名临床专家编写，以超声诊断实际需求为写作内容的丛书。丛书的编写，旨在抛开那些晦涩难懂的、理论性强的文字，不引用大量学术性强的文献，只注重实际临床应用，病例和图像的挑选也是谨慎而精致的。丛书在日本出版后，不仅为超声医师喜爱，也成为希望了解超声这项日臻成熟检查手段的临床医师极具参考价值的读物。

本书共分3章，分别为超声诊断基础、先天性心脏病病例精讲及胎儿心脏检查方法和病例精讲。第1章讲述了常规切面和解剖、分段诊断法、超声心动图测量、简化伯努利方程式及常见畸形分析等；第2章阐述了61种先天性心脏病的临床基本情况、血流动力学分析、诊断方法和检查要点、诊断注意事项、图像分析等；第3章简述了胎儿心脏超声检查方法等。书中配有大量高质量的图像，且配有详尽的文字分析，指导读者从临床实践中获得有价值的信息，提高诊断水平。本书适合超声科医师、心内科医师和相关专业研究人员阅读，是一本必备参考书。

SHINZOU CHOUONPA SHINDAN ATLAS SHOUNI TAIJI HEN

© GENGI SATOMI 2008

Originally published in Japan in 2008 by VECTOR CORE Inc.

Chinese (Simplified Character only) translation rights arranged with VECTOR CORE Inc.

through TOHAN CORPORATION, TOKYO.

图书在版编目(CIP)数据

先天性心脏病超声精细讲解：切面解剖、血流动力学和诊断详要：原书第1版修订版/（日）里见元义著；王建华，赵映主译 . — 北京：科学出版社，2018.6

（日系经典 . 超声诊断精讲系列）

ISBN 978-7-03-057968-3

Ⅰ . ①先… Ⅱ . ①里… ②王… ③赵… Ⅲ . ①先天性心脏病－超声波诊断 Ⅳ . ① R541.104

中国版本图书馆 CIP 数据核字 (2018) 第 131528 号

责任编辑：郭 威／责任校对：张怡君
责任印制：肖 兴／封面设计：龙 岩

科学出版社出版

北京东黄城根北街 16 号
邮政编码：100717
http://www.sciencep.com

三河市春园印刷有限公司 印刷
科学出版社发行 各地新华书店经销
*

2018 年 6 月第 一 版 开本：889×1194 1/16
2018 年 6 月第一次印刷 印张：19
字数：655 000
定价：149.00 元
（如有印装质量问题，我社负责调换）

译者前言

　　我们很荣幸有机会承担《先天性心脏病超声精细讲解》修订版的翻译工作。本书于1991年出版、1999年发行增补版到2008年修订版的印发，历时十七载、两次增订、七次印刷，足以表明本书被广大读者喜爱的程度。作者里见元义先生是日本著名的小儿心脏超声专家，历任东京女子医科大学儿童循环内科教授、美国洛杉矶儿童医院客座教授及日本长野省立儿童医院循环内科部长和副院长等职，是日本儿童循环学会、日本超声心动图学会、日本心脏病学会和日本循环学会委员和评议专家。他从事儿童和胎儿心脏超声临床诊断和研究30余年，在先天性心脏病超声诊断方面具有丰富的临床经验，主编和参编专著20余部。本书中介绍的病例绝大多数是作者多年临床实践经验的积累，几乎涵盖所有先天性心脏病，具有很高的学习和参考价值。

　　作为一本超声诊断图谱，本书最大的特点是汇集了大量精致的图片资料。这不仅包括珍贵的病例图像资料，而且几乎每种疾病均辅以清晰易懂的血流动态示意图和解剖图，便于读者把握疾病状态下心脏的形态学和血流动力学改变。本书值得一提的第二大特点是简单明了的文字表述。书中重点标注的诊断要点和诊断注意点条理清晰、简明扼要，十分便于记忆和临床参考。总之，本书病例资料丰富、图文并茂，不仅是各级超声医师必备的参考工具书，同时也是心血管内科、外科医师必要的参考图谱，具有很高的临床实用价值。

　　在翻译本书过程中得到了科学出版社的大力支持，使其能够在短期内得以与广大读者见面。然书中不足之处，恳请广大读者不吝赐教、补正。

北京军区总医院超声科主任

王建华

于北京

原书修订版序言

　　本书第一版是我离开东京女子医科大学心脏血压研究所时出版的。出乎意料的是，由于读者众多，1999 年 8 月本书进行了增补和修订。后来听说阅读本书学习小儿超声心动图的人们络绎不绝。作为作者，我感到十分高兴并备感光荣。

　　随着时代的发展，胎儿超声心动图逐步普及，重要性日趋增加。伴随这样的时代变迁，我对于胎儿超声心动图诊断部分进行了大幅的增补和修订。依据日本胎儿心脏病研究会制定的胎儿超声心动图检查指南，以及在长野省立儿童医院 15 年工作的经验为主要内容进行了总结。希望胎儿超声心动图诊断的普及和出生前诊断能够使先天性心脏病患儿可以接受预防性前瞻性医疗，以降低或预防其出生后发病时可能伴发的痛苦、低氧血症或休克等危及生命的状况，同时也希望幼小的患者能够更接近生理状态及获得更好的治疗效果。感谢与我的临床生活息息相关的东京女子医科大学小儿心内科和图片室、超声波检查室的同仁，同时感谢长野省立儿童医院 15 年以来和我一同走过的朋友们。

里见元义

2008 年 1 月

原书增补修订版序言

　　1991 年在 V-core 出版社的协助下，出版了本书的初版，正当我反省本书销售不好为出版社带来麻烦的时候，意外地接到增印的通知。既然增印，索性对于初次出版至今的最新进展进行整理，对内容进行了增补和修订，出版增补版。

　　即使进行了增补，本书还和初版一样，始终都是图谱。四腔心切面时，心尖向下显示在欧美很普遍，被称为上下倒置观（upside-down view）。与之相符合，追加了几幅上下倒置观图像。另外，关于初版发行后，胎儿超声心动图的进展，增补了标准检查方法、先天性心脏病和胎儿心律失常的病例。我想反复强调的是本书旨在为临床应用提供帮助。

里见元义

1999 年 8 月

原书第 1 版前言

本次编写小儿先天性心脏病超声心动图图谱，旨在抛开那些生涩难懂的解说，出版一本由视觉直接进行诊断的图谱。因此，本书涉及的先天性心脏疾病，主要用图像质量优异的图片来展示其形态学改变，而不是文字解说。

从这个意义讲，本书不是作为文献引用等目的的专著，而是更注重实际临床应用的图谱。为了这个目标，本书最大限度地努力选用优质图片。在此，对于为了确保本书超声图片质量符合要求而付出努力的本院图片部的同仁们深表感谢。

可是，只有切面超声心动图并不完全，本书涉及的每种疾病均包含了揭示血流动态的示意图。为了明确显示病变状态，从 M 型到脉冲多普勒、高脉冲重复频率多普勒、彩色多普勒、连续多普勒、超声造影，尽可能应用超声心动图的各种技术。而且，为了更有助于对疾病的理解，必要时配加了血管造影和解剖图等资料进行解说。

本书中登载病例由著者在东京女子医科大学日本心脏血压研究所工作时，经历的大量病例中精选而成。感谢众多的患者，他们是教授著者学习超声心动图的老师。时值切面超声心动图、多普勒超声心动图和彩色多普勒超声心动图等技术快速发展进步期，能够在东京女子医科大学工作而经历如此丰富的病例，著者深感荣幸。在此，对时至今日仍然不吝赐教的高尾笃良先生（东京女子医科大学名誉教授），儿童心内科门间和夫、中泽诚两位教授及安藤正彦博士，儿童心外科今井康晴教授、黑泽博身助教授，心内科细田瑳一教授（现日本心脏血压研究所所长）、中村宪司讲师，基础循环科的菅原基晃助教授为代表的前辈们，岩手共立医院的长井靖夫医师及和作者一起做超声心动图检查的学友和同事们，包括超声室协力相助的菊池典子、佐佐木幸子女士等检查技师们，表示衷心的感谢。

本书编辑时，有几幅图片由于陈旧被替换掉。现在想来，那个病例如果载入就好了。本书也许不是特别全面的图谱。影像诊断是现在飞速进步的领域之一。本书不敢奢望成为读者书架上的常备书，但作为辅助诊断的图谱，同时作为消费品，能够提供一定帮助就足够了。

里见元义

1991 年 6 月

目　录

第 1 章

诊断基础

先天性心脏疾病的超声诊断首先是观察形态改变，然后是注意观察有无血流异常。一旦发现异常血流，应注意测量血流速度、分析血流性质和类型，并把异常血流信息和最初发现的异常形态信息相结合以确立诊断。本章主要讲述心脏及其大血管的断层解剖，以及各种超声方法所显示的图像特征。

第一节 基本切面

由于心脏诊断用频率范围的超声波在空气中会被散射掉，因此，超声波探头能够获取心脏信息的部位受到限制。我们把能够获取心脏信息的探头放置部位称为声窗（acoustic window）。对于三维结构应尽可能多地获取更多的断面，以提高诊断精度。下面显示的是探头可放置部位及相应的基础切面。

基本切面	
1．胸骨旁途径	3．心尖部途径
・短轴切面	・长轴切面
・长轴切面	・四腔切面
・四腔切面	4．胸骨上窝途径
2．肋弓下（剑突下）途径	・主动脉弓切面
・短轴切面	・额状切面（冠状切面）
・长轴切面	5．其他途径
・四腔切面	

1．胸骨旁途径

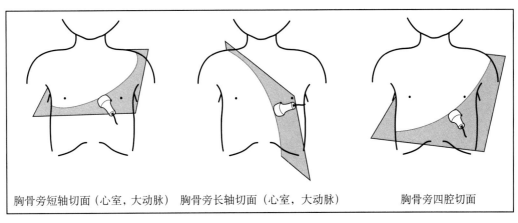

胸骨旁短轴切面（心室，大动脉）　胸骨旁长轴切面（心室，大动脉）　　　　胸骨旁四腔切面

图 1-1-1

2．肋弓下（剑突下）途径

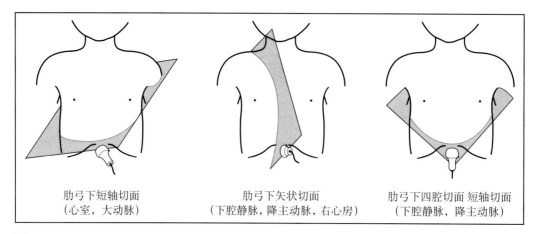

肋弓下短轴切面　　　　肋弓下矢状切面　　　　肋弓下四腔切面 短轴切面
（心室，大动脉）　　（下腔静脉，降主动脉，右心房）　（下腔静脉，降主动脉）

图1-1-2

3．心尖部途径

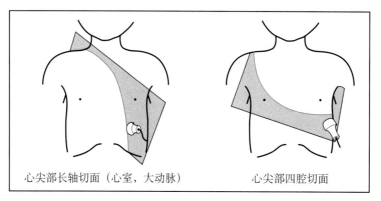

心尖部长轴切面（心室，大动脉）　　　心尖部四腔切面

图1-1-3

4．胸骨上窝途径

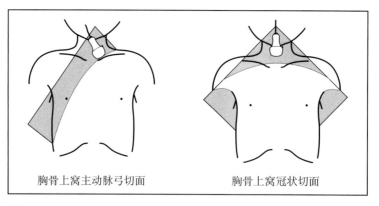

胸骨上窝主动脉弓切面　　　　胸骨上窝冠状切面

图1-1-4

　　本书中，原则上应用"探头的位置"—"心脏大血管对应的切面类型"—"切面水平"的方法来表示特定的切面。如"胸骨旁"是指探头位置，"左心室短轴切面"是指切面类型，"乳头肌水平"是指切面水平。

一、胸骨旁途径

　　1．**短轴切面**　探头通常置于胸骨左缘第3～4肋间，右位心时探头置于胸骨右缘第3～4肋间。通过倾斜探头可以更好地获取位于后方心室的短轴切面。在正常心脏，切面为左肩—右腰方向，探头标示指向患者左侧，此时超声图像右侧为患者身体的左侧。

心室短轴切面有：	大动脉短轴切面有：
• 房室瓣水平	• 后方的半月瓣水平
• 乳头肌水平	• 前方的半月瓣水平
• 心尖部水平	• 肺动脉分支水平
	• 主动脉弓水平

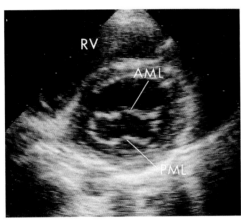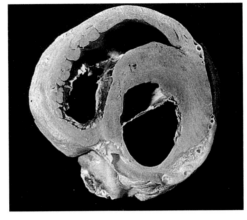

前
右 ✛ 左
后

图 1-1-5　胸骨旁心室短轴切面房室瓣水平（正常心脏：D襻）

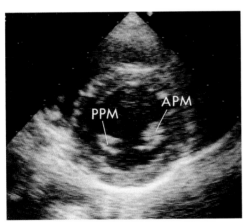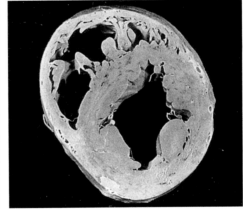

前
右 ✛ 左
后

图 1-1-6　胸骨旁心室短轴乳头肌水平（正常心脏：D襻）

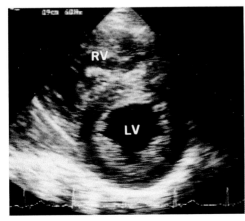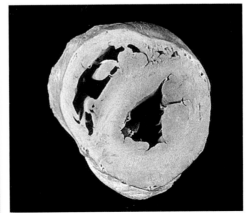

本页缩略语：

AML	二尖瓣前叶
APM	前乳头肌
LV	左心室
PML	二尖瓣后叶
PPM	后乳头肌
RV	右心室

图 1-1-7　胸骨旁心室短轴心尖部水平（正常心脏：D襻）

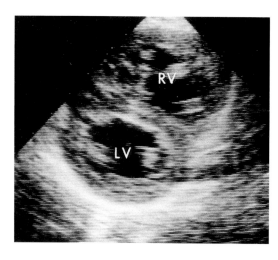

图 1-1-8　胸骨旁心室短轴乳头肌水平（L襻），胸骨右缘第4肋间探测

　　注意位于左前方的心室间隔面明显比右后方的间隔面结构粗糙，因此为右心室；位于右后方的心室间隔面光滑，游离壁上有隆起的两个乳头肌，因此为左心室。由于右心室位于左侧，故为 L 襻型心脏

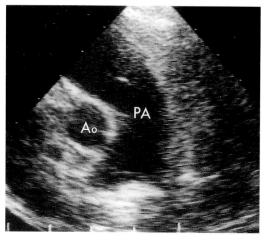

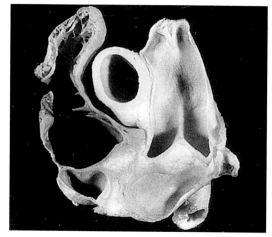

图 1-1-9　胸骨旁大动脉短轴切面肺动脉分支水平（正常大动脉关系），胸骨左缘第3肋间探测

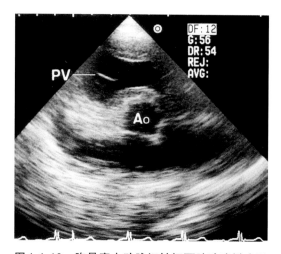

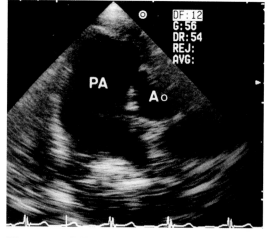

图 1-1-10　胸骨旁大动脉短轴切面肺动脉瓣水平（和正常呈镜像的大动脉关系）胸骨右缘第3肋间探测

图 1-1-11　胸骨旁大动脉短轴切面肺动脉分支水平（和正常呈镜像的大动脉关系），胸骨右缘第3肋间探测

本页缩略语：

| Ao | 主动脉 | LV | 左心室 | PA | 肺动脉 |
| PV | 肺动脉瓣 | RV | 右心室 | | |

2.长轴切面   探头通常置于胸骨左缘第3～4肋间，右位心时探头置于胸骨右缘第3～4肋间。根据前述得到正确的短轴切面后将探头逆时针方向旋转90°，可得到长轴切面。在正常心脏，切面为从右肩—左腰方向，探头标示指向患者头侧，此时患者的头侧在超声图像右侧。心室长轴切面包含以下3个基本切面。

> 心室长轴切面
> • 左心室长轴切面（左心室中央部）
> • 右心室流入道长轴切面（向右倾斜）
> • 右心室流出道长轴切面（向左倾斜）

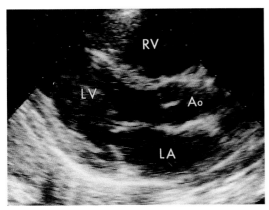

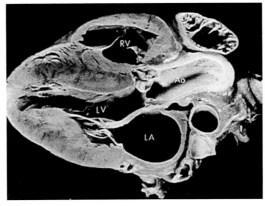

图 1-1-12　胸骨旁左心室长轴切面

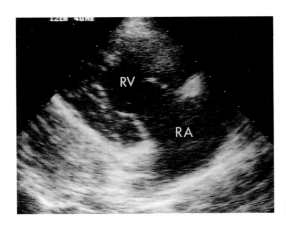

图 1-1-13　胸骨旁右心室流入道长轴切面

本页缩略语：

| Ao | 主动脉 | LA | 左心房 | LV | 左心室 |
| RA | 右心房 | RV | 右心室 | | |

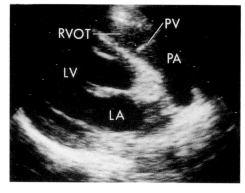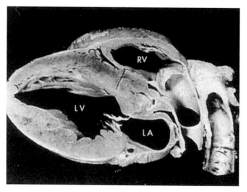

图1-1-14　胸骨旁右心室流出道长轴切面

　　3. 四腔切面　探头通常置于胸骨左缘第3～4肋间，右位心时探头置于胸骨右缘第3～4肋间。探头沿肋间水平移动，除心尖外，右心房、右心室、左心房、左心室4个腔室可在同一切面上显示。探头标示指向患者左侧，此时患者的左侧在超声图像右侧。四腔切面包含以下4个基本切面（图1-1-15）。

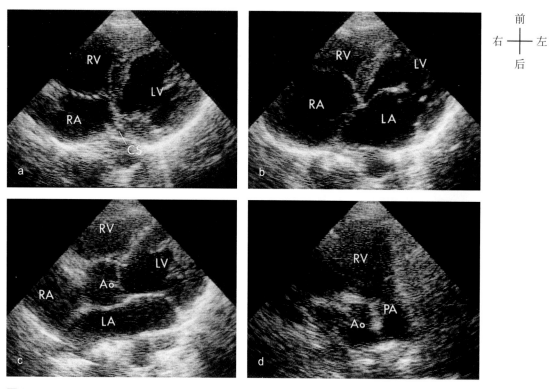

图1-1-15

　　a. 胸骨旁四腔切面，房室瓣后方水平：与左心室二尖瓣环后方相平行的间隙为冠状静脉窦（coronary sinus，CS）

　　b. 胸骨旁四腔切面，房室瓣中央部水平：此切面虽然不包含心尖部，但可最大限度地观察两侧房室瓣的运动

　　c. 胸骨旁四腔切面，后方大动脉水平：从房室瓣水平缓慢向头侧倾斜探头，首先出现的是后方的大动脉流出道，正常情况下，为左心室-主动脉通路

　　d. 胸骨旁四腔切面，前方大动脉水平：进一步向前倾斜探头，可显示前方的大动脉流出道，正常情况下为右心室-肺动脉通路

本页缩略语：

Ao	主动脉	CS	冠状静脉窦	LA	左心房
LV	左心室	PA	肺动脉	PV	肺动脉瓣
RA	右心房	RV	右心室	RVOT	右心室流出道

二、肋弓下途径或剑突下途径

1.**矢状切面（纵切面）**　将探头置于剑突下与脊柱平行的切面。确认脊柱、下腔静脉和降主动脉的位置，以及它们之间的相互关系。在此切面上可以观察下腔静脉汇入右心房的位置，以及与脊柱的相对位置关系，并以此来确定心房的位置。探头标示指向患者头侧，此时患者的头侧在超声图像右侧。

2.**水平切面（横切面）**　探头置于剑突下，在相对于体轴的横切面观察。脊柱、下腔静脉和降主动脉均显示为短轴。脊柱为骨骼，因此为圆形的强回声（后方声影）。确认下腔静脉、降主动脉的相互位置关系。这个短轴切面上探头标示指向患者左侧，此时患者的左侧在超声图像右侧。

3.**四腔切面**　探头置于剑突下，在横切面上向头侧倾斜可得到四腔切面。冠状切面和胸部X线摄影图像接近，在新生儿、婴幼儿经常用到此切面。因与胸部X线摄片相似，因此所观察的各部分结构比较容易确认。但是相反，本切面并不是真正在双房或双室的中央横切，因此在此切面上判断心腔的大小必须慎重。此切面对于观察房间隔特别有用（房间隔缺损参考p52）。探头标示指向患者左侧，此时患者的左侧在超声图像右侧。

> 四腔切面的4个水平：
> （1）房室瓣中央部的四腔切面
> （2）包含后方大动脉起始部的四腔切面
> （3）包含前方大动脉起始部的四腔切面
> （4）房室瓣中央部背面的四腔切面

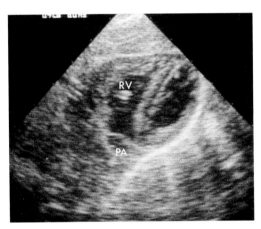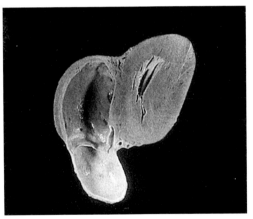

足侧
右　＋　左
头侧

图 1-1-16　肋弓下四腔切面肺动脉水平
包含前方大动脉起始部的四腔切面在正常人即为肺动脉水平四腔切面

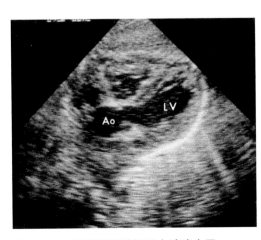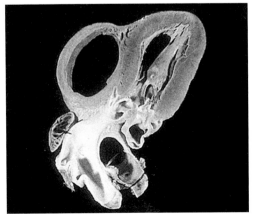

图 1-1-17　肋弓下四腔切面主动脉水平
包含后方大动脉起始部的四腔切面在正常人即为四腔切面主动脉水平

本页缩略语：
Ao	主动脉
LV	左心室
PA	肺动脉
RV	右心室

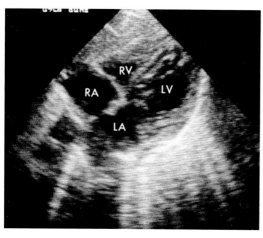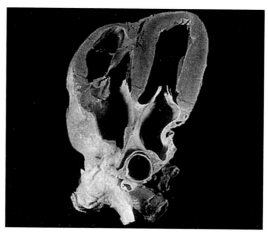

图 1-1-18 肋弓下四腔切面房室瓣中央水平

虽然如字面所显示那样为四腔切面，但在此切面上判断心室大小时要多加注意

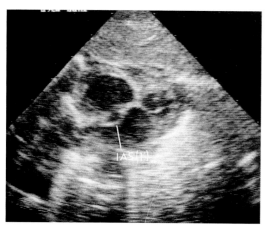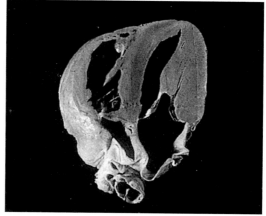

图 1-1-19 肋弓下四腔切面房室瓣中央后方水平

适合观察房间隔，尤其是最适合观察第一房间隔的卵圆窝处

三、心尖部途径

心尖部（又称心前区）位于左侧时，探头置于左侧胸部；心尖部位于中央时，探头置于正中线或剑突下；心尖部位于右侧时，探头置于右侧胸部。无论哪一种情况下探头标示都指向患者左侧，此时患者的左侧在超声图像右侧。

1. **长轴切面** 探头置于心尖部，在心尖部四腔切面的基础上逆时针方向旋转探头90°，即得到长轴切面。因为左心室流入道和左心室流出道方向与超声束几乎平行，故其为适合应用多普勒超声心动图方法。

2. **四腔切面** 探头置于心尖部朝向心底，在左肩—右腰方向倾斜可得到心尖部四腔切面。房间隔和室间隔基本上位于扇形图像的中心线上，与超声束平行，容易出现伪像和回声失落。

四腔心切面可分为以下几个水平：
（1）房室瓣中央部的四腔切面
（2）包含后方大动脉（正常为主动脉）起始部的四腔切面
（3）包含前方大动脉（正常为肺动脉）起始部的四腔切面
（4）房室瓣中央部背面的四腔切面

本页缩略语：

IAS（Ⅰ°）	第一房间隔	LV	左心室	RA	右心房
LA	左心房	RV	右心室		

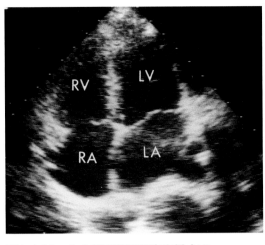
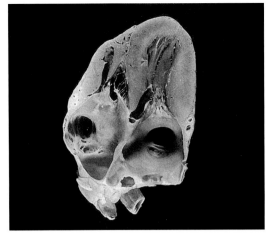

图 1-1-20　心尖部四腔切面房室瓣水平

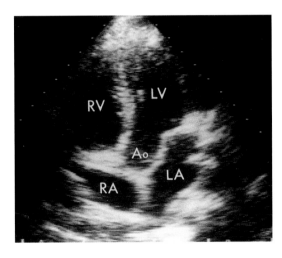

图 1-1-21　心尖部四腔切面左心室流出道水平
包含后方大动脉起始部的心尖部四腔切面，在正常人即为左心室流出道水平四腔切面

四、胸骨上窝途径

任何情况下探头标示均指向患者左侧，此时患者的左侧在超声图像右侧。

1.**主动脉弓切面**　探头置于胸骨上窝，此切面可显示整个主动脉弓。左位主动脉弓时探头为右前—左后方向，右位主动脉弓时探头为左前—右后方向。主动脉弓内侧圆形的结构为右肺动脉短轴。右肺动脉下方的区域为左心房。从主动脉第1分支无名动脉或头臂动脉处观察，其前方的圆形结构为无名静脉。

2.**冠状切面**　探头置于胸骨上窝，设定切面与身体的冠状面平行。主动脉弓呈圆形，其右侧可显示上腔静脉。无名静脉在主动脉弓上方汇入上腔静脉并在升主动脉右侧向下走行。上腔静脉走行途中看起来似乎与主肺动脉的分支右肺动脉呈直角交叉，实际上是右肺动脉在上腔静脉后方与之呈直角方向走行。在此切面上显示的是上腔静脉被斜切的短轴。右肺动脉下方的区域为左心房。

本页缩略语：					
Ao	主动脉	LV	左心室	RA	右心房
LA	左心房	RV	右心室		

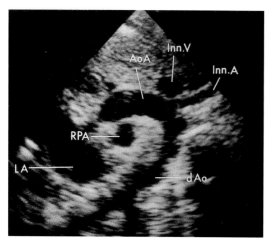

图 1-1-22　胸骨上窝主动脉弓切面

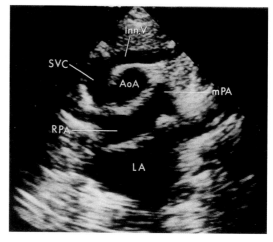

图 1-1-23　胸骨上窝冠状切面

五、其他途径

1. **胸骨右缘上部途径**　新生儿和婴幼儿的整个主动脉弓比较容易在胸骨右缘上部显示。当然，右位主动脉弓时探头置于胸骨左缘上部。

2. **胸骨左缘上部途径**　适合于观察主动脉峡部、动脉导管的切面（动脉导管未闭参考 p81）。

第二节　切面解剖

一、右心房矢状切面的解剖

下腔静脉紧邻房间隔前方汇入右心房。房间隔后方为左心房。右心房前方是三尖瓣环，其与心动周期同步呈现收缩期向前、舒张期向后的大幅度前后方向运动。三尖瓣环的膈肌面位于右心房右心室间的房室间沟处，其中有右冠状动脉远段走行。三尖瓣环前方为右心室流入道。

二、心尖部四腔切面的解剖

室间隔右侧为右心室、左侧为左心室，房间隔右侧为右心房、左侧为左心房。右心房和右心室间为三尖瓣，左心房和左心室间为二尖瓣。三尖瓣在室间隔的附着部位比二尖瓣附着部位要靠近心尖部，这个部位为室间隔膜部，其背部为左心室流出道，因为阴影在图中显示黑色，同时可显示左冠瓣的一小部分。在犬的心脏标本中可见到左肺静脉中支，但在人心脏中是见不到的。左侧房室间沟内有冠状静脉窦和左冠状动脉回旋支并行。

本页缩略语：					
AoA	主动脉弓	dAo	降主动脉	Inn.A	无名动脉
Inn.V	无名静脉	LA	左心房	mPA	主肺动脉
RPA	右肺动脉	SVC	上腔静脉		

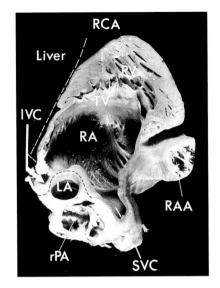

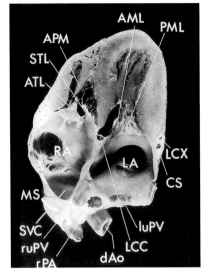

图 1-2-1　　　　　　　　　　图 1-2-2

三、心室短轴切面的解剖

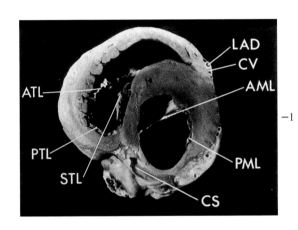

−1

图 1-2-3　房室瓣水平

　　此切面上包含室间隔在内的左心室呈圆形，其中央可见二尖瓣前叶和后叶。右心室在此切面上呈半月形，其中央可见三尖瓣（前叶、后叶和隔叶）。左心室后方的房室间沟内有冠状静脉窦，而前室间沟内有左冠状动脉前降支和心大静脉平行走行。右心室流出道侧的部分室间隔含有隔束（septal band）

本页缩略语：

AML	二尖瓣前叶	MS	室间隔膜部	APM	前乳头肌
PML	二尖瓣后叶	ATL	三尖瓣前叶	PTL	三尖瓣后叶
CS	冠状静脉窦	RA	右心房	CV	心大静脉
RAA	右心耳	dAo	降主动脉	RCA	右冠状动脉
IVC	下腔静脉	rPA	右肺动脉	LA	左心房
ruPV	右上肺静脉	LAD	左前降支	RV	右心室
LCC	左冠瓣	STL	三尖瓣隔瓣	LCX	左回旋支
SVC	上腔静脉	Liver	肝	TV	三尖瓣
luPV	左上肺静脉				

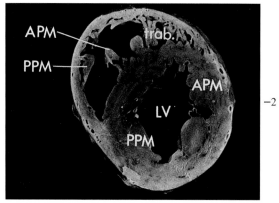

图1-2-4　乳头肌水平

此切面上包含室间隔在内的左心室呈圆形，圆形左心室内3或4点和7或8点位置可见从左心室游离壁直接突起的前外侧乳头肌和后内侧乳头肌。室间隔的左心室面光滑，对侧的右心室面则有粗大的肌小梁

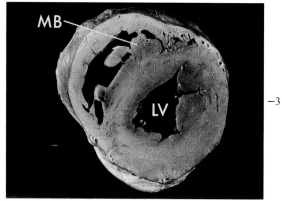

图1-2-5　心尖部

左、右心室内径均减小，右心室内可见调节束（moderator band）

四、大动脉短轴切面的解剖

大动脉短轴切面以主动脉被切为圆形为标准，探头可上下倾斜。正常大动脉关系为主动脉瓣低于肺动脉瓣，从大动脉根部缓慢向上（头侧）倾斜探头，从下到上依次可观察到主动脉瓣、肺动脉瓣和肺动脉分支。

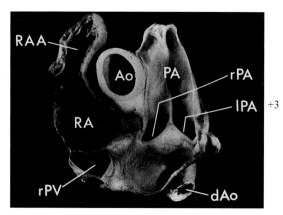

图1-2-6　肺动脉分支水平

主动脉呈圆形，肺动脉起始于主动脉左前方，在升主动脉左侧与之交叉并在其后方分为左、右分支（本书中为了方便称呼这个水平为＋3）

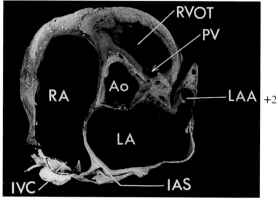

图1-2-7　肺动脉瓣水平

主动脉位于中央呈圆形，前方为右心室流出道，后方为左心房，右后方为右心房。主动脉左前方可见肺动脉瓣（本书中为了方便称呼这个水平为＋2）

本页缩略语：

Ao	主动脉	APM	前乳头肌	PA	肺动脉
dAo	降主动脉	PPM	后乳头肌	PV	肺静脉
IVC	下腔静脉	RA	右心房	RAA	右心耳
LAA	左心耳	rPA	右肺动脉	lPA	左肺动脉
rPV	右肺静脉	LA	左心房	RVOT	右心室流出道
LV	左心室	trab	肌小梁	MB	调节束

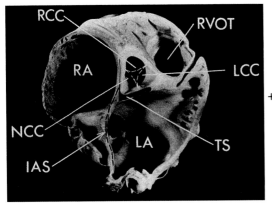

+1

图 1-2-8　主动脉瓣水平

　　主动脉位于中央呈圆形，中央可观察到主动脉瓣。右后方房间隔所对应的位置为无冠瓣，其右前方为右冠瓣，左前方为左冠瓣。主动脉根部与左心房间可见一细长的间隙为横窦（transverse sinus）（本书中为了方便称呼这个水平为＋1）

第三节　分段诊断法

一、心脏畸形的诊断方法

　　在诊断心脏畸形时，把心脏分为3个主要节段和2个位置关系进行诊断的方法称为分段诊断法，采用这种方法对于复杂的心脏畸形也能作出完整的诊断。

主要的心脏分段（major cardiac segment）
步骤 1　心房位置
步骤 2　心室位置
步骤 3　大动脉结构

连接关系诊断（intersegmental connection）
步骤 4　心房心室关系
步骤 5　心室大动脉关系

　　依据以下讲述，按照1～5的5个步骤依次来确定心房、心室、大动脉的位置关系及它们之间的各种接续关系，各种先天性心脏病都可以进行诊断。表1-3-1列出了在超声心动图上确定心房、心室和大动脉的解剖特征。

表 1-3-1　超声心动图上判定心房、心室和大动脉的特征

心房	右心房	下腔静脉注入[**]
		上腔静脉注入[*]
		位于房间隔前方
	左心房	未见下腔静脉注入[**]
		肺静脉注入[*]
		位于房间隔后方

心室	右心室	粗大肌小梁[**] 室间隔面粗糙[**] 房室瓣附着位置低[**] 有漏斗部[*] 有调节束[**]
	左心室	未见粗大肌小梁[**] 室间隔面光滑[**] 心室游离壁上可见2组直接隆起的乳头肌[*] 没有漏斗部[*]
大动脉	肺动脉	从心室起源后直接可见分支[**] 没有弓（arch）结构[**] PEP/ET值一般较低（参考p28）[*]
	主动脉	从心室起源后没有分支[**] 有弓（arch）的结构[**] 可见3支头臂血管分支[**] PEP/ET值一般较高[*]

注：[**] 特异性表现；[*] 有特异性，但有少数例外，或虽有例外但仍支持其特异性表现

二、步骤1 心房位置

心房位置可分为正位（solitus）、反位（inversus）、不定位（ambiguous）3种。

正位：解剖学右心房位于身体右侧。可从剑突下矢状切面上，通过下腔静脉在脊柱右侧，并与右心房连接诊断。

反位：解剖学右心房位于身体左侧。可从剑突下矢状切面上，通过下腔静脉在脊柱左侧，并与右心房连接诊断。

不定位：不能区分解剖学左、右心房的情况。左、右心房对称，见于下腔静脉缺如 [（半）奇静脉连接参考p38] 及降主动脉与下腔静脉并列走行等情况（下腔静脉-右心房连接参考p34）。

心房位置的诊断

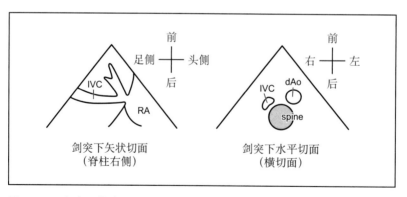

图1-3-1 心房正位（atrial situs solitus）

本页缩略语及英文注释：

IVC	下腔静脉	dAo	降主动脉	RA	右心房
spine	脊柱				

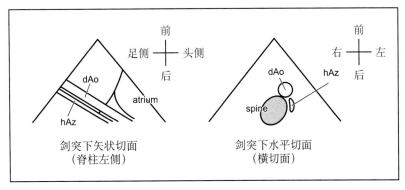

图 1-3-2　半奇静脉连接（hemiazygos connection）

　　心房不定位（atrial situs ambiguous）时的原发性心房反位（primary atrial situs inversus）

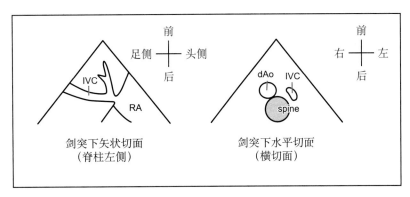

图 1-3-3　心房反位（atrial situs inversus）

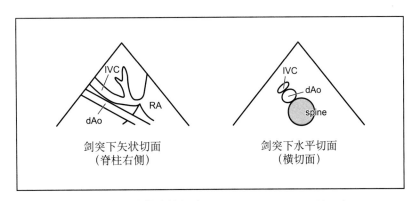

图 1-3-4　降主动脉下腔静脉并行（aorticocaval juxtaposition）

　　心房不定位（atrial situs ambiguous）时的原发性心房正位（primary atrial situs solitus）

　　* 心房正位（situs solitus）时，需鉴别右位主动脉弓

本页缩略语及英文注释：

atrium	心房	IVC　下腔静脉	dAo　降主动脉
RA	右心房	hAz　半奇静脉	spine　脊柱

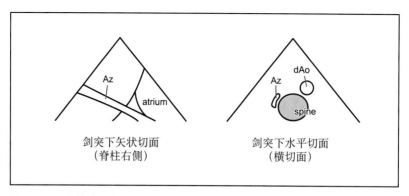

图 1-3-5　奇静脉连接（azygos connection）

心房不定位（atrial situs ambiguous）时的原发性心房正位（primary atrial situs solitus）

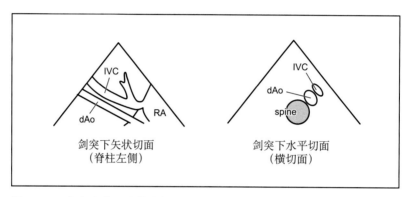

图 1-3-6　降主动脉下腔静脉并行（aorticocaval juxtaposition）

心房不定位（atrial situs ambiguous）时的原发性心房反位（primary atrial situs inversus）

* 心房反位（situs inversus）时需鉴别左位主动脉弓

上述各种情况应用剑突下途径的长轴（矢状）切面和短轴（水平）切面可以诊断。

奇静脉连接（azygos connection）、（半）奇静脉连接（hemiazygos connection）可参考 p38。

三、步骤 2　心室位置

心室位置可分为 D 襻、L 襻和 X 襻 3 种。

D 襻：解剖学右心室位于右侧的心室位置关系。

L 襻：解剖学右心室位于左侧的心室位置关系。

X 襻：2 个心室内部结构不能明确区分的情况。

本页缩略语及英文注释：

atrium	心房	RA	右心房	Az	奇静脉
dAo	降主动脉	spine	脊柱	IVC	下腔静脉

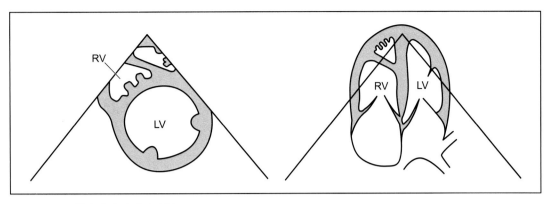

图1-3-7　D襻（右心室在右侧）

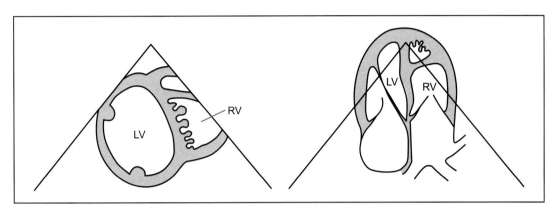

图1-3-8　L襻（右心室在左侧）

心室位置的诊断：在切面超声心动图上用来确定心室位置，主要应用心室短轴切面和四腔切面。

1. 胸骨旁心室短轴切面　房室瓣水平—乳头肌水平—心尖部水平。

要特别注意室间隔面的结构，有粗大肌小梁形态的为右心室，光滑的为左心室。左心室内有两个大的乳头肌直接隆起于心室游离壁。

2. 心尖胸骨旁四腔切面　房室瓣位于中央。

房室瓣室间隔面附着位置靠近心尖部（低）的为右心室，远离心尖部（高）的为左心室。右心室内心尖部附近可见粗大肌小梁，右心室游离壁和室间隔之间的肌束称为调节束（moderator band）。

*单心室时，需要判断心室残腔的位置、流出腔的位置及有无漏斗部存在（左心室性单心室参考p135，右心室性单心室参考p141）

四、步骤3　大动脉结构

1. D位（主动脉位于肺动脉右侧的位置关系）

螺旋：肺动脉在主动脉前方发出，与主动脉呈螺旋交叉。

并列：肺动脉和主动脉从胸壁同一深度横向并列起始。

平行：肺动脉在主动脉后方发出，与主动脉起始部平行。

2. L位（主动脉位于肺动脉左侧的位置关系）

螺旋：肺动脉在主动脉前方发出，与主动脉呈螺旋交叉。

并列：肺动脉和主动脉从胸壁同一深度横向并列起始。

本页缩略语：

| LV | 左心室 | RV | 右心室 |

平行：肺动脉在主动脉后方发出，与主动脉起始部平行。

3. A位（主动脉和肺动脉为前后起始的位置关系）

螺旋：肺动脉在主动脉前方发出，与主动脉呈螺旋交叉。

平行：肺动脉在主动脉后方发出，与主动脉起始部平行。

4. X位（只有一条大动脉，不能确定大动脉位置关系）

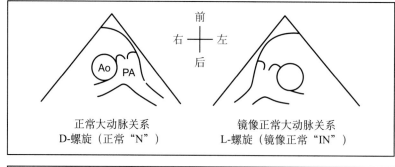

图 1-3-9　以大动脉短轴切面的后方半月瓣水平（＋1）、前方半月瓣水平（＋2）、肺动脉分支水平（＋3）和主动脉弓水平（＋4）的图像来表示切面和大动脉的立体位置关系

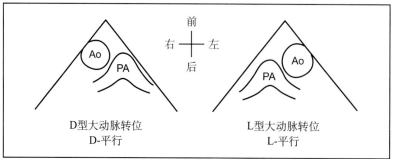

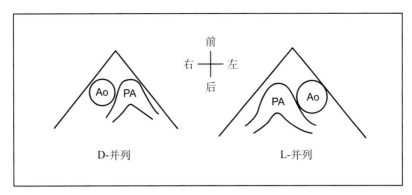

图1-3-10　大动脉位置的诊断（典型示例）

五、步骤 4　心房心室关系

1.**心房心室关系**　包括5种解剖学关系及2种连接关系。

（1）解剖学关系

· 正常排列 [normal（usual）alignment]。

· 十字交叉心（criss crossing）。

· 房室瓣跨位和骑跨（stradding and overriding）。

· 心室双入口（double inlet）。

· 一侧房室瓣闭锁（unilateral AV valve atresia）。

（2）连接关系

· 房室连接一致（concordant connection）。

· 房室连接不一致（discordant connection）。

2.**心房心室关系**（AV connection）**的诊断**　房室关系在心尖或胸骨旁四腔切面来诊断。

（1）正常排列：正常位置关系是右心房与右心室间为三尖瓣，左心房与左心室间为二尖瓣，房间隔和室间隔在一条直线上。

（2）十字交叉心：特征是不能得到四腔切面。获取能显示一侧房室关系的切面后，向头侧或背侧倾斜可得到显示另一侧房室关系的切面，观察到两组房室通道呈交叉关系。心房心室连接为右心房-右心室、左心房-左心室时为一致型十字交叉心（concordant crossing），右心房-左心室、左心房-右心室为不一致型十字交叉心（discordant crossing）（十字交叉心见p145）。

（3）房室瓣骑跨和跨位：分为跨位和骑跨。骑跨（overriding）是指房室瓣环跨过室间隔，跨位（stradding）是指腱索越过室间隔而连接到对侧心室的乳头肌上（房室瓣骑跨和跨位参考p232）。

（4）心室双入口：可见房间隔和室间隔排列异常，两个房室瓣与一侧心室连接，可见于左心室性单心室和右心室性单心室（左心室性单心室参考p135，右心室性单心室参考p141）。

（5）一侧房室瓣闭锁：肌型闭锁时房间隔和室间隔排列异常，膜型闭锁时排列正常。可有三尖瓣闭锁和二尖瓣闭锁（三尖瓣闭锁p202，二尖瓣闭锁参考p22

*十字交叉心、房室瓣骑跨和跨位、心室双入口、一侧房室瓣闭锁，每一项都作为一种疾病单独列出，请参照相关内容。

本页缩略语：			
Ao	主动脉	PA	肺动脉

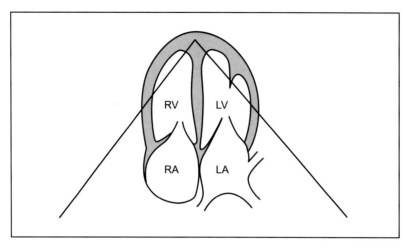

图 1-3-11 正常排列

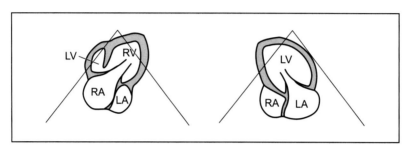

图 1-3-12 十字交叉心（图示为房室连接一致型）

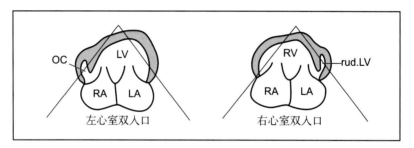

图 1-3-13 心室双入口

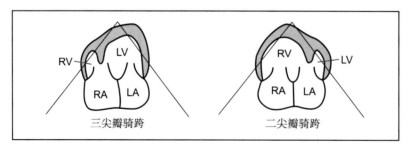

图 1-3-14 房室瓣骑跨和跨位

本页缩略语：

| LA | 左心房 | LV | 左心室 | OC | 流出腔室（outlet chamber） |
| RA | 右心房 | RV | 右心室 | rud.LV | 左心室残腔（rudimentary LV） |

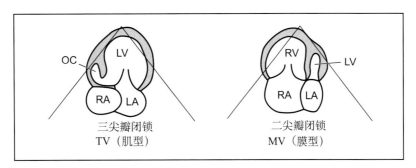

图 1-3-15　一侧房室瓣闭锁

六、步骤 5　心室大动脉关系

大动脉从心室起源的模式大致可以分为以下几种。

> 正常起源：肺动脉起源于解剖右心室，主动脉起源于解剖左心室
>
> 大动脉转位：主动脉起源于解剖右心室，肺动脉起源于解剖左心室
>
> 右心室双出口：主动脉和肺动脉均起源于解剖学右心室
>
> 左心室双出口：主动脉和肺动脉均起源于解剖学左心室

心室大动脉连接关系的诊断：在心尖部四腔切面倾斜探头可显示和观察大动脉自哪侧心室发出。下面以图例来表示心室大动脉的连接关系。

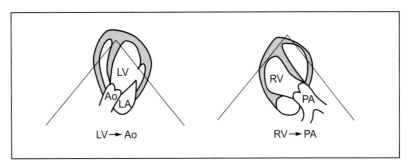

图 1-3-16　正常大动脉起源

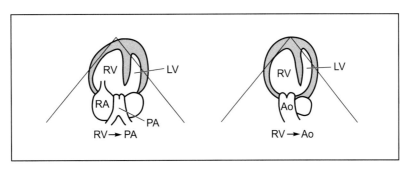

图 1-3-17　右心室双出口（DORV）

本页缩略语：			
Ao	主动脉	PA	肺动脉	LA	左心房
RA	右心房	LV	左心室	OC	流出腔室（outlet chamber）
RV	右心室			

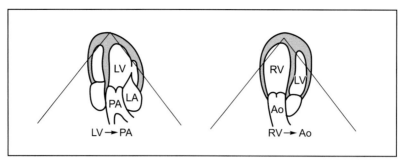

图 1-3-18　大动脉转位（完全型 TGA）

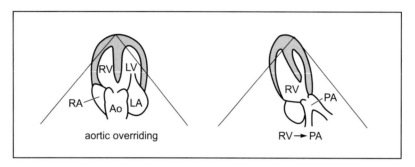

图 1-3-19　主动脉骑跨（aortic overriding）

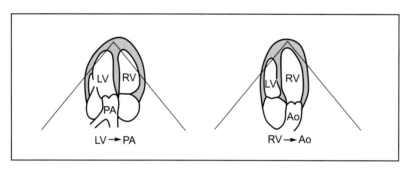

图 1-3-20　矫正型大动脉转位（corrected TGA）

按以上 1 ～ 5 步顺序可正确诊断先天性心脏病的心脏大动脉结构。

第四节　M 型超声心动图测量

M 型超声心动图测量不能忽视。在心脏结果没有异常情况时，采用标准超声束方向记录的 M 型超声心动图测量数据具有客观性和重复性，不仅可以与正常数据比较，在病例随访中数据资料比较也有意义。根据 ASE（美国超声心动图学会）（Circulation，1978）建议的测量方法，东京女子医科大学心脏研究所的濑口博士测量的心脏各径线正常值和体表面积（BSA：body surface area）的关系如下图所示（第 44 届日本超声医学论文汇编，1984）。虚线为正常值 ±2 个标准差。

本页缩略语：					
Ao	主动脉	LA	左心房	LV	左心室
PA	肺动脉	RA	右心房	RV	右心室

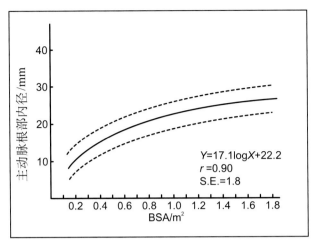

图 1-4-1 主动脉根部内径

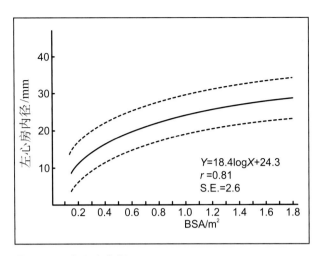

图 1-4-2 左心房内径

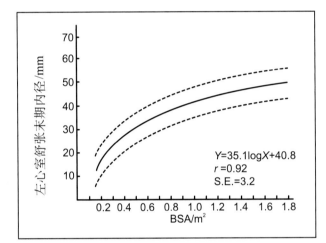

图 1-4-3 左心室舒张末期内径

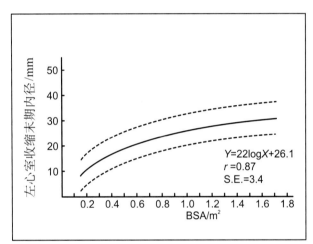

图 1-4-4 左心室收缩末期内径

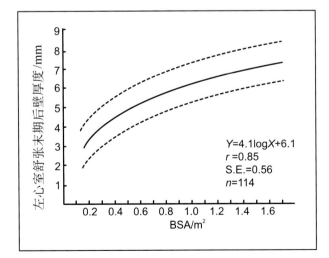

图 1-4-5 左心室舒张末期后壁厚度

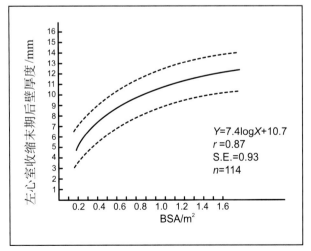

图 1-4-6 左心室收缩末期后壁厚度

表 1-4-1　以体表面积分段的 M 型测量正常值范围

新生儿		体表面积 (m²)			
		≤0.5	0.6～1.0	1.1～1.5	≥1.5
左心室内径 (cm)	1.7 (1.2～2.2)	2.4 (1.3～3.2)	3.4 (2.4～4.2)	4.0 (3.3～4.7)	4.7 (4.2～5.2)
右心室内径 (cm)	—	0.8 (0.3～1.3)	1.0 (0.4～1.8)	1.2 (0.7～1.7)	1.3 (0.8～1.7)
左心室壁厚 (cm)	—	0.5 (0.4～0.6)	0.6 (0.5～0.7)	0.7 (0.6～0.8)	0.8 (0.7～0.8)
主动脉 (cm)	0.8 (0.7～1.1)	1.2 (0.7～1.5)	1.8 (1.4～2.2)	2.2 (1.7～2.7)	2.4 (2.0～2.8)
左心房内径 (cm)	1.0 (0.7～1.5)	1.7 (0.7～2.4)	2.1 (1.8～2.8)	2.4 (2.0～3.0)	2.8 (2.1～3.7)

LVSF ＝（LVIDd－LVIDs）/LVIDd　　正常值：0.28～0.45

meanVcf ＝（LVIDd－LVIDs）/（LVDd×LVET）

新生儿（1.5±0.04）cric/sec（Sahn DJ et al：Circulation, 1974）

5～15 岁（1.34±0.03）cric/sec

（Goldberg SJ, Allen HD and Sahn DJ：Pediatric and adolescent Echocardiography：Year Book Medical Publishers, Inc. 1975）

第五节　简化伯努利方程式

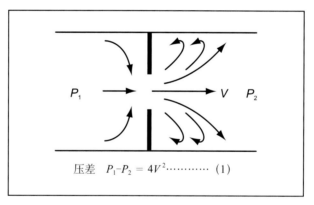

图 1-5-1

　　P_1 ＝狭窄近端压力；P_2 ＝狭窄远端压力；V ＝通过狭窄处的最大血流速度

本页缩略语：

LVSF（shortening fraction of left ventricle）　　　左心室内径缩短率

LVIDd（left ventricular internal dimension at enddiastole）　　舒张末期左心室内径

LVIDs（left ventricular internal dimension at endsystole）　　收缩末期左心室内径

meanVcf（mean velocity of circumferential fiber shortening）　　平均短轴缩短速度

LVET（left ventricular ejection time）　　　左心室射血时间

　　应用简化伯努利方程式，通过狭窄处最大血流速度来估测狭窄两端的压差时，狭窄口为圆形且和多普勒超声束之间的夹角为0°时是最理想的情况（b）。狭窄口与超声束之间的夹角增大会导致压差低估（a），多普勒入射角在20°以内时可以忽略误差。狭窄口呈沙漏型时则会导致压差高估（c）。

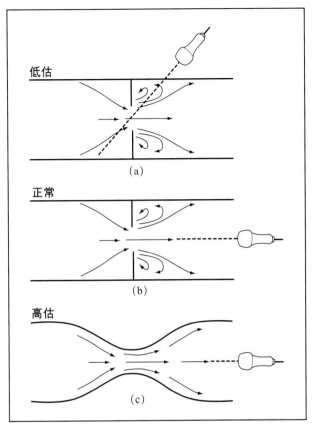

图 1-5-2

第六节　右心室压估测方法

　　在诊断先天性心脏病时，估测右心室压可以提供极为重要的信息。右心室压估测错误也有可能导致整个诊断错误。为提高右心室压估测的准确性，尝试应用各种方法并进行全面评价十分重要。

　　本节涉及右心室压估测的8种方法，特别讲述第1～5种，第6～8种分别参考动脉导管未闭p81、室间隔缺损p69、肺动脉瓣狭窄p158。

右心室压估测方法：

（1）利用室间隔曲率法（切面超声心动图）

（2）肺动脉瓣的STI：systolic time interval（RVPEP/RVET）估测（M型超声心动图）

（3）肺动脉瓣的M型超声心动图波形（M型超声心动图）

（4）三尖瓣关闭不全的最大反流速度（多普勒法）估测

（5）右心室流出道加速时间AcT或AcT/ET（多普勒法）估测

（6）动脉导管未闭时左向右分流的最大血流速度（多普勒法）估测

（7）室间隔缺损时左向右分流的最大血流速度（多普勒法）估测

（8）肺动脉瓣狭窄的最大血流速度（多普勒法）估测

一、室间隔曲率表示两心室间的压力平衡变化

伴右心室发育不良或左心室发育不良时，一侧心室显著增大，以及心内膜垫缺损（房室间隔缺损）时，应用此方法估测右心室压例外情况相对较多，需要注意。

右心室发育不良、左心室发育不良时，两个心室的容积差异极大，室间隔部分在各自心室周长中所占的比例有差异。

心内膜垫缺损（房室间隔缺损）时，胚胎学上室间隔长度发育不够而不能应用此方法。

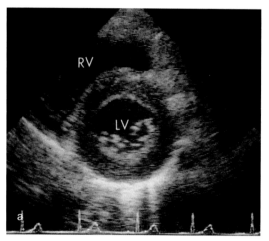

a：$P_{RV} < P_{LV}$

b：$P_{RV} \doteq P_{LV}$

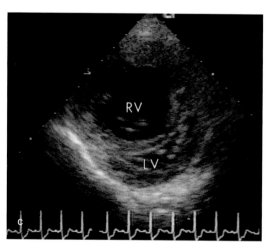

c：$P_{RV} > P_{LV}$

图 1-6-1　心室间压力差和室间隔的突出方向

　　肉眼所观察到的室间隔曲率，可以设计成客观指标 a/b 和 c/b 比值。在胸骨旁左心室短轴切面乳头肌水平收缩末期时测量 a、b、c。首先，从室间隔左心室侧到左心室游离壁两点之间画一条直线，其长度为 b（也称为直线 b）。其次，与 b 相交的最长直线的长度为 a，直线 b 与室间隔之间的最大距离为 c。直线 b 在室间隔的右心室侧时 c 为正值，直线 b 在左心室侧时 c 为负值。

　　用这种方法测量 a、b、c 并计算 a/b、c/b 比值，比值与右心室压/左心室压呈负相关关系（分别为 $r = -0.79$，-0.91）。

　　当右心室压超过左心室压时，室间隔从右心室侧凸向左心室侧，c/b 比值为负值。图示为心导管检查所测右心室压/左心室压比值和 c/b 比值的比较，显示两者之间存在良好相关性。

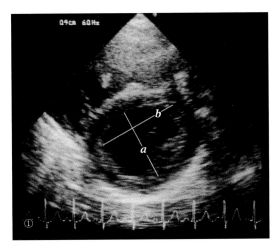

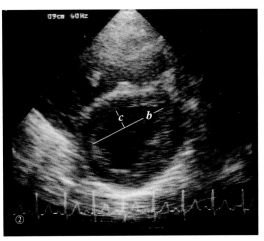

① a/b 比：收缩末期左心室短轴乳头肌水平计算 a/b 比值

② c/b 比：收缩末期左心室短轴乳头肌水平计算 c/b 比值

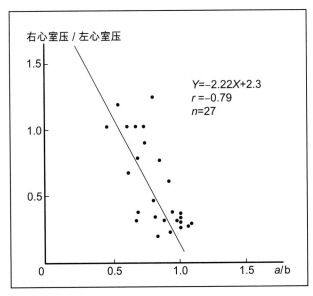

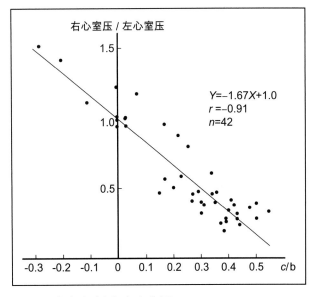

a/b 和右心室压/左心室压

c/b 和右心室压/左心室压

图 1-6-2

注：Satomi G, Takao A：Heart and Vessels, 1985

二、肺动脉瓣收缩时间间期

随着肺动脉压升高,射血前期(preejection period,PEP)时间延长,射血时间(ejection time,ET)缩短。因此可以计算肺动脉瓣收缩时间间期(STI)也就是 PEP/ET 值,右心室压越高,PEP/ET 值越高。

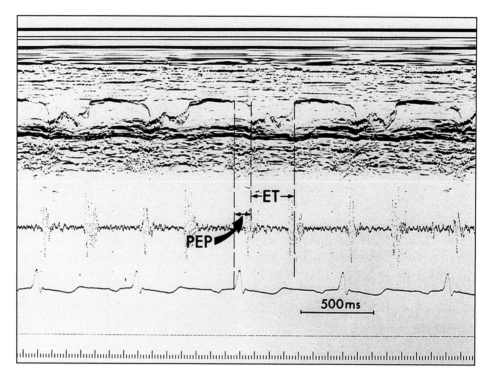

图 1-6-3　RVPEP/RVET 计算实例

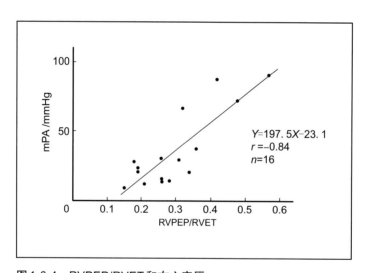

图 1-6-4　RVPEP/RVET 和右心室压

相关关系或相关系数为 $r = 0.7 \sim 0.8$,一般情况下以 STI = 0.30 作为诊断肺动脉高压的指标;mPA:(平均)肺动脉压

注意:完全性右束支传导阻滞时 RVPEP/RVET 值增高。

*完全性右束支传导阻滞时,射血前期时间延长导致比值升高而高估右心室压。

*肺动脉环扎术后(pulmonary artery banding),肺动脉的 STI 值可以反映外周肺动脉压。

三、肺动脉瓣的 M 型超声心动图波形

在肺动脉瓣的 M 型超声心动图上，可见射血前期时间延长，射血时间缩短，舒张期波形平坦，a 波消失，为肺动脉高压的波形。

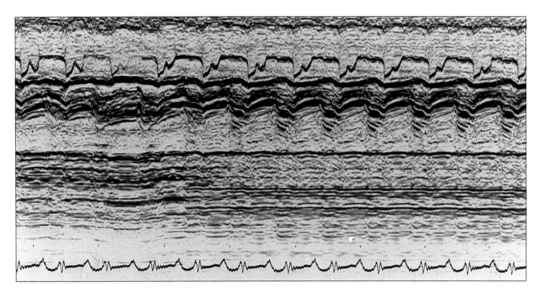

图 1-6-5　肺动脉高压时典型的肺动脉瓣波形

四、三尖瓣关闭不全的最大血流速度

当存在三尖瓣关闭不全时，应用多普勒超声心动图法测量三尖瓣反流的最大血流速度，估测右心室压的精确度高。

反流最大速度 = V，右心室压 = P_{RV}，右心房压 = P_{RA}，用简化伯努利方程式计算右心房与右心室间压差，该公式可以表示如下：

$$P_{RV} - P_{RA} = 4V^2$$

因此 $P_{RV} = 4V^2 + P_{RA}$

假定右心房压的变化范围不大，右心房压在 10mmHg 左右，则方程可以简化为

$$P_{RV} = 4V^2 + 10 \cdots\cdots (2)$$

用这种方法计算右心室压，精确度高且实用。

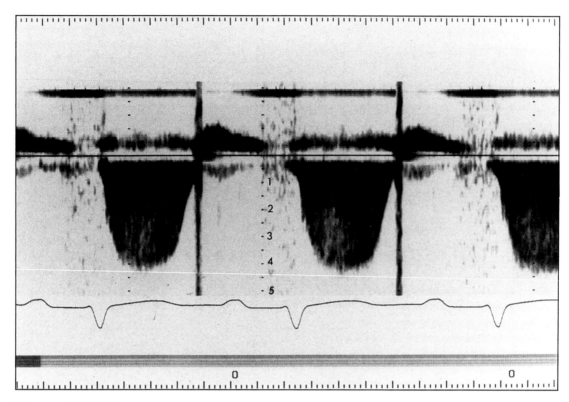

图 1-6-6 计算实例

　　此病例三尖瓣关闭不全最大反流速度为 4.3m/s。根据公式（2）估测右心室压为 $P_{RV} = 4 \times 4.3^2 + 10 \approx 84mmHg$

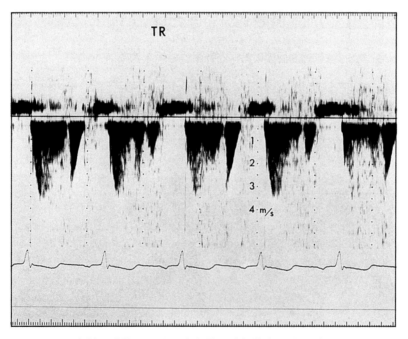

图 1-6-7 三尖瓣反流信号记录不清晰是导致低估右心室压的原因

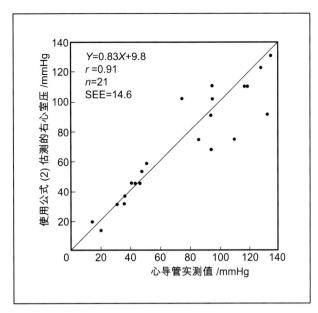

图1-6-8 使用公式（2）估测的右心室压与心导管检查时实测右心室压的比较

　　* 这种计算方法通常是很准确的。但三尖瓣反流信号外缘记录不清晰是低估右心室压的原因

　　* 大量的三尖瓣反流导致右心房压过度升高时，可能会低估右心室压

注意点：反流频谱外缘不清晰会低估右心室压；极重度三尖瓣反流会低估右心室压。

五、右心室流出道的加速时间或加速时间与射血时间比值

　　应用右心室流出道或主肺动脉内血流测量加速时间（AcT）或加速时间与射血时间比值（AcT/ET），与肺动脉压呈负相关关系。

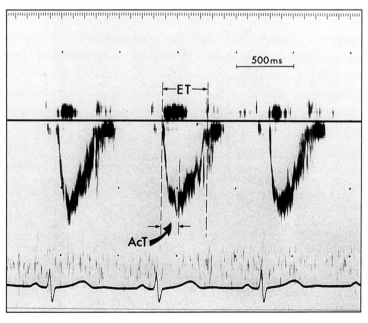

图1-6-9 测量实例

　　图中表示 AcT、ET 的测量方法。ET：ejection time（射血时间）

　　AcT：acceleration time（加速时间）

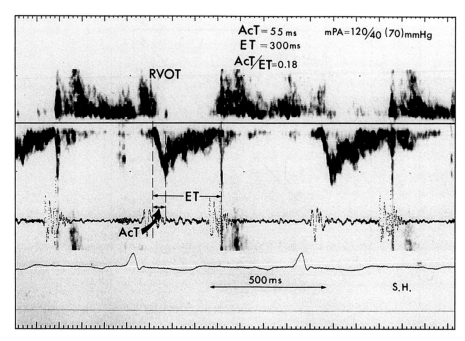

图 1-6-10 应用右心室流出道内血流测量实例

AcT = 55ms，AcT/ET = 0.18，肺动脉实测压（mPA）为 120/40（70）mmHg

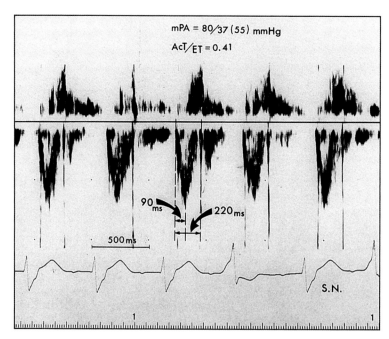

图 1-6-11 应用主肺动脉内血流测量实例

AcT = 90ms，ET = 200ms，AcT/ET = 0.41。作为肺动脉高压病例，AcT/ET 值升高。肺动脉压实测压（mPA）为 80/37（55）mmHg。注意，当肺动脉明显扩张时，血流在主肺动脉内回旋，ET 时间缩短，是测量出现误差的主要原因

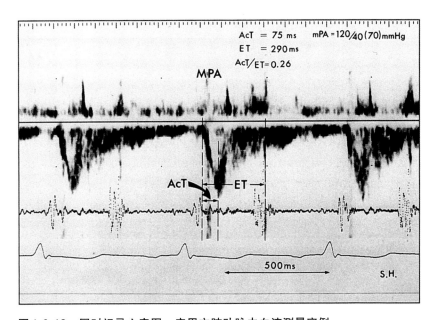

图1-6-12　同时记录心音图、应用主肺动脉内血流测量实例

　　以心音图 P_2 为参考点测量 AcT = 75ms，ET = 290ms，AcT/ET = 0.26，其值大小和肺动脉高压程度相符。此病例肺动脉压实测值 120/40（70）mmHg

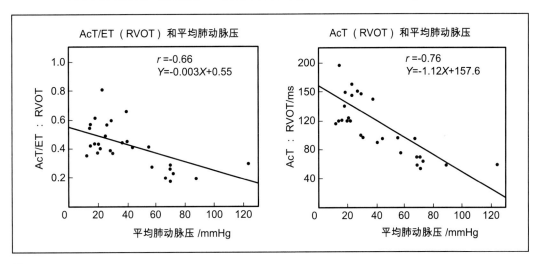

图1-6-13

注意点：
- 就测量部位而言，右心室流出道测量较主肺动脉内测量相关性好。
- AcT 或 AcT/ET 和肺动脉压的相关程度相同。
- AcT 和主肺动脉平均压相关性最强。
- 最好同时记录心音图。
- 不能应用于肺动脉瓣狭窄情况下。

六、动脉导管未闭时左向右分流的最大血流速度

七、室间隔缺损时左向右分流的最大血流速度

八、肺动脉瓣狭窄时的最大血流速度

以上测量方法，动脉导管未闭参考p81，室间隔缺损参考p69，肺动脉瓣狭窄参考p158的相关章节。

第七节　下腔静脉－右心房连接

　　通常下腔静脉在脊柱右侧上行与右心房相连接。先天性心脏病时可有不同的连接方式。下腔静脉与右心房的连接部位是分段诊断法时确定心房位置不可缺少的条件，要了解各种变化以作出恰当判断。

　　如前面分段诊断法的内容所述，下腔静脉在脊柱右侧与右心房连接时为心房正位，反之则称为心房反位。而下腔静脉缺如时不能通过这种方法确定心房位置，但若通过奇静脉与右上腔静脉连接时，则可以认为是心房正位，而称为原发性心房正位（primary atrial situs），反之则心房为反位，称为原发性心房反位（primary atrial inversus）。

心房正位或原发性心房正位

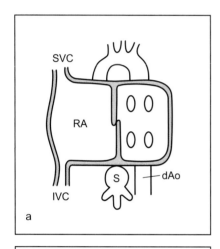
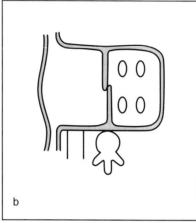
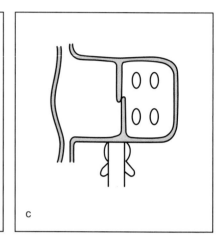
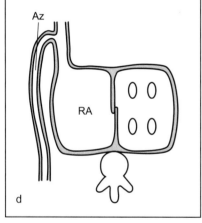
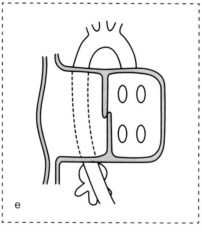

图 1-7-1　心房正位或原发性心房正位

本页缩略语：					
Az	奇静脉	RA	右心房	dAo	降主动脉
S	脊柱	IVC	下腔静脉	SVC	上腔静脉

2.心房反位或原发性心房反位

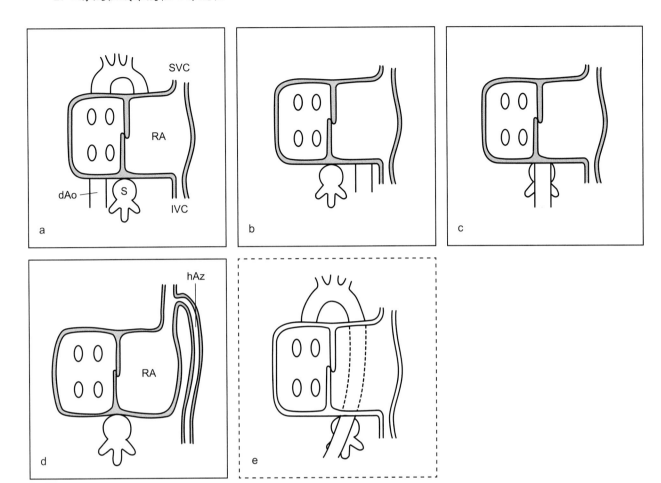

图 1-7-2

　　图 1-7-1b、图 1-7-2b 时降主动脉与下腔静脉伴行（aorticocaval juxtaposition），为无脾综合征的特征。图 1-7-1c、图 1-7-2c 时降主动脉和下腔静脉伴行情况和图 1-7-1a、图 1-7-2a 类似。图 1-7-1d、图 1-7-2d 下腔静脉缺如，奇静脉连接时为原发性心房正位，半奇静脉连接时为反位。下腔静脉缺如是多脾综合征的特征。图 1-7-1e、图 1-7-2e 不是连接形式，但因为降主动脉和下腔静脉伴行容易和其他连接形式混淆，因此一并放置图中。在心房正位伴右位主动脉弓及心房反位伴左位主动脉弓的情况下，在膈肌高度降主动脉和下腔静脉的位置关系和两者并行的表现形式许多情况下相同，因此在诊断时要注意。这种情况下并非降主动脉与下腔静脉并行，与无脾综合征也无关，根据主动脉弓的形态容易进行鉴别。

本页缩略语：					
dAo	降主动脉	RA	右心房	hAz	半奇静脉
SVC	上腔静脉	IVC	下腔静脉	S（spine）	脊柱

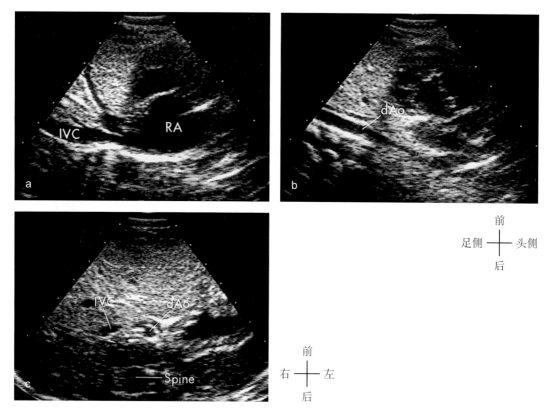

图 1-7-3　心房正位（正常）

脊柱右侧矢状切面（a）上观察到下腔静脉进入右心房，脊柱左侧矢状切面（b）上观察到降主动脉走行于心脏后方，剑突下水平切面（c）上可同时显示脊柱、下腔静脉和降主动脉及其位置关系

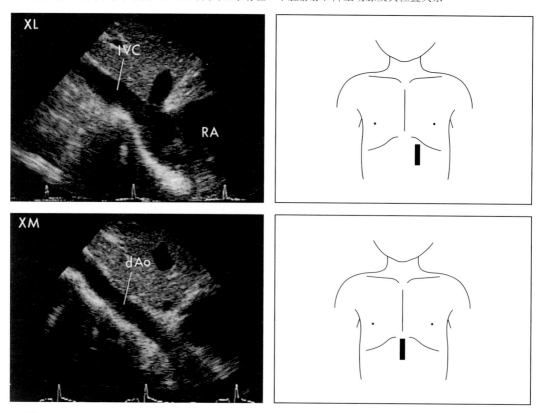

本页缩略语及英文注释：

dAo	降主动脉	IVC	下腔静脉	RA	右心房	Spine　脊柱

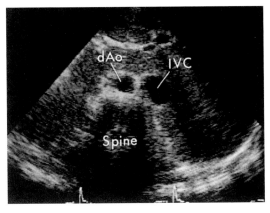 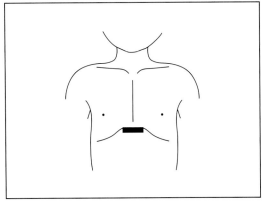

图 1-7-4　心房反位

　　下腔静脉在脊柱左侧（XL）与右心房连接，脊柱正前方（XM）可见降主动脉，诊断为心房反位（图 1-7-2c）

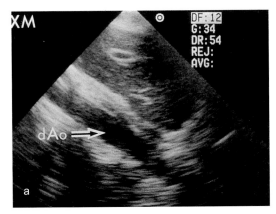 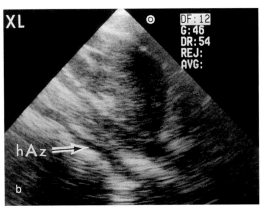

图 1-7-5　原发性心房反位（图 1-7-2d）的半奇静脉连接

　　脊柱正前方（XM）为降主动脉（a），未见下腔静脉，脊柱左侧 XL 可见在心房后面上行的半奇静脉（b）

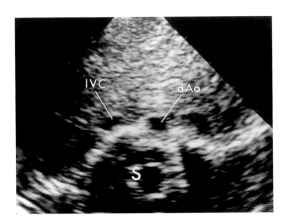 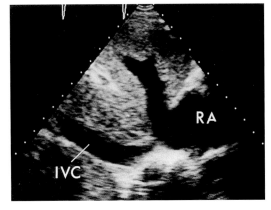

图 1-7-6　肋弓下水平断面的心房正位（图 1-7-1a）

　　可见脊柱右侧为下腔静脉，左侧为腹主动脉

图 1-7-7　特殊的下腔静脉 - 右心房连接

　　下腔静脉在脊柱右侧与右心房连接，下腔静脉与右心房连接位置较正常靠后，连接处可见狭窄。共同房室瓣的患者有时可以见到这种情况。心导管检查有时出现导管极难插入右心房的情况，事先获取正确的信息很有必要

本页缩略语及英文注释：					
dAo	降主动脉	hAz	半奇静脉	IVC	下腔静脉
RA	右心房	S（Spine）	脊柱		

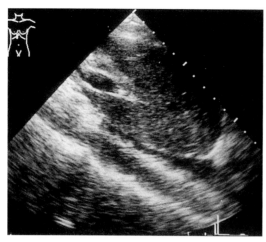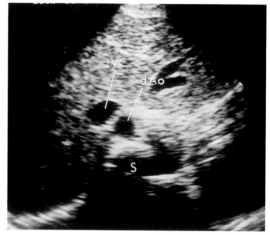

图 1-7-8　心房不定位（图 1-7-1b）

脊柱右侧可见下腔静脉与降主动脉并行（aorticocavl juxtaposition），此例为无脾综合征原发性心房正位

第八节　（半）奇静脉连接

奇静脉或半奇静脉连接常见于下腔静脉缺如这种体循环静脉连接异常的情况。下半身的体循环静脉血在脊柱右侧通过奇静脉上行与右上腔静脉连接称为奇静脉连接（azygos connection），在脊柱左侧通过半奇静脉上行与左上腔静脉连接称为半奇静脉连接（hemi azygos connection）。实际在切面超声心动图上，常常是首先发现下腔静脉缺如，在膈肌水平显示比较深在的上行奇静脉和半奇静脉多很困难。但可以直接显示奇静脉或半奇静脉与上腔静脉的连接部位。奇静脉连接、半奇静脉连接在肺动脉分支的后方绕行并与上腔静脉连接。

显示方法

在矢状切面上（上腔静脉长轴切面）将探头置于胸骨右缘第2肋间显示奇静脉连接，将探头置于胸骨左缘第2肋间可显示半奇静脉连接。在此切面上，肺动脉分支为圆形短轴断面，其后方与上腔静脉连接的血管为奇静脉或半奇静脉。将脉冲多普勒的取样容积放在此血管内，根据血流的双峰波形可作出正确判断。

> **方法：**
> 探头位置：胸骨右缘第2肋间（奇静脉连接），胸骨左缘第2肋间（半奇静脉连接）
> 切面：上腔静脉长轴切面

> (1) 在切面超声心动图的上腔静脉长轴切面上，在右肺动脉后方探查绕行汇入上腔静脉的血管
> (2) 在此切面的彩色模式下，探查右肺动脉后方绕行注入的血管，血管内可探及朝向探头的橙色血流
> (3) 将脉中多普勒的取样容积放置在橙色区域，应用脉冲多普勒探查
> (4) 应用脉冲多普勒法观察此部位的血流波形，确认是否为双峰血流波形

> **本页缩略语：**
> dAo　降主动脉　　　IVC　下腔静脉　　　S（spine）脊柱

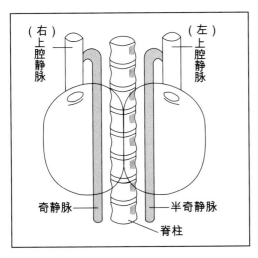

图 1-8-1

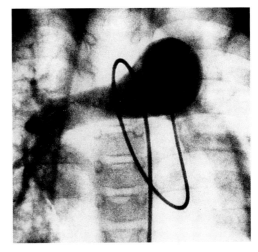

图 1-8-2　半奇静脉连接的血管造影（正面像）

可看到在右肺动脉上方迂曲走行汇入左上腔静脉的导管走行

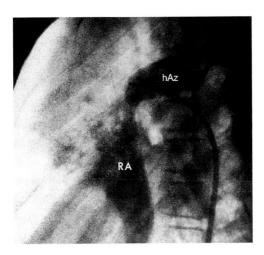

图 1-8-3　半奇静脉连接血管造影（侧面像）

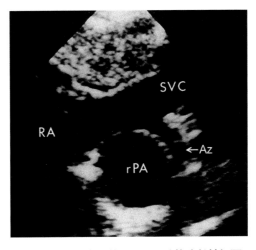

图 1-8-4　胸骨右缘第 2 肋间上腔静脉长轴切面

环绕右肺动脉后方并与右上腔静脉连接的是奇静脉

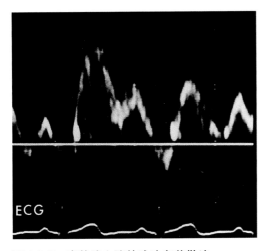

图 1-8-5　奇静脉血流的脉冲多普勒法

应用脉冲多普勒法，将取样容积置于奇静脉内，可见为双峰血流波形

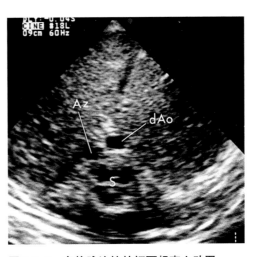

图 1-8-6　奇静脉连接的切面超声心动图

肋弓下水平切面：脊柱前方可见具有搏动性的降主动脉，降主动脉右后方可见奇静脉

本页缩略语：

Az	奇静脉
rPA	右肺动脉
dAo	降主动脉
S	脊柱
hAz	半奇静脉
SVC	（右）上腔静脉
RA	右心房
ECG	心电图

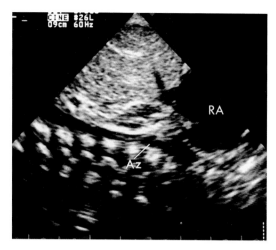

图1-8-7 奇静脉连接的切面超声心动图（肋弓下矢状切面）

脊柱右侧：此静脉未与心房直接连接，为在心房后方上行的奇静脉

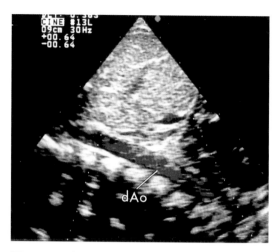

图1-8-8 肋弓下矢状切面

脊柱左侧：肋弓下矢状切面可见脊柱左侧的降主动脉，彩色多普勒超声心动图可见搏动性血管内为红色血流信号，确认为降主动脉

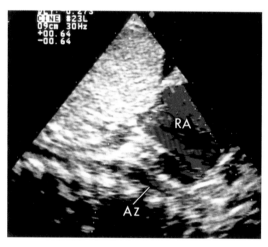

图1-8-9 肋弓下矢状切面

脊柱右侧：探查不到与右心房直接连接的下腔静脉，但在心房后方位可见上行的静脉。彩色多普勒超声心动图在心房后方的血管内可见蓝色血流，确认为奇静脉

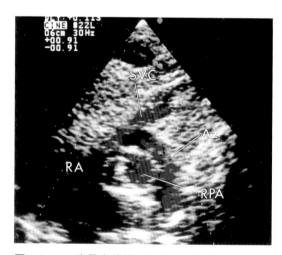

图1-8-10 胸骨右缘第2肋间上腔静脉长轴切面

在胸骨右缘第2肋间上腔静脉长轴切面观察，可见上图中的同一静脉在右肺动脉后方迂曲上行汇入上腔静脉。前方的蓝色为上腔静脉的血流，后方的红色为奇静脉血流，奇静脉血流在右肺动脉后方和上腔静脉汇合

本页缩略语：

Az	奇静脉	RPA	右肺动脉	dAo	降主动脉
SVC	（右）上腔静脉	RA	右心房		

第九节　巨大静脉瓣

右心房内有时可见活动度很大的线样回声（切面超声心动图上有时表现为膜样回声），即为巨大静脉瓣（large venous valve）。原本的静脉瓣指下腔静脉瓣（Eustachius瓣）和冠状静脉瓣（Thebesius瓣）。下腔静脉瓣位于下腔静脉前缘，冠状静脉瓣位于冠状静脉窦右心房开口位置。巨大静脉瓣是指其中一个或两个静脉瓣异常增大，多数为下腔静脉瓣。

残留静脉瓣可形成多孔的花边状形态，被称为Chiari网。

诊断

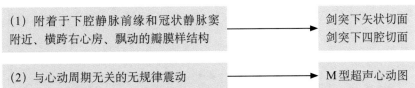

(1) 附着于下腔静脉前缘和冠状静脉窦附近、横跨右心房、飘动的瓣膜样结构　→　剑突下矢状切面　剑突下四腔切面

(2) 与心动周期无关的无规律震动　→　M型超声心动图

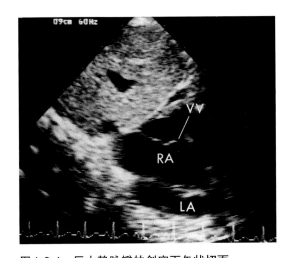

图1-9-1　巨大静脉瓣的剑突下矢状切面
　　可见下腔静脉前缘到三尖瓣环间的与心动周期无关的飘动的巨大瓣膜样结构

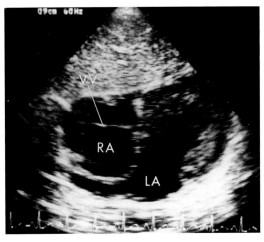

图1-9-2　巨大静脉瓣的剑突下四腔切面
　　附着于下腔静脉前缘和冠状静脉窦右心房开口附近的横穿右心房的巨大静脉瓣

本页缩略语：

RA	右心房	LA	左心房	VV	巨大静脉瓣

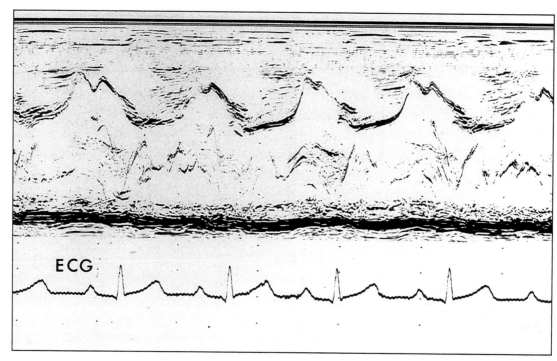

图 1-9-3　巨大静脉瓣的 M 型超声心动图
　　与心动周期无关的震动，可见多重回声

第十节　永存左上腔静脉

　　通常情况下左上腔静脉消退，如果残留则成为永存左上腔静脉。永存左上腔静脉通常连接于扩张的冠状静脉窦，然后开口于右心房。

诊断
(1) 冠状静脉窦扩张：胸骨旁左心室长轴切面，胸骨旁左侧房室间沟短轴切面，胸骨旁四腔切面
(2) 左上肢造影超声心动图法：首先在冠状静脉窦内出现造影剂，然后在右心房出现造影剂

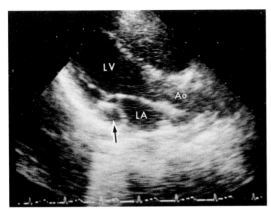
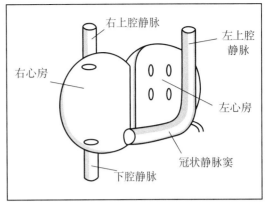

图 1-10-1　胸骨旁左心室长轴切面
　　左心房和左心室间的左侧房室间沟处左心房内可见圆形回声（箭头）为扩张的冠状静脉窦

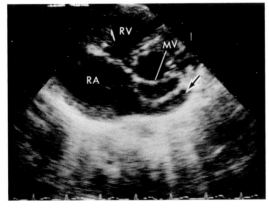

图 1-10-2　胸骨旁左侧房室间沟短轴切面
　　在第 3 肋间的胸骨旁四腔切面向背侧倾斜后得到的切面上，可追踪扩张的冠状静脉窦（箭头）

图 1-10-3　胸骨旁四腔切面
　　在此切面上可观察到左侧房室间沟处左心房内扩张的圆形冠状静脉窦（箭头）

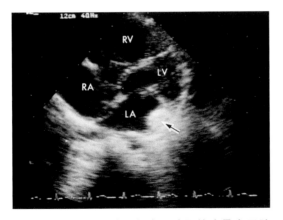
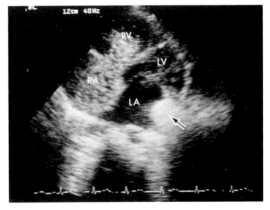

图 1-10-4　左上肢造影超声心动图的胸骨旁四腔切面：造影剂首先出现在冠状静脉窦（箭头）

图 1-10-5　左上肢造影超声心动图的胸骨旁四腔切面：其次造影剂出现在右心房（箭头）

本页缩略语：					
Ao	主动脉	MV	二尖瓣	LA	左心房
RA	右心房	LV	左心室	RV	右心室

这种方法可以诊断永存左上腔静脉，但冠状静脉窦扩张也可见于以下心脏疾病。

可见冠状静脉窦扩张的情况：
（1）永存左上腔静脉
（2）完全性肺静脉异位连接（Darling ⅡA型）
（3）冠状静脉窦左心房交通（无顶冠状静脉窦综合征）（unroofed CS）
（4）右心房压升高
（5）冠状静脉窦型房间隔缺损

经常需要与左肺静脉入口部位进行鉴别，可通过观察左上肢静脉造影超声心动图上造影剂出现的顺序鉴别，M型造影超声心动图也是一个很好的方法。

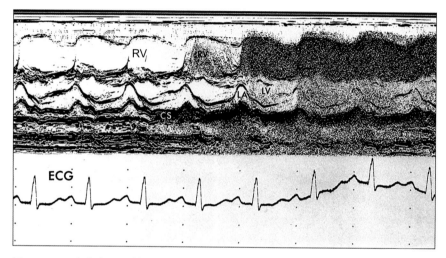

图1-10-6　永存左上腔静脉合并房间隔缺损的M型造影超声心动图

首先造影剂出现在冠状静脉窦，然后以右心室—左心房—左心室顺序出现

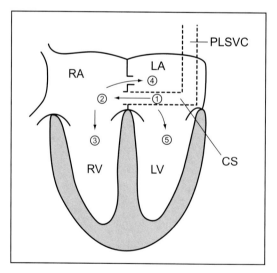

图1-10-7　与图1-10-6所见血流方向一致的示意图

本页缩略语：

RA	右心房	CS	冠状静脉窦	RV	右心室
LA	左心房	LV	左心室	PLSVC	永存左上腔静脉

第十一节　无名静脉走行异常

在主动脉弓切面主动脉弓内侧可观察到平常不存在的血管而确认无名静脉走行异常诊断。左无名静脉通常走行于主动脉弓外侧和无名动脉（第1分支）前方并与上腔静脉汇合。少数情况其走行于主动脉弓内侧，然后与上腔静脉汇合，而这种情况时，在主动脉弓切面上可见异常血管腔。

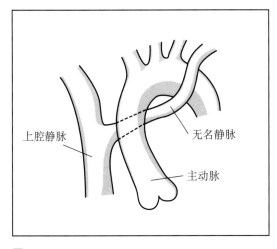

图 1-11-1

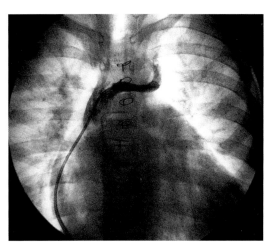

图 1-11-2　无名静脉走行异常血管造影

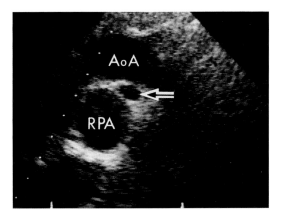

图 1-11-3　胸骨右缘上部主动脉弓切面
主动脉弓切面可见主动脉弓内侧的血管断面

确认形态后可以应用脉冲多普勒超声心动图法观察静脉血流频谱。

※部分主动脉与肺动脉间主要侧支循环（major aorticopulmonary collateral artery，MAPCA）或肺动脉闭锁合并动脉导管未闭的病例，可以见到与上面超声图类似的表现，需要进行鉴别。

第十二节　肺动脉瓣震颤

肺动脉瓣震颤（fluttering）不是一种疾病，而更多的是在疾病或病理状态下所观察到的一种现象。下面总结了可发生这种现象的疾病。

本页缩略语：			
AoA	主动脉弓	RPA	右肺动脉

可发生肺动脉瓣震颤（fluttering）的疾病
(1) 右心室双腔心
(2) 右心室漏斗部狭窄
(3) 室间隔缺损伴室间隔膜部瘤
(4) 漏斗部间隔缺损
(5) 动脉导管未闭
(6) 肺动脉瓣关闭不全
(7) 肺动脉高压
(8) 其他

其他肺动脉瓣震颤的情况，参见各疾病章节。

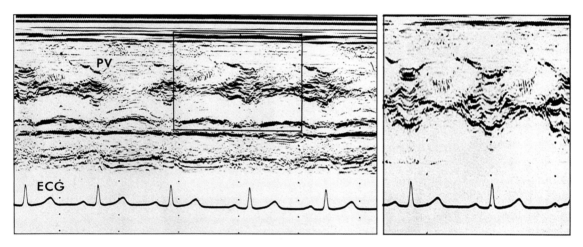

图 1-12-1　漏斗部间隔缺损时的肺动脉瓣 M 型超声心动图
左向右分流的射流直接引起肺动脉瓣震颤，右图为左图的部分扩大

图 1-12-2　肺动脉高压时的肺动脉瓣 M 型超声心动图
肺动脉高压时所见的现象之一就是肺动脉瓣震颤

本页缩略语：
PV　　　肺动脉瓣　　　　　　ECG　　　心电图

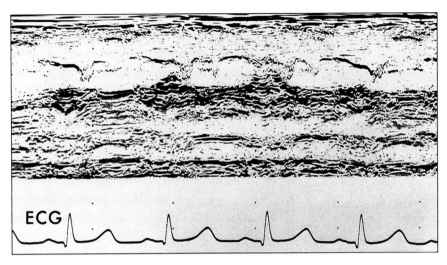

图 1-12-3　动脉导管未闭时的肺动脉瓣 M 型超声心动图

动脉导管未闭的分流血流达到肺动脉瓣时引起肺动脉瓣震颤

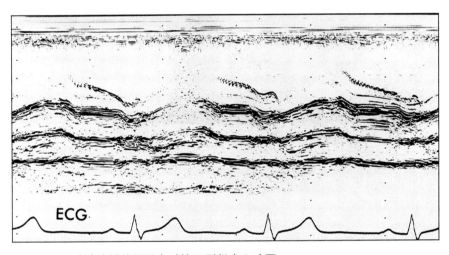

图 1-12-4　肺动脉瓣关闭不全时的 M 型超声心动图

可观察到舒张期肺动脉瓣的震颤

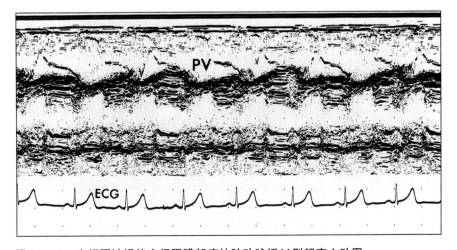

本页缩略语：
PV　　肺动脉瓣
ECG　心电图

图 1-12-5　室间隔缺损伴室间隔膜部瘤的肺动脉瓣 M 型超声心动图

室间隔缺损伴室间隔膜部瘤时，分流血流方向急速转向右心室流出道可引起肺动脉瓣震颤

第十三节　伪　　像

1.**多重反射**　下图是由于多重反射所造成的伪像，扩大的右心房内似乎可见血栓回声。为了与真正的血栓进行鉴别，最简单的方法就是改变超声装置与所探查结构的距离范围。多重反射时，改变探头与所探查结构的距离范围后伪像会消失，也可通过使伪像出现的深度改变来判别。彩色多普勒法和造影超声心动图法也可以用来鉴别伪像。超声上有血流，可以排除伪像，或不受血流加速的影响也是排除伪像的方法。

多重反射的鉴别方法：改变距离范围；造影超声心动图法；彩色多普勒法。

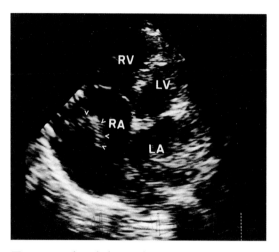

图 1-13-1　右心房内可观察到血栓样回声（箭头）

2.**FFT stripe 条状伪像**（1）　下图中记录到的围绕基线上下的网状频谱源于一个患儿的哭泣声。患儿的多普勒记录中常会见到与心搏无关的哭泣声、说话声、呼吸声，喘鸣声等导致的FFT（快速傅里叶转换，fast Fourier transform）条状伪像，需要注意。

本页缩略语：

LA	左心房	LV	左心室	RA	右心房
RV	右心室				

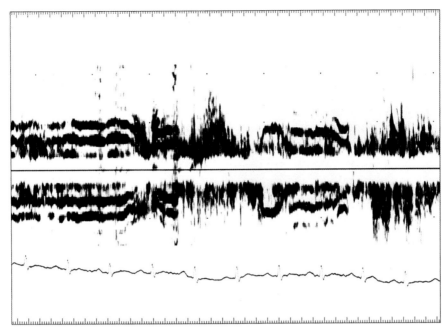

图 1-13-2

　　3. FFT stripe 条状伪像（2）　下图为三尖瓣关闭不全的脉冲多普勒波形。在反流信号中，有固定间隔出现的条纹样记录。听诊时也可听到频率单一的清音。

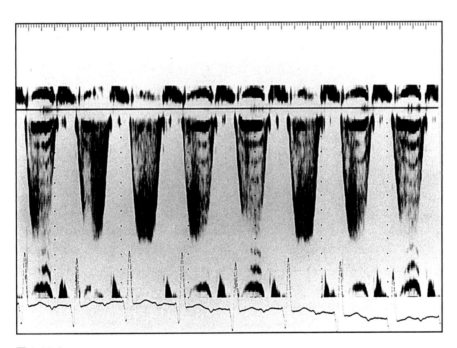

图 1-13-3

4. 表浅静脉的加速和湍流

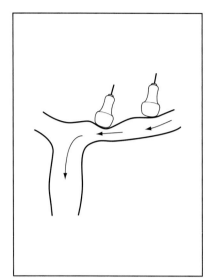
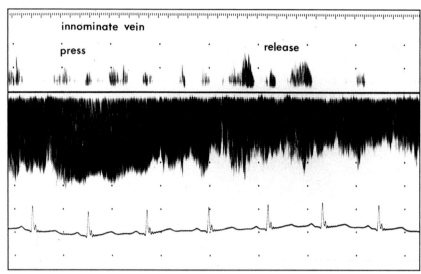

图 1-13-4   无名静脉的脉冲多普勒波形

出现流速 2.0m/s 的连续性血流应该考虑存在有意义的狭窄,但当探头加压力度减小时则流速减低。因此在检查表浅静脉时要注意检查过程中探头在外部加压不要过度以免造成并不存在的人为狭窄

5. 彩色多普勒法的增益调整   下面左图和右图是同时记录的同一患儿三尖瓣关闭不全的彩色多普勒超声心动图。彩色多普勒法调整增益则血流束大小发生很大变化。通常,无论使用什么设备,均应将增益调整适当,即以不出现背景噪声的最大增益为适当增益。

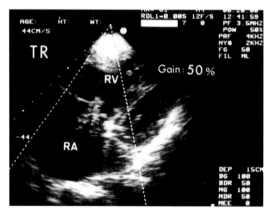
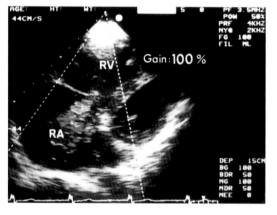

图 1-13-5

6. 探头位置和切面图像的关系   虽然和伪像含义略有不同,但改变探头的位置,探头和所探查结构之间的距离会发生变化,而因此所获得的图像也会改变,了解这一点十分重要。

图示为 L 型矫正型大动脉转位 (S.L.L.) 的心室短轴切面超声心动图。

探头位于正中(剑突下)可得到图像 b,室间隔与胸壁几乎垂直,可观察到左心室和右心室为并列(side by side)排列。

探头置于右侧胸壁可得到图像 a,可观察到左心室位于右心室的右前方位置。

本页缩略语及英文注释:					
RA	右心房	RV	右心室	innominate vein	无名静脉
press	加压	release	放开	Gain	增益

　　探头置于左侧胸壁可得到图像c，这次可观察到右心室位于左心室的左前方位置。

　　要考虑探头和所探查结构之间的相对距离，在头脑中将得到的所有切面图像再度还原为三维立体结构重新认识是解读切面超声心动图像的基础。

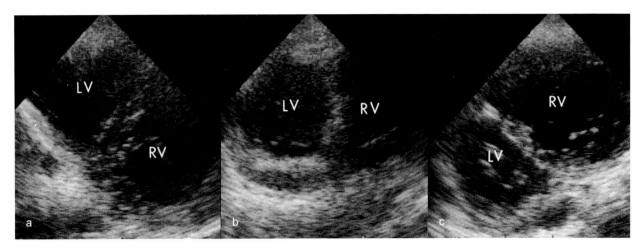

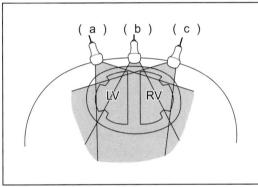

图 1-13-6

第 2 章

先天性心脏病病例精讲

90%的影像诊断不是依据未知图像推断而是依据以往记忆中的形态图像组合而作出的，因此，本章注重提供尽可能多的病例图像以备读者遇到类似病例时能够参照和查阅。

第一节　房间隔缺损

房间隔缺损（ASD）是指在房间隔上存在缺损的心脏畸形，其根据缺损位置的分型列于表2-1-1。原发孔房间隔缺损在第2章第三节（p62）部分型心内膜垫（房室间隔）缺损中描述。血流动力学为左心房回流血液的一部分通过缺损分流向右心房，右心房、右心室、肺动脉血流量增加，腔室扩张。右心容量负荷（前负荷）过重的结果之一是室间隔矛盾运动。所谓室间隔矛盾运动，是指收缩期室间隔呈现与正常相反的向前运动并与左心室后壁呈同向运动的现象。室间隔矛盾运动并不是右心室容量负荷过重的特异性表现，也可见于其他多种疾病（表2-1-3）。在室间隔矛盾运动伴右心室扩大的情况下右心室容量负荷过重的可能性高。如果有明确的右心室容量负荷过重而不能显示缺损时，则要注意和下述情况鉴别：多孔性缺损、切面超声心动图上难以显示缺损部位的房间隔缺损（如冠状静脉窦型缺损等）及不伴房间隔缺损的部分性肺静脉异位连接等。

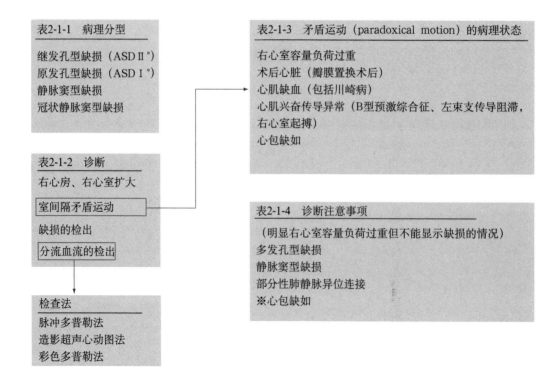

表2-1-1　病理分型

继发孔型缺损（ASD Ⅱ°）
原发孔型缺损（ASD Ⅰ°）
静脉窦型缺损
冠状静脉窦型缺损

表2-1-2　诊断

右心房、右心室扩大

室间隔矛盾运动

缺损的检出

分流血流的检出

检查法

脉冲多普勒法
造影超声心动图法
彩色多普勒法

表2-1-3　矛盾运动（paradoxical motion）的病理状态

右心室容量负荷过重
术后心脏（瓣膜置换术后）
心肌缺血（包括川崎病）
心肌兴奋传导异常（B型预激综合征、左束支传导阻滞，右心室起搏）
心包缺如

表2-1-4　诊断注意事项

（明显右心室容量负荷过重但不能显示缺损的情况）
多发孔型缺损
静脉窦型缺损
部分性肺静脉异位连接
※心包缺如

一、血流动力学

右心系统不仅接受正常时经上腔静脉、下腔静脉回流的血液，同时增加⋯⋯动脉血，右心房、右心室容量负荷过重，肺动脉血流量增加。

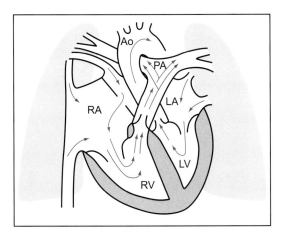

图2-1-1

二、缺损部位的显示

卵圆窝（fossa ovalis）部位的继发孔房间隔缺损可显示为胸骨旁四腔切面房间隔中央部的回声缺失。原发孔型房间隔缺损可见房间隔下部与房室瓣连接部位的缺损（部分型心内膜垫缺损，即房室间隔缺损，参考 p62）。静脉窦型缺损一般显示困难。

对于房间隔缺损的显示，胸骨旁四腔切面比心尖部四腔切面显示要好，可以防止因房间隔和超声束平行而出现的假性回声失落。在婴幼儿，如果可以从剑突下探测则胸骨旁四腔切面的图像会更好。与左心房、左心室相比，右心房、右心室扩大。

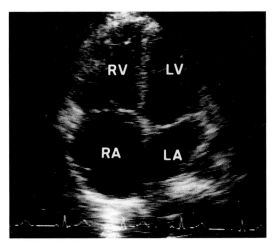

图2-1-2　房间隔缺损的切面超声心动图
心尖部四腔切面：心尖部四腔切面上，因室间隔和房间隔与超声束平行，容易引起假性回声失落，因此不适合观察房间隔缺损，但与左心房、左心室相比，可以发现右心房、右心室扩大

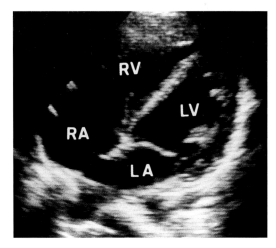

图2-1-3　房间隔缺损的切面超声心动图
胸骨旁四腔切面：胸骨旁四腔切面上室间隔和房间隔与超声束之间有角度，不容易引起假性回声失落，更能确认房间隔缺损的存在

本页缩略语：					
Ao	主动脉	LA	左心房	LV	左心室
PA	肺动脉	RA	右心房	RV	右心室

显示心房切面，此时房间隔与超声束近乎成直角，可以防止回声失落造成的

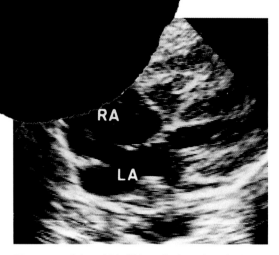

图2-1-4　房间隔缺损的切面超声心动图（1）

　　肋弓下或剑突下四腔切面：剑突下四腔切面房间隔与超声束近乎成直角，假性回声失落的可能性极小，能够正确显示房间隔缺损孔

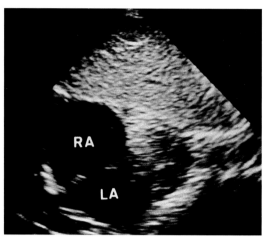

图2-1-5　房间隔缺损的切面超声心动图（2）

　　肋弓下或剑突下四腔切面：剑突下四腔切面探头前后倾斜可以观察房间隔缺损的范围

三、室间隔矛盾运动

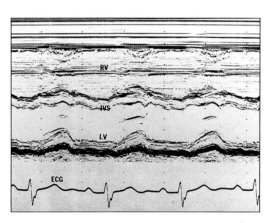

图2-1-6　室间隔矛盾运动

　　收缩期室间隔向前与左心室后壁平行运动的现象。通常在M型超声心动图上，室间隔可在前后心包之间的1/3处观察到。本例室间隔在1/2处可观察到，意味着右心室扩大。右心室扩大伴室间隔矛盾运动见于右心室容量负荷过重的情况

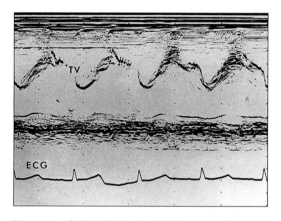

图2-1-7　房间隔缺损三尖瓣震颤（M型超声心动图）

　　可见通过三尖瓣的血流增加，三尖瓣高幅震颤（fluttering），三尖瓣后方为扩大的右心房

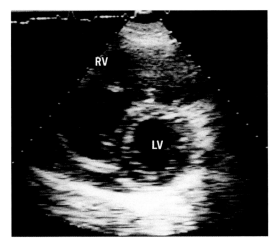

图2-1-8　房间隔缺损的切面超声心动图

　　胸骨旁心室短轴切面乳头肌水平

　　收缩末期：左心室呈圆形，右心室扩大，从左心室的右方开始到前方覆盖左心室。右心室顺时针方向旋转和右心室扩大同时出现表明有右心室容量负荷过重

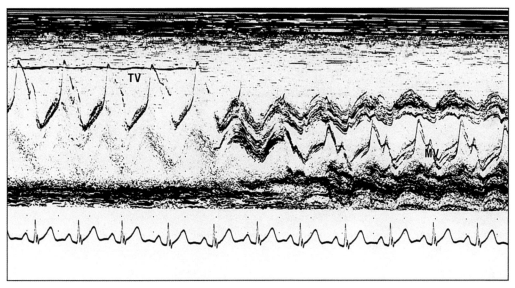

图2-1-9　房间隔缺损的三尖瓣运动幅度

　　M型超声心动图：三尖瓣与二尖瓣运动幅度比较，本例通过三尖瓣的血流量增加，三尖瓣运动幅度增加

四、分流血流的检出

　　1.脉冲多普勒法　在切面超声心动图可显示缺损部位，将脉冲多普勒取样容积置于缺损中央部通常可检测到双峰型频谱（收缩期、舒张期各有一个峰值），仔细观察时可见三峰、最多为四峰的血流波形。

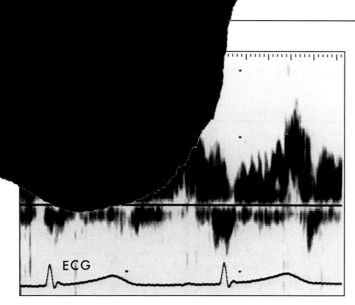

图 2-1-10　分流血流的波形（脉冲多普勒法）

收缩期和舒张期各可见一个较高峰值的双峰血流波形，紧邻心电图 QRS 波群后可见瞬间少量的逆向分流血流

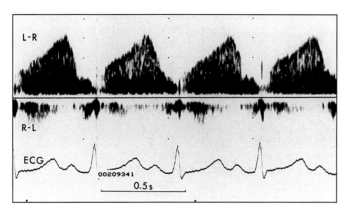

图 2-1-11　房间隔缺损的分流血流波形（脉冲多普勒超声心动图）

加快记录速度，仔细观察时可见三峰或最多有四峰的血流波形

图 2-1-12　限制性心房间交通的左向右分流波形

多见于与左心房扩大伴发的伸展性卵圆孔未闭（stretched foramen ovale）时的左向右分流。与通常房间隔缺损的左向右分流不同，表现特征如下：①心动周期中呈单峰频谱且峰值后移；②峰值血流速度快（多在 1m/s 以上）等

2. 造影超声心动图法 外周静脉造影超声心动图法可显示右心房内出……是左向右分流的直接征象，从而确定房间隔缺损的诊断。

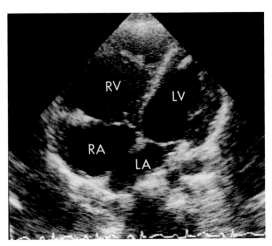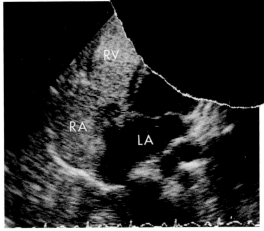

图 2-1-13 外周静脉造影超声心动图的胸骨旁四腔切面

右心房内充满造影剂后，可见左心房不包含造影剂的血液通过缺损进入右心房，使充满造影剂的右心房内部分造影剂被排出。图像中见到这种现象可以确定诊断有左向右分流。另外，即使很少量的造影剂通过缺损口分流到左心房内，也是缺损存在的直接征象

3. 彩色多普勒法 通过胸骨旁四腔切面彩色多普勒法见到从左心房到右心房的连续性彩色血流。如果有右心扩大、矛盾运动及缺损存在，见到和缺损口一致的左向右彩色分流束时可以确认诊断。如果没有明确的右心容量负荷过重或观察不到缺损时，不能仅靠横过房间隔的彩色血流诊断本病，必须应用脉冲多普勒法和造影超声心动图法来明确分流血流。

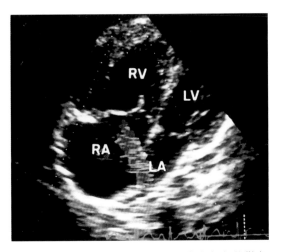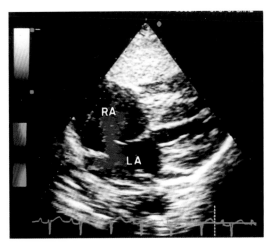

图 2-1-14 继发孔型房间隔缺损的彩色多普勒超声心动图

可观察到与房间隔中央位置回声缺失一致的从左心房到右心房的红色血流信号

图 2-1-15 房间隔缺损的彩色多普勒超声心动图

切面超声心动图上超声束与房间隔尽可能成直角容易显示结构，而分流血流则应尽可能与超声束平行容易检出。从这个意义上讲，婴幼儿肋弓下或剑突下切面图更容易检测出缺损大小和分流

本页缩略语：					
LA	左心房	RA	右心房	RV	右心室
LV	左心室				

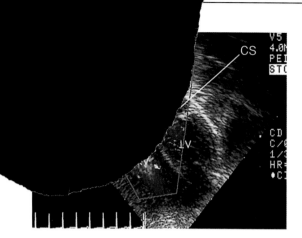

图2-1-16　房间隔缺损的彩色多普勒超声心动图（倒置切面）

右心房、右心室扩大，房间隔回声缺失一致的彩色多普勒左向右分流。本例中所见的冠状静脉窦扩张是由于合并永存左上腔静脉。房间隔缺损伴永存左上腔静脉在婴幼儿多见

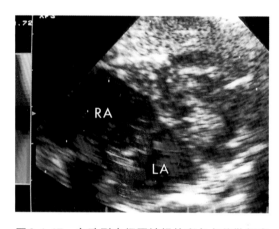

图2-1-17　多孔型房间隔缺损的彩色多普勒超声心动图

肋弓下四腔切面可见2股左向右分流

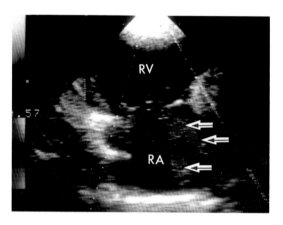

图2-1-18　多孔型房间隔缺损的彩色多普勒超声心动图

胸骨旁右心室流入道长轴切面可显示源于与切面平行的房间隔的3股分流血流（箭头）

五、合并肺动脉瓣狭窄的检查

房间隔缺损患者不行心导管检查而接受手术的病例逐年增多。由于合并肺动脉瓣狭窄时所选择的手术径路不同，因此，术前确定有无合并肺动脉瓣狭窄非常重要。单纯房间隔缺损时肺动脉血流也会出现加速，作者的经验是肺动脉血流速度最高不超过3.0m/s。肺动脉瓣狭窄时的肺动脉瓣形态参考p163。

本页缩略语：

| CS | 冠状静脉窦 | LA | 左心房 | LV | 左心室 |
| RA | 右心房 | RV | 右心室 | | |

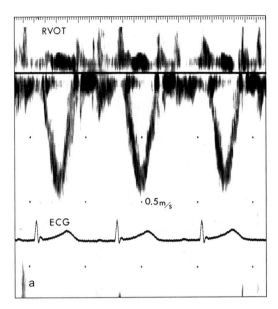 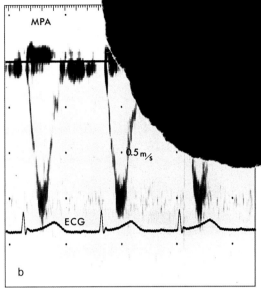

图2-1-19　本病例中右心室流出道和主肺动脉之间的血流加速反映了肺动脉血流量的增加。本例右心室流出道血流速度为 50cm/s（a），主肺动脉血流速度为 80cm/s（b）

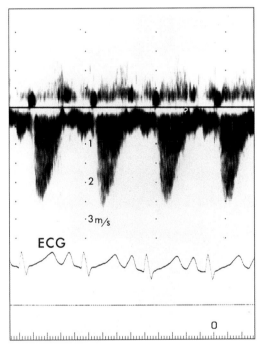

图2-1-20　主肺动脉内血流显著加速的病例

在无合并症的房间隔缺损中，从右心室流出道到主肺动脉的血流有时可以显著加速。单纯房间隔缺损不合并肺动脉瓣狭窄的病例，大多数主肺动脉内最大血流速度不超过 2.5m/s，但个别情况下也可超过。本例最大血流速度为 2.5m/s，术中未发现肺动脉瓣狭窄

第二节　冠状静脉窦左心房交通（无顶冠状静脉窦综合征）

血流动力学：冠状静脉窦（coronary sinus）为接受心大静脉回流并注入右心房的通道，在二尖瓣环后方的左侧房室间沟内通过。冠状静脉窦壁的一部分或全部缺如时，冠状静脉的血流回流入左心房，残留的冠状静脉窦通路作为从左心房到右心房的隧道，产生心房水平的左向右分流（图2-2-1）。

本页缩略语：		
RVOT　右心室流出道	MPA　主肺动脉	ECG　心电图

左心房交通合并永存左上腔静脉

在冠状静脉窦左心房交通合并永存左上腔静脉（unroofed coronary sinus associated with PLSVC）时，通过左上肢造影超声心动图比较容易诊断。如果造影剂首先出现在扩张冠状静脉窦内，然后出现在左心房内则可诊断。

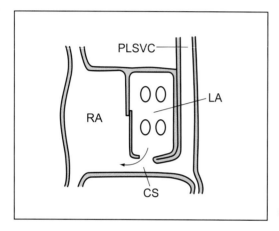

图2-2-1　冠状静脉窦左心房交通合并永存左上腔静脉

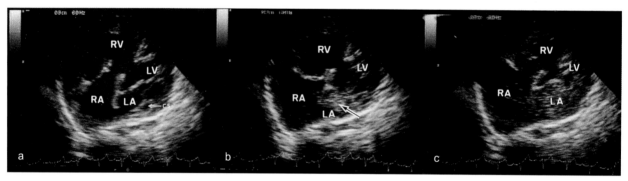

图2-2-2　胸骨旁四腔切面的左上肢造影超声心动图

左侧房室间沟内可见扩张的冠状静脉窦（a），冠状静脉窦首先出现造影剂，其次出现在左心房（b），最后，在造影剂进入左心室的同时，有一部分造影剂从冠状静脉窦的右心房开口进入右心房形成分流（c）

二、孤立性冠状静脉窦左心房交通

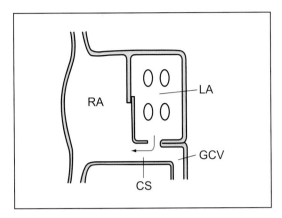

图2-2-3　孤立性冠状静脉窦左心房交通

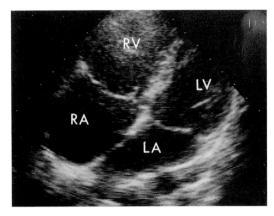

图2-2-4　胸骨旁四腔切面

右心房、右心室扩大，未见房间隔缺损

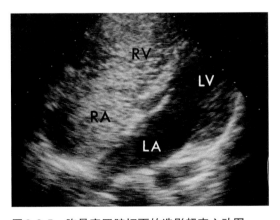

图2-2-5　胸骨旁四腔切面的造影超声心动图

从外周静脉行造影超声心动图，右心房、右心室内出现造影剂，但没有负性造影剂区域

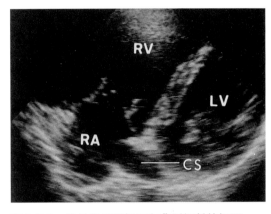

图2-2-6　胸骨旁四腔切面向背侧倾斜的切面

向背侧倾斜直至左心房腔消失，可以显示在左心房背侧房室间沟内走行的冠状静脉窦扩张

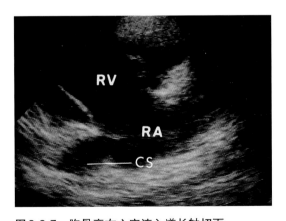

图2-2-7　胸骨旁右心室流入道长轴切面

右心房后方的房室间沟内，可见扩张的冠状静脉窦在右心房的开口位置

图2-2-8　与图2-2-7同一切面的外周静脉造影超声心动图

由于是通过冠状静脉窦处发生的左向右分流，因此冠状静脉窦内压力比右心房压高。当造影剂进入右心房使右心房充满了造影剂时，只有扩张的冠状静脉窦内没有造影剂

本页缩略语：

CS	冠状静脉窦	GCV	心大静脉
LA	左心房	LV	左心室
RA	右心房	RV	右心室

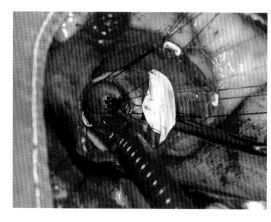

图2-2-9　术中图片
　　切开右心房，通过卵圆窝处切开第一房间隔以观察左心房。将吸引器插入右心房内扩张的冠状静脉开口部位，从左心房可以通过冠状静脉窦壁与左心房之间的缺损看到吸引器。准备用补片修补缺损

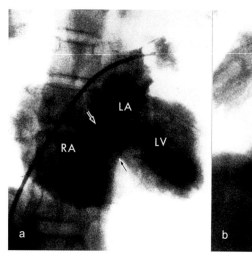
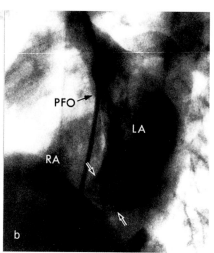

图2-2-10　同一病例的血管造影
　　通过未闭卵圆孔将心导管插入左心房后造影
　　正面像（a）和侧面像（b）：与导管通过的卵圆孔部位比较，其下方扩张的冠状静脉窦更明显地被显影，由此可显示左向右的分流

第三节　部分型心内膜垫缺损

　　部分型心内膜垫缺损也称作部分型房室间隔缺损。心内膜垫缺损是指被称作心内膜垫（房室间隔）的心脏中心部分的缺损所导致的疾病，为第一房间隔和三尖瓣隔瓣以下室间隔部分的缺损。部分型仅存在心房水平的分流，完全型则心房和心室水平均存在分流。常伴二尖瓣叶裂（cleft mitral valve）。

血流动力学

　　由于存在心房水平的左向右分流，血流动力学和房间隔缺损相似。虽然可表现为右心室容量负荷过重，但在二尖瓣关闭不全较严重时同时伴有的左心室容量负荷过重可与右心室容量负荷过重相抵消。

本页缩略语：

PFO	卵圆孔未闭	RA	右心房	LA	左心房
LV	左心室				

诊断
(1) 室间隔处呈勺状（scooping）：胸骨旁、心尖、剑突下四腔切面
(2) 原发孔房间隔缺损（紧邻房室瓣上方）：胸骨旁、心尖部、剑突下四腔切面
(3) 室间隔矛盾运动：M 型超声心动图
(4) 二尖瓣叶裂：胸骨旁左心室短轴切面

诊断注意事项
(1) 是否存在室间隔缺损
(2) 有无房室瓣反流及程度：多普勒法
(3) 乳头肌间的距离

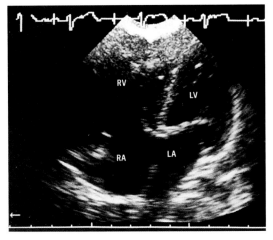

图 2-3-1　部分型心内膜垫缺损的切面超声心动图
　　心尖部四腔切面：与左心房、右心房室间沟位置比较，房室瓣在室间隔的附着位置向心尖方向下移，此即为切面超声心动图的勺状征。正常时相对于二尖瓣、三尖瓣附着点位置较低的表现消失

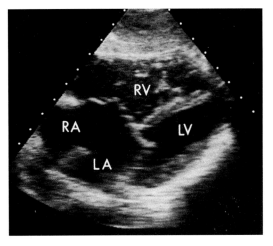

图 2-3-2　部分型心内膜垫缺损的切面超声心动图
　　剑突下（肋弓下）四腔切面
　　与图 2-3-1 相同，勺状征更明显

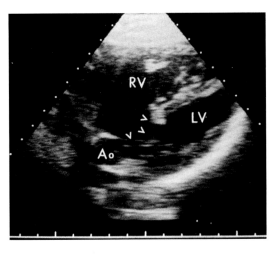

图 2-3-3　部分型心内膜垫缺损的切面超声心动图
　　剑突下（肋弓下）四腔切面：在图 2-3-2 切面稍向头侧倾斜探头，可显示左心室到主动脉的流出道。在延长的流出道内可见到附着位置异常的二尖瓣，表现为"鹅颈征（goose neck sign）"（箭头）

本页缩略语：					
Ao	主动脉	LA	左心房	LV	左心室
RA	右心房	RV	右心室			

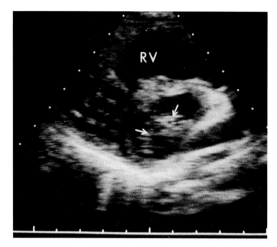

图2-3-4　部分型心内膜垫缺损的切面超声心动图

　　胸骨旁左心室短轴切面：二尖瓣前叶分为两部分，沿箭头所示方向平行运动，即为二尖瓣叶裂表现。右心室扩大为容量负荷过重表现。由于室间隔缩短，即使右心室压不高，室间隔也可呈直线。相反，本例中左心室呈圆形、室间隔向右心室侧膨出则是右心室压低的表现

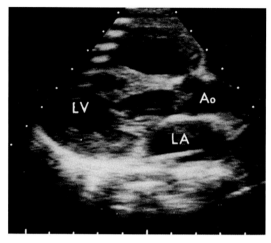

图2-3-5　部分型心内膜垫缺损的切面超声心动图

　　胸骨旁左心室长轴切面：可见二尖瓣的多重回声和左心室流出道延长。二尖瓣的多重回声是由附着点异常所致

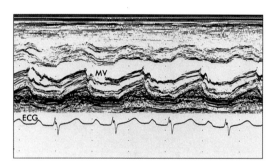

图2-3-6　部分型心内膜垫缺损的切面超声心动图

　　M型超声心动图：可见室间隔矛盾运动。收缩期二尖瓣可见多重回声，舒张期难以显示整个二尖瓣

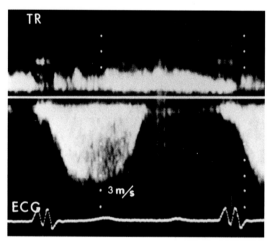

图2-3-7　从三尖瓣关闭不全估测右心室压

　　有三尖瓣关闭不全时可以根据反流的最大速度来估测右心室压。本例最大反流速度为2.6m/s，右心室压 $= 4 \times 2.6^2 + 10 = 37$ mmHg（右心室压估测方法参考p31）

本页缩略语：

Ao	主动脉	RV	右心室	LA	左心房
TR	三尖瓣关闭不全	LV	左心室	MV	二尖瓣

第四节　完全型心内膜垫缺损

完全型心内膜垫缺损也称作完全型房室间隔缺损。心内膜垫缺损是指被称为心内膜垫（房室间隔）的心脏中心部分的缺损引起的疾病，包括第一房间隔和三尖瓣隔瓣以下室间隔部分的缺损。部分型仅存在心房水平的分流，完全型则在心房和心室水平均存在分流。房室瓣分割不完全形成共同前瓣。

血流动力学

本病存在心房和心室两个水平的左向右分流。由于通常合并肺动脉高压，常出现左向右和右向左双向分流。

完全型心内膜垫缺损根据房室瓣分割的程度来分型，其中以Rastelli分型最常用。

A型：共同前瓣在室间隔上分割，其腱索与室间隔或圆锥乳头肌相连。

B型：共同前瓣在右心室侧分割，腱索与右心室内乳头肌和圆锥乳头肌相连，少见。

C型：共同前瓣不在室间隔处分割，没有腱索，呈漂浮状态。

心内膜垫缺损病理分型的超声心动图表现

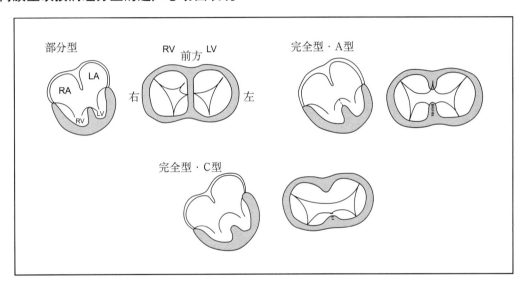

图2-4-1　根据有无室间隔缺损分为部分型和完全型心内膜垫缺损。完全型又根据共同前瓣的形态和与心室连接的形式分为A、B、C型（Rastelli分型）。其中B型非常少见，笔者没有相关典型病例的经验

诊断
(1) 室间隔呈勺状：胸骨旁、心尖、剑突下四腔切面
(2) 房间隔紧邻房室瓣上方的缺损：胸骨旁、心尖、剑突下四腔切面
(3) 紧邻三尖瓣下方的室间隔缺损：胸骨旁、心尖、剑突下四腔切面
(4) 房室瓣裂：胸骨旁心室短轴切面、剑突下心室短轴切面

诊断注意事项
(1) 有无房室瓣反流及程度：多普勒法
(2) 乳头肌间的距离

*为了外科术中二尖瓣叶裂修复时不造成狭窄，需要了解乳头肌的距离。因为乳头肌距离较近的二尖瓣叶裂修复时容易造成狭窄。

本页缩略语：					
LA	左心房	LV	左心室	RA	右心房
RV	右心室				

一、A 型完全型心内膜垫缺损

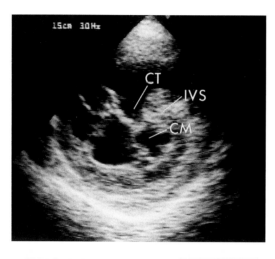

图 2-4-2　A 型心内膜垫缺损的切面超声心动图

　　胸骨旁短轴切面：共同前瓣在室间隔上分为三尖瓣和二尖瓣成分。由于瓣膜与室间隔连接，因此瓣膜活动受到室间隔的限制，可见瓣膜的右心室侧和左心室侧各自独立运动

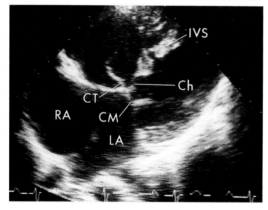

图 2-4-3　A 型心内膜垫缺损的切面超声心动图

　　胸骨旁四腔切面：共同房室瓣分为三尖瓣和二尖瓣成分，可见从瓣膜中央发出连接到室间隔的腱索

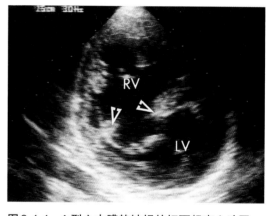

图 2-4-4　A 型心内膜垫缺损的切面超声心动图

　　胸骨旁心室短轴切面：可见位于室间隔流入道后方的缺损（心内膜垫型室间隔缺损）（箭头）

本页缩略语：							
Ch	腱索	CM	二尖瓣	CT	三尖瓣	RA	右心房
IVS	室间隔	LA	左心房	RV	右心室		

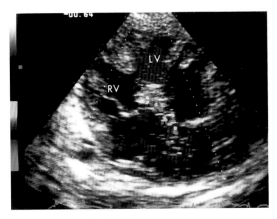

图 2-4-5　A 型心内膜垫缺损的彩色多普勒超声心动图

　　胸骨旁四腔切面（胸骨右缘）：本例为右位心。室间隔位于探头右侧。共同前瓣的二尖瓣侧可见房室瓣反流的五彩镶嵌血流信号

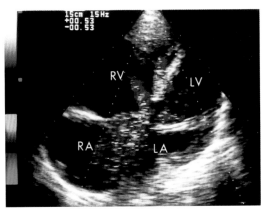

图 2-4-6　A 型心内膜垫缺损的彩色多普勒超声心动图

　　胸骨旁心室短轴切面：可见从共同前瓣的近中央部向右心房侧反流的五彩镶嵌血流信号。共同前瓣下方和肌性室间隔中部可检测到 2 股室间隔缺损的左向右分流

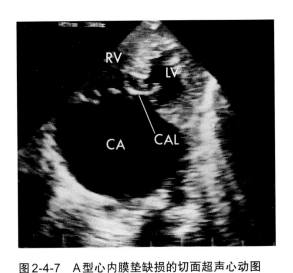

图 2-4-7　A 型心内膜垫缺损的切面超声心动图

　　心尖部四腔切面：前瓣为共同前瓣，可见腱索从共同前瓣中央连接到室间隔

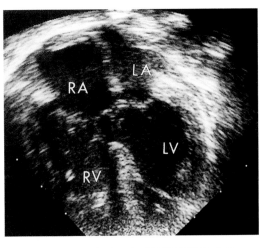

图 2-4-8　A 型完全型心内膜垫缺损的上下观

　　可见室间隔缩短和房室瓣呈勺状。可观察到原发孔房间隔缺损和室间隔缺损及与室间隔相连的共同前瓣

本页缩略语：					
CA	共同心房	CAL	共同前瓣	LA	左心房
LV	左心室	RA	右心房	RV	右心室

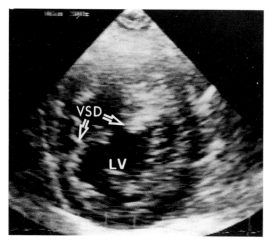

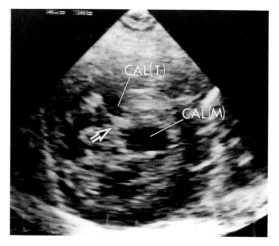

图2-4-9 A型心内膜垫缺损的胸骨旁心室短轴切面

　　乳头肌水平：可见室间隔流入道后方的缺损，即心内膜垫型室间隔缺损。属于完全型心内膜垫缺损的类型

图2-4-10 A型心内膜垫缺损的胸骨旁心室短轴切面

　　房室瓣水平：共同房室瓣在室间隔分三尖瓣成分和二尖瓣成分。由于有腱索与室间隔相连，因此瓣膜各自活动并在室间隔部位活动受限（箭头）

二、C型完全型心内膜垫缺损

诊断

（1）完全型心内膜垫缺损所见（参照p65）

（2）1个大的共同前瓣：胸骨旁、剑突下室间隔短轴切面

* 胸骨左缘上部向下的心室短轴切面较适合

* 婴幼儿剑突下短轴切面显示较好

（3）自由活动的共同前瓣：胸骨旁、心尖部四腔切面

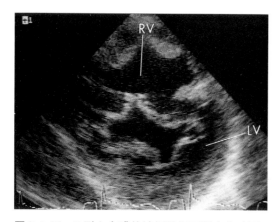

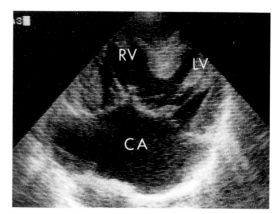

图2-4-11 C型心内膜垫缺损的切面超声心动图

　　胸骨旁短轴切面：共同前瓣为一个大的瓣叶，不能区分三尖瓣成分和二尖瓣成分。由于没有腱索与室间隔相连，因此活动不受限制，自由活动的幅度大小在右心室侧和左心室侧没有区别

图2-4-12 C型心内膜垫缺损的切面超声心动图

　　心尖部四腔切面：可见室间隔和共同前瓣之间的缺损，共同前瓣没有腱索与室间隔相连而呈自由活动

本页缩略语：					
CA	共同心房	CAL（M）	二尖瓣的成分	CAL（T）	三尖瓣的成分
LV	左心室	RV	右心室	VSD	室间隔缺损

第五节　室间隔缺损

血流动力学：室间隔缺损为左右心室间有缺损的疾病。回流到右心房的体循环静脉血进入肺动脉，动脉血回流入左心房。左心房血液进入左心室后，一部分流入主动脉，另一部分通过室间隔的缺损经右心室进入肺动脉而造成左向右分流。肺动脉阻力、右心室压及缺损的大小都可以影响分流量。左向右分流使肺动脉血流量增加，经由肺再进入左心房、左心室，因此可见肺动脉、左心房、左心室扩大（容量负荷过重）。

诊断注意事项
（1）病理分型
（2）主动脉瓣脱垂（＋主动脉瓣关闭不全）
（3）复杂主动脉缩窄
（4）分流血流的分析
（5）合并二尖瓣关闭不全

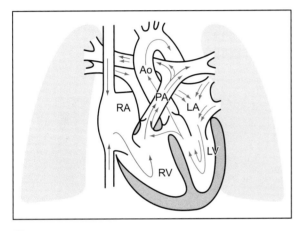

本页缩略语：			
Ao	主动脉	APM	前乳头肌
CS	冠状静脉窦	LA	左心房
LAA	左心耳	LV	左心室
MB	调节束	PA	肺动脉
PV	肺动脉瓣	RA	右心房
RV	右心室	TSM	肌小梁
TV	三尖瓣		

图 2-5-1

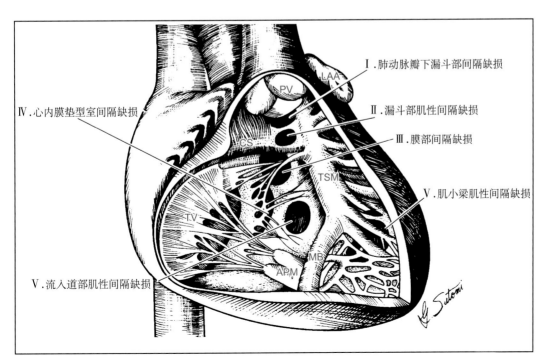

Ⅰ.肺动脉瓣下漏斗部间隔缺损
Ⅱ.漏斗部肌性间隔缺损
Ⅲ.膜部间隔缺损
Ⅳ.心内膜垫型室间隔缺损
Ⅴ.肌小梁肌性间隔缺损
Ⅴ.流入道部肌性间隔缺损

图 2-5-2

表 2-5-1　室间隔缺损的分型

Kirklin 分类	东京女子医科大学心脏研究所分类
Ⅰ 漏斗部间隔缺损	Ⅰ 肺动脉瓣下漏斗部间隔缺损
	Ⅱ 漏斗部肌性间隔缺损
Ⅱ 膜部间隔缺损	Ⅲ 膜部间隔缺损
Ⅲ 心内膜垫缺损型间隔缺损	Ⅳ 心内膜垫型室间隔缺损
Ⅳ 肌性间隔缺损	Ⅴ 肌性间隔缺损

注：Kirklin 分型的 Ⅰ 型在东京女子医科大学心脏研究所分型（以下为心研分型）中分为肺动脉瓣下漏斗部间隔缺损（Ⅰ 型）和漏斗部肌性间隔缺损（Ⅱ 型）2 种。因此 Kirklin 分型的 Ⅱ 型为心研分型的 Ⅲ 型

一、室间隔缺损病理分型的超声所见

1. 肺动脉瓣下漏斗部间隔缺损的超声心动图表现

诊断

（1）主动脉根部短轴切面：可见接近肺动脉瓣的缺损及多普勒超声心动图法检出分流血流

（2）右心室流出道长轴切面：可见紧邻肺动脉瓣下的缺损及多普勒超声心动图法检出分流血流

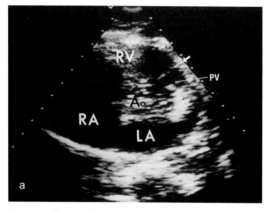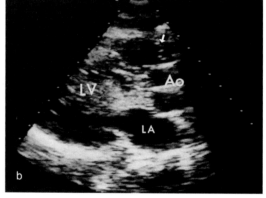

图 2-5-3　心导管前端插入左心室内实施的造影超声心动图

　　主动脉根部短轴切面（a）：主动脉根部出现造影剂后，随后紧邻肺动脉瓣下的右心室流出道内出现造影剂。左心室长轴切面（b）：左心室流出道内出现造影剂后，随后右心室流出道高位出现造影剂。这个切面上分流束本身不能显示。箭头示出现于右心室流出道内的造影剂

　　在了解这些心导管检查所见的基础上判读彩色多普勒超声心动图所见就容易了。

本页缩略语：					
Ao	主动脉	RA	右心房	PV	肺动脉瓣
RV	右心室	LA	左心房	LV	左心室

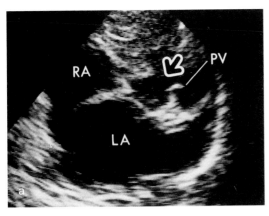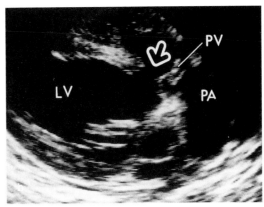

图2-5-4　缺损大时可以通过超声图像上观察到的缺损部位进行病理分型诊断

　　主动脉根部短轴切面（a）：可见紧邻肺动脉瓣下方的右心室流出道漏斗部间隔的缺损（箭头）

　　右心室流出道长轴切面（b）：同时包含有肺动脉瓣和二尖瓣的右心室流出道长轴切面，可见紧邻肺动脉瓣下方的漏斗部间隔缺损（箭头）

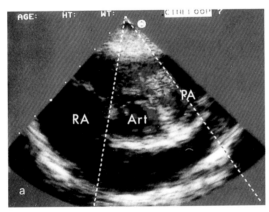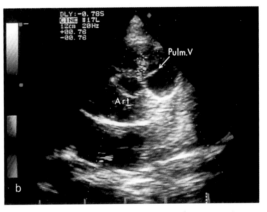

图2-5-5　肺动脉瓣下漏斗部间隔缺损（心研Ⅰ型）的彩色多普勒超声心动图：主动脉根部短轴切面

　　收缩期（a）：可观察到从主动脉根部到紧邻肺动脉瓣下方高速的五彩镶嵌血流信号

　　舒张期（b）：舒张期肺动脉瓣和分流射流信号分离，此时容易观察肺动脉瓣和射流之间的距离

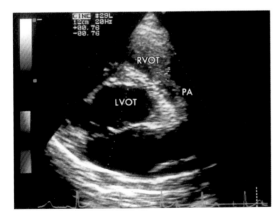

图2-5-6　肺动脉瓣下漏斗部间隔缺损（心研Ⅰ型）的彩色多普勒超声心动图

　　右心室流出道长轴切面：横切面上可见紧邻肺动脉瓣下方的漏斗部间隔处从左心室到右心室侧的射流

本页缩略语：					
PV	肺动脉瓣	Pulm.V（PV）	肺动脉瓣	Art	主动脉根部
RA	右心房	LA	左心房	LV	左心室
RVOT	右心室流出道	LVOT	左心室流出道	PA	肺动脉

这种类型的室间隔缺损左向右的射流直接对向肺动脉瓣方向，多伴有肺动脉瓣震颤（fluttering）（参考p45）。

2. 漏斗部肌性间隔缺损

诊断

（1）主动脉根部短轴切面：肺动脉瓣到三尖瓣之间的流出道漏斗部间隔可见缺损或左向右分流

（2）左心室流出道长轴切面：在主动脉瓣前上方可见漏斗部肌性间隔，其下方可见缺损或左向右分流

图2-5-7为将心导管前端置于左心室内的造影超声心动图。

主动脉根部短轴切面（a）：主动脉根部造影剂出现后，肺动脉瓣和三尖瓣之间的漏斗部出现造影剂。左心室长轴切面（b）：左心室流出道内出现造影剂后，主动脉瓣正前方可见向右心室流出道的分流。了解了这些心导管检查所见的结果，就容易辨认图2-5-8中彩色多普勒所见的现象。

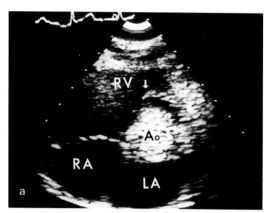 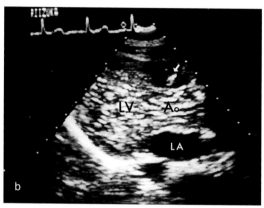

图2-5-7　心导管前端置于左心室内的造影超声心动图

（a）主动脉根部短轴切面；（b）左心室长轴切面；左向右分流的射流（箭头）

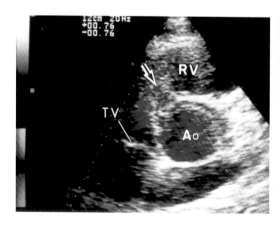

本页缩略语：			
Ao	主动脉	LA	左心房
LV	左心室	RA	右心房
RV	右心室	TV	三尖瓣

图2-5-8　漏斗部肌性间隔缺损的彩色多普勒超声心动图

主动脉根部短轴切面：在三尖瓣和肺动脉瓣之间漏斗部间隔的中央，可见从左心室流出道到右心室流出道的分流血流（箭头）

3. 膜部间隔缺损

诊断

（1）主动脉根部短轴切面：可见靠近三尖瓣右心室流入道的缺损或左向右分流

（2）胸骨旁四腔切面：在通过三尖瓣和二尖瓣中心的切面时略向头侧倾斜探头则可显示膜部间隔的缺损或左向右分流

（3）左心室流出道长轴切面：在通过左心室流出道中央的切面略向右侧倾斜探头则可显示膜部间隔的缺损或左向右分流。缺损向流出道方向扩展时，也可在左心室流出道中央的切面上显示膜部间隔的缺损或左向右分流

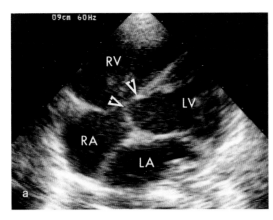

图 2-5-9a　胸骨旁四腔切面

　　此切面能很好地观察膜部间隔。室间隔肌部延续到三尖瓣下方的部分肌性回声消失，呈薄膜状（箭头），即为膜部间隔，此部分缺损即为膜部间隔缺损

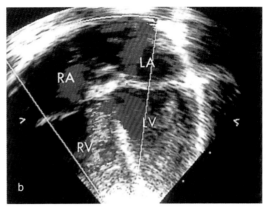

图 2-5-9b　膜部间隔缺损（心研Ⅲ型）的彩色多普勒超声心动图（倒置图像）

　　从左右心房室瓣中央的切面向头侧稍倾斜的四腔切面上，可检测到缺损口和分流血流

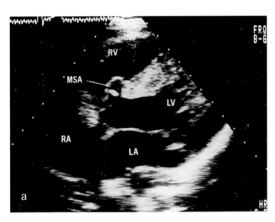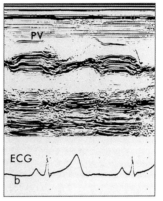

图 2-5-10　可观察到膜部间隔呈瘤样向右心室侧突出，其中部分缺损发生左向右分流，即膜部瘤（a）。室间隔缺损伴膜部瘤时，射流方向可发生改变而射向右心室流出道方向，这时听诊杂音要在高位肋间，常可见肺动脉瓣震颤（fluttering）（b）

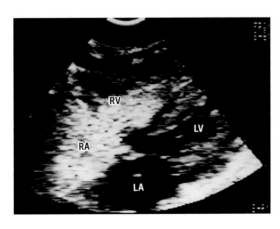

图 2-5-11　外周静脉造影超声心动图，右心房、右心室充满造影剂后可清晰显示膜部瘤

本页缩略语：

RA	右心房	LA	左心房	RV	右心室
LV	左心室	MSA	室间隔膜部瘤	PV	肺动脉瓣

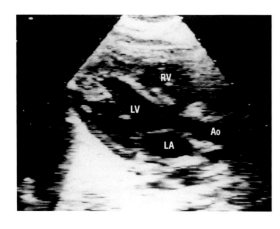

图2-5-12　左心室长轴切面

可显示主动脉瓣下缺损和主动脉瓣前方漏斗部间隔的肌性回声，因此可以确定不是心研Ⅰ型，但要注意区分心研Ⅱ型和Ⅲ型，因为膜部间隔最上方部分即位于此处，如果缺损从膜部间隔向流出道方向扩展，缺损即位于此部位。两者鉴别的方法是结合胸骨旁四腔切面和主动脉根部短轴切面。如果胸骨旁四腔切面膜部间隔的缺损和分流完全不能显示则为心研Ⅱ型。本例中胸骨旁四腔切面显示膜部缺损并向流出道扩展，因此诊断为膜部间隔缺损

4.心内膜垫缺损型（房室间隔缺损）间隔缺损

诊断

• 心尖部四腔切面：通过三尖瓣和二尖瓣中心的切面可显示与两瓣膜相连接部分的室间隔缺损或分流。这部位缺损使三尖瓣和二尖瓣在室间隔的附着位置差异消失，两瓣看起来在同一水平连接，这种现象称为T-M continuity

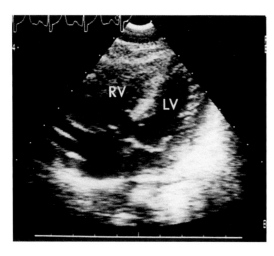

图2-5-13　心内膜垫缺损型间隔缺损的切面超声心动图

心尖部四腔切面：可显示三尖瓣和二尖瓣的附着位置在同一水平，附着点下方可见缺损，本切面向后方倾斜探头仍可显示缺损

5.肌部间隔缺损　室间隔肌部可分为流入道肌部（inlet muscular septum）、肌小梁部肌部（trabecular muscular septum）、漏斗部肌性（infundibular muscular septum）。这里所说的漏斗部肌性间隔缺损是指心研分型的Ⅱ型。

诊断

(1) 肌小梁部肌性间隔缺损：肌小梁部室间隔可在胸骨旁四腔切面、剑突下四腔切面、胸骨旁左心室长轴切面观察
　　胸骨旁四腔切面：可显示肌小梁部肌部室间隔的缺损和左向右分流
　　剑突下四腔切面：此切面特别适于观察靠近心尖部的肌性间隔
(2) 流入道肌性间隔缺损：在胸骨旁四腔切面向后方倾斜探头可显示肌性间隔缺损，或在胸骨旁短轴切面膜部间隔的心尖侧和三尖瓣隔瓣间的流入道观察到缺损
(3) 漏斗部肌性间隔缺损：这个分类是指心研Ⅱ型

本页缩略语：					
Ao	主动脉	LA	左心房	LV	左心室
RV	右心室				

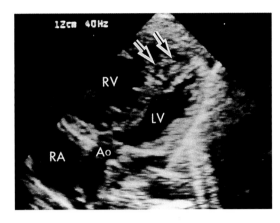

图 2-5-14　肌性室间隔缺损的切面超声心动图

剑突下四腔切面：肌小梁部的肌性间隔有"瑞士奶酪"型缺损（箭头），在切面超声心动图上容易忽略

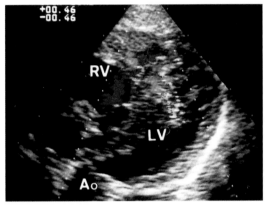

图 2-5-15　肌性室间隔缺损的彩色多普勒超声心动图（与图2-5-14同一切面）

在肌小梁间可见左向右分流，彩色多普勒方法对于诊断有帮助

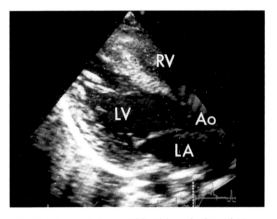

图 2-5-16　肌性室间隔缺损的切面超声心动图

胸骨旁左心室长轴切面：这个切面也可以显示肌小梁部的肌性间隔缺损。彩色多普勒方法对于诊断有帮助

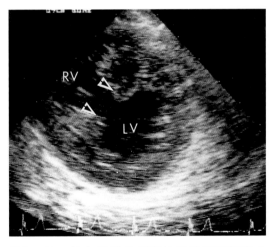

图 2-5-17　流入道肌性间隔缺损的切面超声心动图

胸骨旁左心室短轴切面乳头肌水平：在三尖瓣隔瓣的附着点附近开始向心尖部倾斜探头则可以显示缺损部位（箭头）

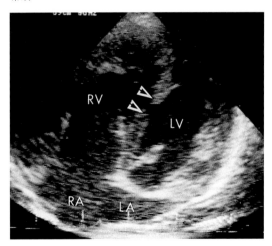

图 2-5-18　流入道肌性间隔缺损的切面超声心动图（与图2-5-16同一病例）

胸骨旁四腔切面向房室瓣中央背侧倾斜的切面：可显示与三尖瓣环有一定距离的流入道肌性间隔缺损的缺损部位（箭头）

本页缩略语：					
Ao	主动脉	LA	左心房	LV	左心室
RA	右心房	RV	右心室		

二、主动脉瓣脱垂

由于漏斗部间隔缺损靠近肺动脉瓣和主动脉瓣，容易合并主动脉瓣脱垂和关闭不全。

诊断
（1）胸骨旁左心室长轴切面：可见主动脉Valsalva窦向右心室流出道突出
（2）胸骨旁主动脉根部短轴切面：主动脉窦短轴切面窦部可显示突出
（3）M型超声心动图：从主动脉向心尖方向行M型扫描可见主动脉前壁较室间隔向右心室侧突出

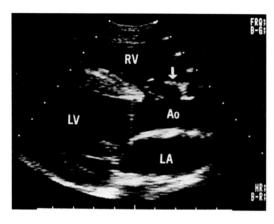

图2-5-19　主动脉右冠瓣重度脱垂的切面超声心动图
　　胸骨旁左心室长轴切面：整个右冠窦突向右心室流出道（箭头）

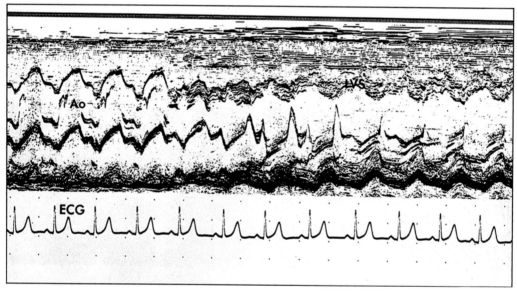

图2-5-20　主动脉右冠瓣重度脱垂的M型扫描图（从主动脉瓣向心尖方向）
　　主动脉Valsalva窦扩张，可见主动脉前壁较室间隔向右心室侧突出

本页缩略语：

Ao	主动脉	IVS	室间隔	LA	左心房
LV	左心室	RV	右心室	ECG	心电图

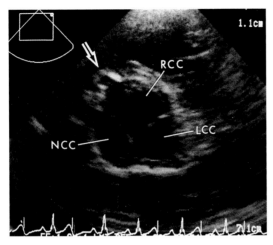

图2-5-21　主动脉右冠瓣轻度脱垂的切面超声心动图

胸骨旁大动脉短轴切面

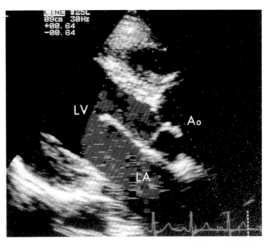

图2-5-22　漏斗部间隔缺损＋主动脉右冠瓣脱垂＋主动脉瓣关闭不全的彩色超声心动图（胸骨旁左心室长轴切面）

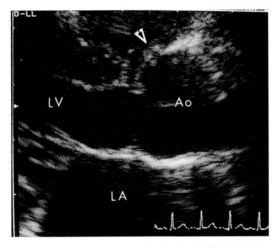

图2-5-23　主动脉右冠瓣轻度脱垂合并漏斗部肌性间隔缺损（胸骨旁左心室长轴切面）

可见轻度右冠窦脱垂（箭头）

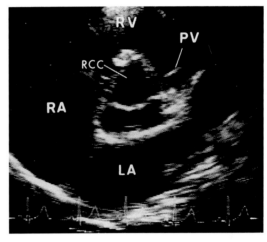

图2-5-24　重度右冠瓣脱垂的胸骨旁主动脉根部短轴切面

右冠窦扩大，面积占 Valsalva 窦的 50%，整个右冠窦向右心室侧突出

本页缩略语：					
Ao	主动脉	NCC	无冠瓣	PV	肺动脉
LA	左心房	RCC	右冠瓣	LCC	左冠瓣
RA	右心房	LV	左心室	RV	右心室

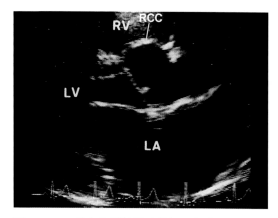

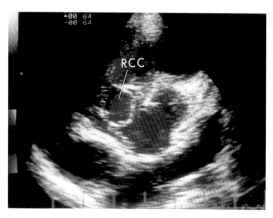

图2-5-25 重度右冠瓣脱垂的切面超声心动图

　　胸骨旁左心室长轴切面：整个右冠窦向右心室流出道突出，右冠窦与无冠窦相比明显增大

图2-5-26 膜部室间隔缺损合并右冠瓣脱垂的彩色多普勒超声心动图

　　膜部室间隔缺损也可合并右冠窦脱垂，此时应注意可同时合并无冠窦脱垂

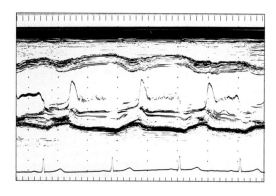

图2-5-27 室间隔缺损合并右冠瓣脱垂和主动脉瓣关闭不全的M型超声心动图

　　右冠窦脱垂时，主动脉瓣关闭不全的血流信号冲向二尖瓣前叶，引起二尖瓣震颤（fluttering）

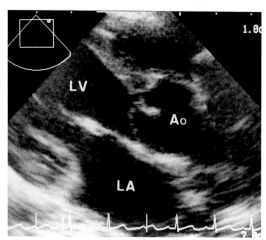

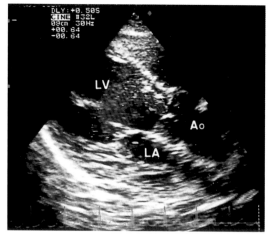

图2-5-28 无冠瓣脱垂的切面超声心动图
胸骨旁左心室长轴切面

图2-5-29 无冠瓣脱垂的彩色多普勒超声心动图

　　胸骨旁左心室长轴切面：无冠瓣脱垂时，主动脉瓣关闭不全的反流信号绝大多数朝向前方的室间隔方向

本页缩略语：

Ao	主动脉	LA	左心房	LV	左心室
RCC	右冠瓣	RV	右心室		

　　分流血流的分析：室间隔缺损的分流速度与两心室间的压差密切相关。但需要注意在肌部间隔缺损时可能有时不能作出正确评价。

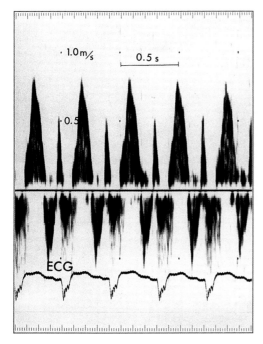

图 2-5-30　左右心室压相等时室间隔缺损的分流（脉冲多普勒超声心动图）
　　如果血流速度减慢在 1m/s 以下，在一个心动周期内可见两次往返于左心室、右心室间的双向分流

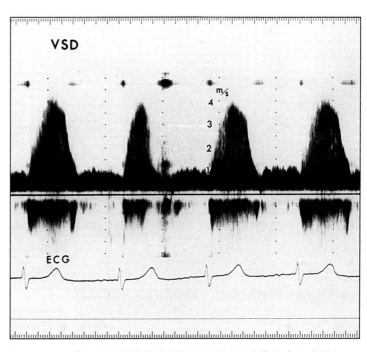

图 2-5-31　膜部室间隔缺损的分流（连续波多普勒超声心动图）
　　分流的最大速度约为 4m/s，此时两心室间的压差根据简化伯努利方程式估测约为 64mmHg，因此可以看出右心室压明显低于左心室压

三、合并二尖瓣关闭不全

　　室间隔缺损时是否合并二尖瓣关闭不全，多数情况下依靠心脏杂音诊断困难，因此需要依靠超声检查诊断。胸骨旁左心室长轴切面、胸骨旁或心尖部四腔切面彩色多普勒法有助于诊断。

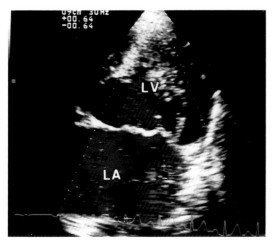

图 2-5-32　室间隔缺损合并二尖瓣关闭不全的彩色多普勒超声心动图
　　胸骨旁四腔切面：可见经二尖瓣流向左心房外侧的反流信号

本页缩略语：			
LA	左心房	LV	左心室
VSD	室间隔缺损		
ECG	心电图		

四、复杂主动脉缩窄

室间隔缺损＋主动脉缩窄＋动脉导管未闭称为复杂主动脉缩窄。

1.血流动力学 体循环静脉血经由右心房、右心室到肺动脉，一部分进入肺，另一部分通过粗的未闭动脉导管进入降主动脉。回流入左心房的动脉血，有2条通路：从左心室到主动脉和从左心室通过室间隔缺损进入肺动脉。由于左心室流出道狭窄使进入升主动脉的血流较少，而通过室间隔缺损进入肺动脉的血流较多，此时肺动脉血流量增加而出现肺动脉高压。经动脉导管到降主动脉的右向左分流使下肢的动脉血氧饱和度比上肢要低，称为差异性发绀（differential cyanosis）。

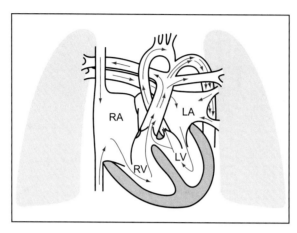

图 2-5-33

2.漏斗部间隔缺损伴漏斗部间隔向后方偏移的情况 可见从左心室流出道到主动脉的通路变窄，这种类型的室间隔缺损常合并主动脉缩窄。如果发现此类型的室间隔缺损，必须检查主动脉弓切面以明确有无合并主动脉缩窄。

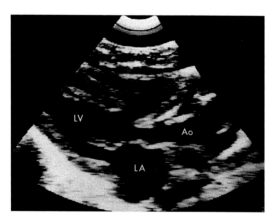

图2-5-34 室间隔缺损伴漏斗部间隔向后方偏移的切面超声心动图

胸骨旁左心室长轴切面：位于主动脉前方的漏斗部间隔偏位，并向左心室流出道突出，使进入主动脉的血流受阻，这种室间隔缺损常伴发主动脉缩窄。从左心室射出的血流与主动脉相比更易于进入肺动脉

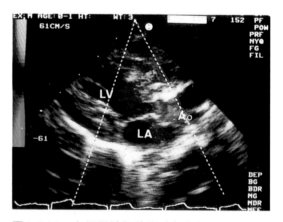

图2-5-35 室间隔缺损伴漏斗部间隔向后方偏移的彩色多普勒超声心动图（与图2-5-34同一切面）

主动脉瓣下左心室流出道的血流变窄为五彩镶嵌血流，左心室的血液更容易直接进入肺动脉

本页缩略语：					
LA	左心房	LV	左心室	RA	右心房
RV	右心室	Ao	主动脉		

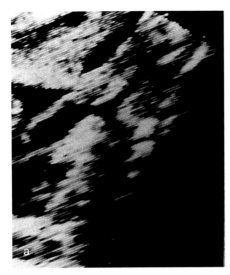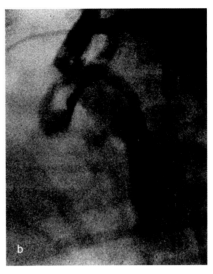

图2-5-36　复杂主动脉缩窄时主动脉弓的切面超声心动图（a）和桡动脉逆行主动脉造影（b）

第六节　动脉导管未闭

动脉导管未闭为胎儿期的动脉导管残留。动脉导管为胎儿期血液从肺动脉进入降主动脉的通路，出生后闭合。如果不闭合，血液会通过动脉导管从高压的主动脉进入低压的肺动脉从而发生左向右分流。

一、血流动力学

体循环静脉血经右心房、右心室到肺动脉，再经肺回流入左心房。血液从肺动脉进入左心房、左心室再由主动脉射出，通过主动脉弓远端未闭的动脉导管进入肺动脉而发生分流。进入肺动脉的分流血液再经肺回到左心房、左心室和主动脉形成循环，因此导致左心室容量负荷过重，左心房、左心室和主动脉扩张。

诊断
（1）左心房、左心室扩大
（2）动脉导管的显示
（3）分流血流（彩色多普勒、脉冲多普勒、连续多普勒）
（4）降主动脉血流

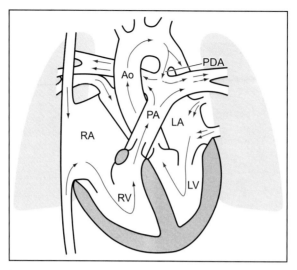

图 2-6-1

二、动脉导管的显示

动脉导管多在胸骨左缘第 2 肋间矢状切面上观察。

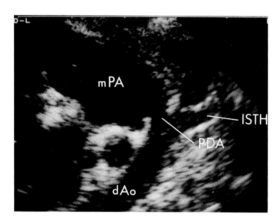

图 2-6-2　切面超声心动图上能否显示动脉导管与导管大小有关

显示主肺动脉和降主动脉之间的导管是最直接的征象，因此应该将探头置于胸骨左缘第 2 肋间与脊柱平行的矢状切面上探测导管，注意观察主肺动脉远端与降主动脉之间的连续性

三、分流血流的检测

1. 脉冲多普勒法　将脉冲多普勒的取样容积放在主肺动脉远端时可探测到连续性的湍流。其分布于脉冲多普勒法基线的两侧，看起来好像是双向分流，实际上是单向左向右分流。在分流非常小的情况下，可以观察到吸气导致的分流血流增加。

本页缩略语：					
Ao	主动脉	dAo	降主动脉	ISTH	大动脉峡部
LA	左心房	LV	左心室	mPA	主肺动脉
PA	肺动脉	PDA	动脉导管	RA	右心房
RV	右心室				

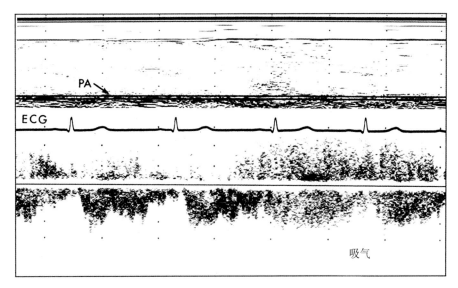

图2-6-3　小动脉导管未闭的分流血流（脉冲多普勒法）

在分流量小的情况下，吸气可以记录到较清晰的高频连续性湍流血流信号

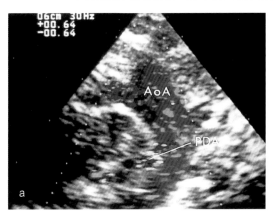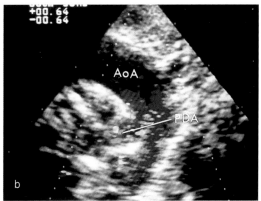

图2-6-4　动脉导管未闭的彩色多普勒超声心动图

主动脉弓切面

收缩期（a）和舒张期（b）：收缩期主动脉弓存在前向血流，可见蓝色彩色血流信号，同时可观察到动脉导管内五彩镶嵌的左向右分流信号。另外，舒张期可见由主动脉弓远端逆流的血流信号及动脉导管内五彩镶嵌的左向右分流信号

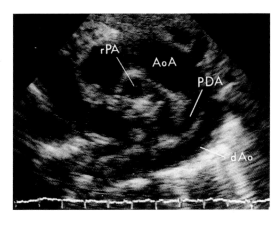

图2-6-5　动脉导管未闭伴肺动脉闭锁的切面超声心动图

胸骨上窝主动脉弓切面（法洛四联症＋肺动脉闭锁＋动脉导管未闭病例）：动脉导管在主动脉弓内侧与降主动脉成锐角，经过较长的径路开口于肺动脉

本页缩略语：				
AoA	主动脉弓	dAo	降主动脉	PDA	动脉导管
PA	肺动脉	rPA	右肺动脉	ECG	心电图

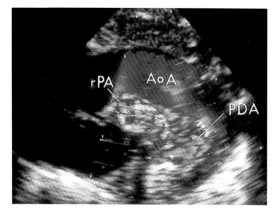

图2-6-6　与图2-6-5同一病例的彩色超声心动图
动脉导管入口处的血流加速，可见连续性的五彩镶嵌血流。若彩色多普勒为连续性五彩镶嵌血流，可帮助追踪动脉导管的走行

2.**彩色多普勒法**　在切面超声上叠加彩色多普勒信息可以观察到从主动脉到肺动脉的连续性分流，则动脉导管未闭的诊断可确立。

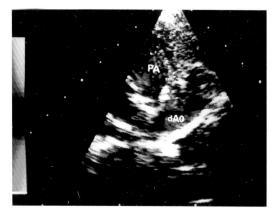

图2-6-7　动脉导管未闭的彩色多普勒超声心动图
胸骨左缘第2肋间矢状切面：可见从动脉导管进入肺动脉的连续性五彩镶嵌血流信号

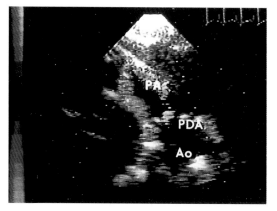

图2-6-8　动脉导管未闭合并单纯肺动脉闭锁的彩色多普勒超声心动图
可见从主动脉分流的血流沿主肺动脉右侧壁上行，到达肺动脉瓣后反转沿主肺动脉壁左侧壁下行的连续性血流

3.**连续多普勒法**　用连续多普勒法来测量分流的血流速度。将多普勒取样线通过动脉导管可记录到峰值血流位于收缩期的连续性分流血流信号。除了特殊形态的动脉导管未闭，利用收缩期最大血流速度可以大体反映主动脉和肺动脉之间的压差。

本页缩略语：

Ao	主动脉	AoA	主动脉弓	dAo	降主动脉
PA	肺动脉	PDA	动脉导管未闭	rPA	右肺动脉

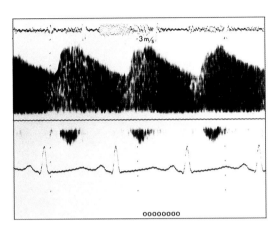

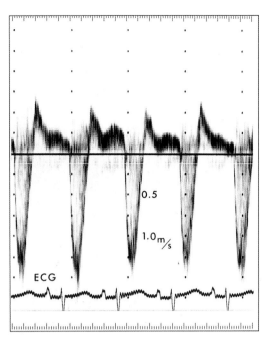

图 2-6-9　不伴肺动脉高压时动脉导管未闭的连续波多普勒超声心动图

　　脉冲多普勒显示为方向不明确的高频湍流血流信号。连续波多普勒可以显示血流的方向及血流速度。本例最大血流速度约为 3m/s

图 2-6-10　伴肺动脉高压时动脉导管未闭的脉冲多普勒超声心动图

　　可显示收缩期从肺动脉到主动脉方向、舒张期从主动脉到肺动脉方向的双向血流信号波形。血流速度未增快

　　将取样容积置于动脉导管内得到的多普勒超声心动图

四、降主动脉的血流波形

　　将探头置于肋弓下，将取样容积放在降主动脉内观察其波形。动脉导管未闭时可见舒张期反向血流频谱，但这并不是本病的特异性表现，要注意其他多种病理状态下都可出现这种波形。

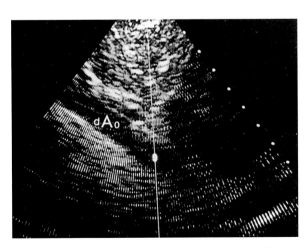

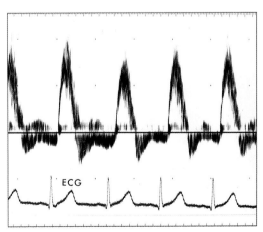

图 2-6-11　中等分流量的动脉导管未闭时降主动脉血流波形

　　收缩期基线上方为前向血流，舒张期基线下方为反向血流

本页缩略语：

dAo	降主动脉	ECG	心电图

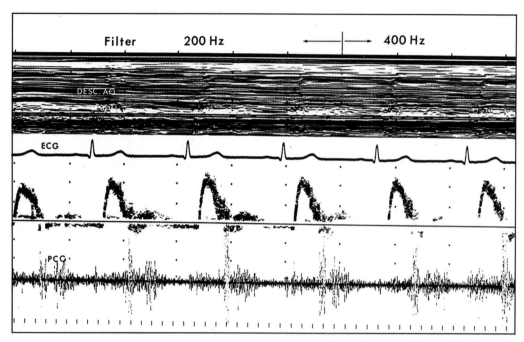

图 2-6-12　少量分流的动脉导管未闭
　　降主动脉内只记录到极少一点反流。这种病例如果壁滤波设定过高可能不能显示舒张期反向血流

降主动脉的舒张期反向血流
(1) 动脉导管未闭
(2) 主动脉瓣关闭不全
(3) 共同动脉干
(4) 主肺动脉窗
(5) 冠状动脉瘘
(6) 体循环动静脉瘘 (systemic AV fistula)
(7) Blalock-Taussing 术后
(8) 右肺动脉异常起源于升主动脉

　　脉冲多普勒法估测肺体血流量比
　　左心室流出道、右心室流出道内的平均血流速度 V 可依据下列公式求出

$$V = \int_0^t V(t)\,dt$$

　　由下面公式求出

$$\pi/4\,(D_{\text{LOT}})^2 \cdot V_{\text{LOT}} \cdot \text{HR} \cdots\cdots\cdots\cdots (1)$$
$$\pi/4\,(D_{\text{ROT}})^2 \cdot V_{\text{ROT}} \cdot \text{HR} \cdots\cdots\cdots\cdots (2)$$

(1)(2) 分别为右心室流出道的搏出量和左心室流出道的搏出量公式。因此 Q_p/Q_s 估测方法为

　　　　Q_p/Q_s = 左心室流出道心搏出量 / 右心室流出道心搏出量 = (1) / (2)

　　从血流动力学来考虑，肺循环血流量和左心室流出道的血流量相等，体循环血流量和右心室流出道的血流量相等。

$$Q_p/Q_s = (1) / (2)$$

　　房间隔缺损、室间隔缺损时依据 Q_p/Q_s = (1) / (2)，其计算要素有所不同。

本页缩略语及英文注释:				
PCG	心音图	Filter	滤波	DESC.AO　降主动脉

第七节　右肺动脉异常起源于升主动脉

本病顾名思义，是指右肺动脉没有从主肺动脉发出而是异常起源于升主动脉的畸形。血流动力学有左心房、左心室扩大，右心室压升高。掌握大动脉的立体结构有助于明确诊断。

诊断
(1) 左心房、左心室扩大
(2) 未见主肺动脉左右分支
(3) 升主动脉后壁可见右肺动脉起始
(4) 肺动脉高压
(5) 降主动脉舒张期反向血流

诊断注意事项（鉴别诊断）
(1) 共同动脉干
(2) 室间隔缺损＋肺动脉高压
(3) 动脉导管未闭＋肺动脉高压
(4) 主肺动脉窗等

血流动力学

返回右心系统的静脉血全部从主肺动脉流向左肺动脉，而动脉化的血液经过左心系统后，一部分经过主动脉流向全身，另一部分从升主动脉进入右肺动脉。另外，右肺动脉的血液仍然回流到左心房，结果导致回流到左心房的血流量明显多于体循环血量，造成左心系统容量负荷过重。

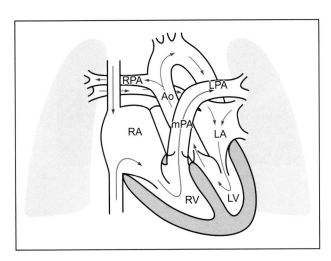

图 2-7-1

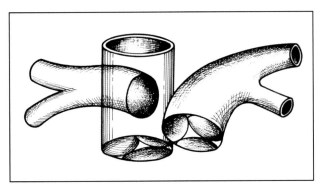

图 2-7-2　大动脉立体结构
　　显示的半月瓣为主动脉瓣和肺动脉瓣。左肺动脉起始于主肺动脉，而右肺动脉异常起始于升主动脉后壁

本页缩略语：

Ao	主动脉	mPA	主肺动脉	LA	左心房
RA	右心房	LPA	左肺动脉	RPA	右肺动脉
LV	左心室	RV	右心室		

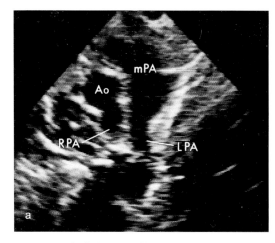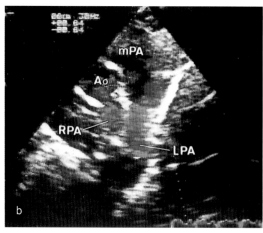

图2-7-3 大动脉水平短轴切面

主动脉后壁分出右肺动脉，主肺动脉分出左肺动脉（a）。彩色多普勒可明确显示右肺动脉和左肺动脉的血流是分离的（b）

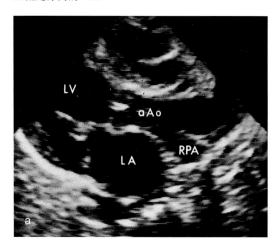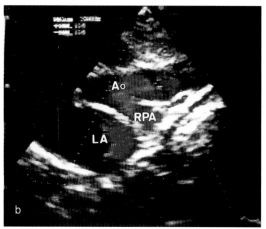

图2-7-4 升主动脉长轴切面

升主动脉后壁可见右肺动脉分支。左心房扩大反映了肺血流量增加。单靠这个切面无法与永存动脉干（参考p100）鉴别（a）。彩色多普勒可见从升主动脉到右肺动脉的血流分支（b）

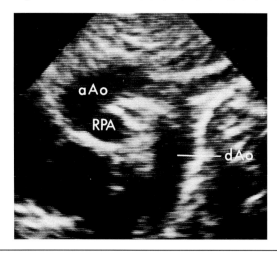

图2-7-5 从胸骨上窝观察主动脉弓的切面

升主动脉后壁可见右肺动脉分支发出

本页缩略语：

Ao	主动脉	aAo	升主动脉	dAo	降主动脉
LA	左心房	LV	左心室	LPA	左肺动脉
mPA	主肺动脉	RPA	右肺动脉		

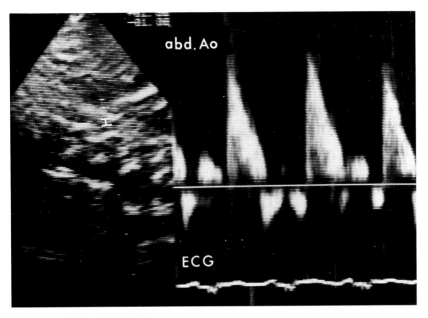

图2-7-6　降主动脉的血流
脉冲多普勒显示膈肌水平降主动脉内血流波形有舒张期反向血流（diastolic reversed flow）。触诊脉搏时出现和脉压增大同样的表现

本页缩略语：
abd.Ao　腹主动脉
ECG　　心电图

第八节　左肺动脉异常起源于右肺动脉

左肺动脉没有起源于主肺动脉而是起源于右肺动脉的少见畸形(也称作肺动脉吊带)。此畸形可因压迫气管而出现喘鸣和呼吸困难。

诊断
(1) 主肺动脉正常的左右肺动脉分支缺如
(2) 左肺动脉以锐角起始于右肺动脉
(3) 应用彩色多普勒、脉冲多普勒可确认血流方向

*是否有喘鸣等呼吸系统症状是诊断肺动脉吊带的最主要依据。

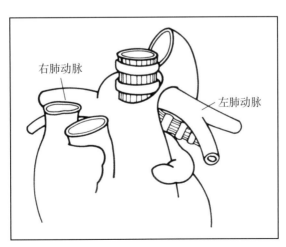

图2-8-1　血管悬吊（vascular sling）的立体结构

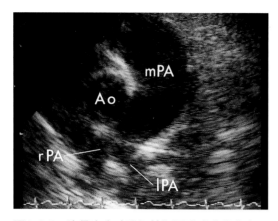

图2-8-2　胸骨旁主动脉短轴切面肺动脉分支水平

主肺动脉未见正常的左动脉分支，主肺动脉直接向右肺动脉移行，并在升主动脉后方左侧以锐角发出左肺动脉分支。左肺动脉锐角折返部位内侧伴侧边声影的强回声为气管回声

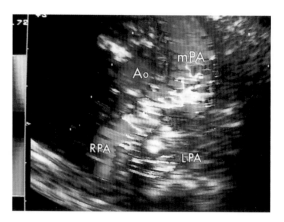

图2-8-3　胸骨旁主动脉管周切面肺动脉分支水平彩色多普勒法

在切面超声心动图上确定了形态后，应用彩色多普勒法可显示由上方迂回进入左肺动脉分支的连续性血流信号，左肺动脉分支部位可见血流加速

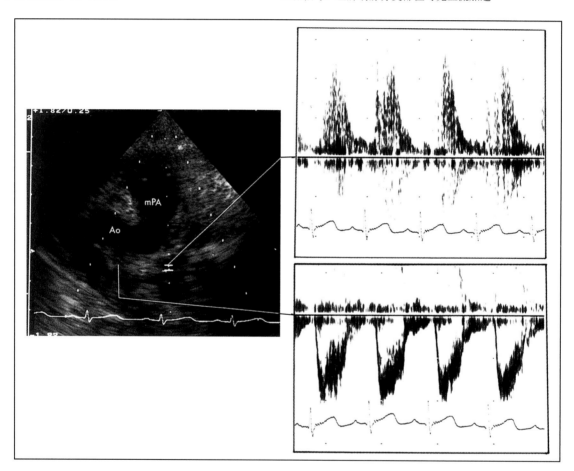

图2-8-4　依据脉冲多普勒法确认血流

切面超声心动图上，将取样容积分别置于左肺动脉分支的起始部位（下）及分支后的左肺动脉（下）内以确认其均为搏动性左肺动脉血流且血流方向不相互矛盾

本页缩略语：			
Ao	主动脉	lPA（LPA） 左肺动脉	mPA 主肺动脉
rPA（RPA）	右肺动脉		

第九节　矫正型大动脉转位

虽然主动脉起源于右心室、肺动脉起源于左心室、存在大动脉转位，但由于血流动力学已被矫正，本病单独存在时不会出现发绀，故称为矫正型大动脉转位。

一、血流动力学

体循环静脉血进入右心房后，然后进入与右心房相连接的左心室。由于肺动脉起源于左心室，因此血液通过肺动脉进入肺循环成为动脉血后回流到左心房。左心房与右心室相连，血流进入右心室后又通过与右心室相连的主动脉流向全身，因此，血流动力学与正常心脏完全相同，本病单独存在时既没有容量负荷过重，也不发生发绀。只是存在容易引起体循环动脉侧的右心室功能不全、附着于右心室的三尖瓣容易发生关闭不全及容易合并房室传导阻滞等问题。从血流动力学上可以认为这只是左心室、右心室互相交替了的一种疾病。

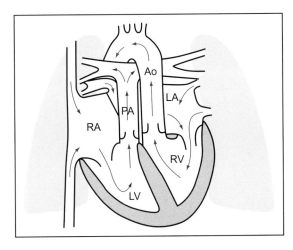

图2-9-1

分段诊断法
图2-9-2～图2-9-4显示的是一例典型病例的分段诊断法
- 心房位置：下腔静脉在脊柱右侧注入右心房，心房正位（图2-9-2）
- 心室位置：心室短轴切面，右侧心室内膜光滑，左侧心室内膜粗糙且可见肌小梁表示解剖学右心室位于左侧，诊断为L襻心脏（图2-9-3）
- 大动脉关系：大动脉短轴切面，2条大动脉从左前、右后位置发出。右后方的动脉可见左右分支，因此为肺动脉。肺动脉在右后，主动脉在左前，大动脉关系为L-平行关系（图2-9-4）
根据以上分析，主要心脏大动脉分段（major cardiac segment）诊断为S.L.L型

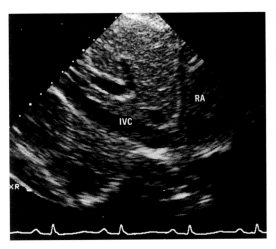

图2-9-2　矫正型大动脉转位的切面超声心动图
　　剑突下矢状切面：脊柱右侧的矢状切面上，下腔静脉流入右心房，确认为心房正位

本页缩略语：

Ao	主动脉	IVC	下腔静脉
LA	左心房	LV	左心室
PA	肺动脉	RA	右心房
RV	右心室		

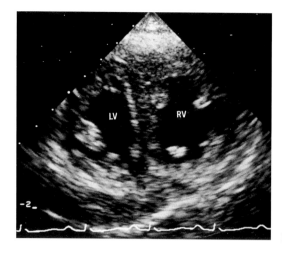

图2-9-3　矫正型大动脉转位的切面超声心动图
　　胸骨旁心室短轴切面：室间隔与胸骨垂直成直角，两心室呈左右并列。根据心室形态，左侧为解剖学右心室，右侧为解剖学左心室（分段诊断法参考p13），心室襻为L襻

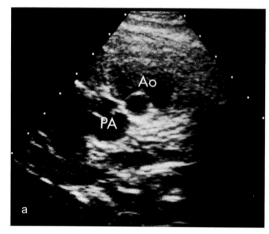
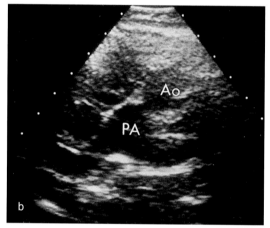

图2-9-4　矫正型大动脉转位的切面超声心动图
　　胸骨旁大动脉短轴切面：可见2条大动脉自左前、右后发出（a）。向头侧倾斜探头，可见右后方的动脉发出左右分支，为肺动脉（b），则左前方动脉为主动脉，大动脉关系为L-平行关系

依据上面的分段诊断法，诊断为S.L.L型矫正型大动脉转位。

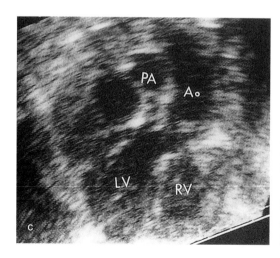

图2-9-4c　矫正型大动脉转位（S.L.L.），VSD＋PS的心尖部四腔切面（倒置图像）
　　左侧心室内膜面粗糙为解剖学右心室，右侧的心室为解剖学左心室。2条大动脉平行起源，位于左侧从右心室起源的动脉有动脉弓形成为主动脉。可见室间隔缺损和肺动脉狭窄

本页缩略语：					
Ao	主动脉	RV	右心室	LV	左心室
PA	肺动脉				

二、矫正型大动脉转位伴 Ebstein 畸形

矫正型大动脉转位时，其左侧的右心室 Ebstein 畸形的发生率较高。心尖部四腔切面上三尖瓣的附着部位明显比二尖瓣向心尖移位，大部分病例伴有三尖瓣关闭不全（Ebstein 畸形参考 p93）。

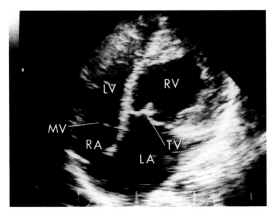

图 2-9-5　矫正型大动脉转位伴 Ebstein 畸形的切面超声心动图

心尖部四腔切面，位于左侧的三尖瓣附着点明显从原来位置向心尖移位

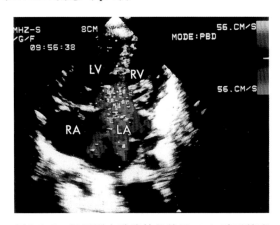

图 2-9-6　矫正型大动脉转位伴 Ebstein 畸形的彩色多普勒超声心动图

心尖部四腔切面上可见三尖瓣右心房侧五彩镶嵌的三尖瓣反流信号，五彩镶嵌反流信号的范围可大致表示反流的程度

第十节　Ebstein 畸形

Ebstein 畸形也称作三尖瓣下移畸形。

1. 三尖瓣附着位置下移（plastering）。

2. 三尖瓣前叶帆状扩大。

3. 右心室心肌菲薄、纤维化（Uhl 化）。

三尖瓣的附着位置下移是指三尖瓣隔叶或后叶在右心室壁上的附着位置下移的状态。这是由房室瓣在形成过程中发育不全引起，结果造成三尖瓣附着位置偏移、低下。瓣膜位置下移程度决定疾病严重程度，下移很轻时临床上可以没有什么表现，下移程度重时，功能右心室显著减小，临床症状严重。三尖瓣前叶不下移时通常增大呈帆状。位于瓣环和下移瓣膜附着位置之间的心肌变薄、纤维化，本来是右心室部分，现因在功能上相当于心房而被称为房化右心室。

诊断

(1) 切面超声心动图：三尖瓣附着位置向下方偏移

(2) M 型超声心动图：三尖瓣关闭时间延迟

---

* 合并三尖瓣关闭不全时的诊断，采用多普勒超声心动图。

一、三尖瓣附着位置

三尖瓣在室间隔的附着位置，正常情况下比二尖瓣稍靠近心尖。重度下移时诊断 Ebstein 畸形很容易，轻度下移时一般以下面标准来区分正常或异常。

（1）$8mm/m^2$（体表面积）（Gussenhoben EJ，et al：Am J Cardiol 54：172,1984）。

（2）或最大偏移在 20mm 以上（Shiina A，et al：J Am Coll Cardiol 3：356,1986）。

本页缩略语：

LA	左心房	LV	左心室	MV	二尖瓣
RA	右心房	RV	右心室	TV	三尖瓣

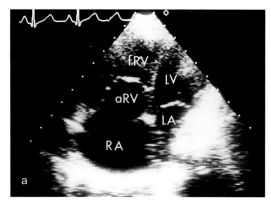

图2-10-1a 心尖部四腔切面
可见三尖瓣隔叶附着位置下移

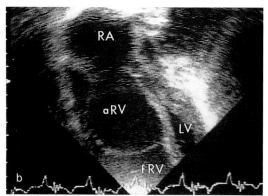

图2-10-1b Ebstein畸形的心尖部四腔切面（上下观）
可见三尖瓣隔叶明显下移

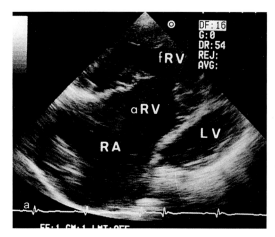

图2-10-2a Ebstein畸形的切面超声心动图
胸骨旁四腔切面：可见三尖瓣隔叶附着位置明显下移，三尖瓣前叶附着位置正常，形成大的帆状瓣

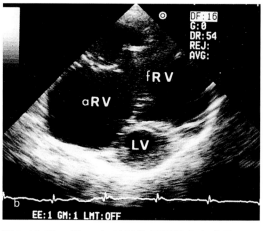

图2-10-2b Ebstein畸形的切面超声心动图
胸骨旁心室短轴切面：后方的小圆形结构为左心室，前方较大的为房化的右心室和功能右心室。由于整个心脏顺时针转位，M型超声心动图上可同时观察到大的三尖瓣前叶和二尖瓣

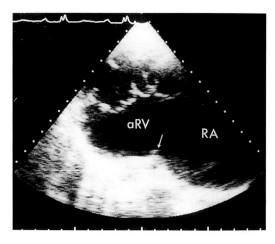

图2-10-3 Ebstein畸形的切面超声心动图
胸骨旁右心室流入道长轴切面：极少数情况下，四腔切面三尖瓣隔叶位置正常，但右心室流入道长轴切面可见后叶明显下移。三尖瓣环（箭头）

本页缩略语：

aRV	房化右心室	fRV	功能右心室	RA	右心房
LA	左心房	LV	左心室		

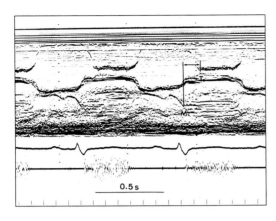

图 2-10-4　M 型超声心动图

　　三尖瓣关闭时间（Tc）比二尖瓣关闭时间（Mc）延迟，称为 Tc-Mc 时间延长，Tc-Mc 时间大于 80ms 即为异常。M 型超声上可见右心室内径（RVID）扩大

　　Tc-Mc 时间延长也可见其他疾病，因此并不是本病的特异性表现。

Tc-Mc 时间延长可见于下列病理状态
（1）Ebstein 畸形
（2）右心室容量负荷过重
（3）中枢性右束支传导阻滞

二、三尖瓣关闭不全

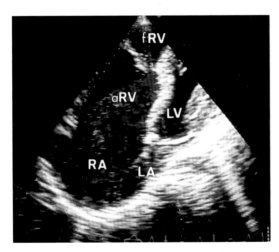

图 2-10-5　Ebstein 畸形的彩色多普勒超声心动图
心尖部四腔切面：三尖瓣可见大量反流

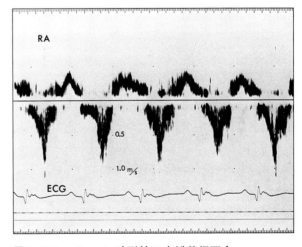

图 2-10-6　Ebstein 畸形的三尖瓣关闭不全
　　三尖瓣上方的脉冲多普勒法：最大反流速度仅有 1m/s，且与通常三尖瓣关闭不全不同而呈层流模式，为重度三尖瓣关闭不全的反流模式

本页缩略语：

aRV	房化右心室	LV	左心室	fRV	功能右心室
RA	右心房	LA	左心房	ECG	心电图

三、右向左分流

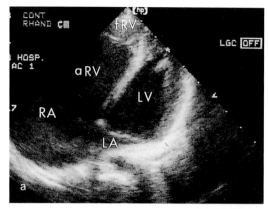
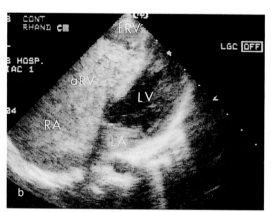
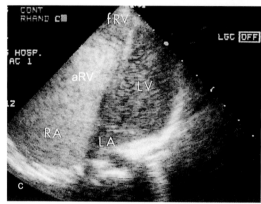

图2-10-7　胸骨旁四腔切面

外周静脉造影超声心动图（a～c）：造影剂首先出现于右心房，然后从右心房到左心房，再从左心房到左心室，说明存在心房水平的右向左分流

四、Ebstein畸形伴室间隔缺损

Ebstein畸形伴室间隔缺损虽然很少见，但具有特异性的超声图像。

当合并主动脉瓣下膜部室间隔缺损时，下移的三尖瓣可从缺损的部位向左心室流出道脱出（图2-10-8）。这是由于Ebstein畸形时右心房压升高，心室舒张时右心房压力超过左心室，导致舒张期三尖瓣突入左心室流出道。超声表现为舒张期主动脉瓣下的左心室流出道内见到突出的三尖瓣。

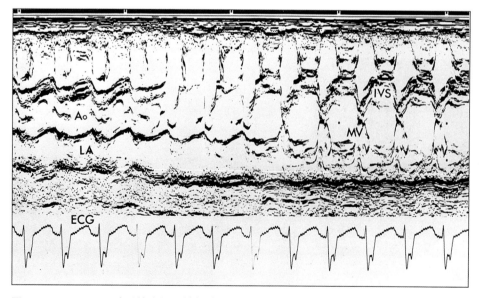

本页缩略语：	
Ao	主动脉
aRV	房化右心室
fRV	功能右心室
IVS	室间隔
LA	左心房
LV	左心室
MV	二尖瓣
RA	右心房

图2-10-8　Ebstein畸形伴室间隔缺损的M型超声心动图

从主动脉方向向二尖瓣方向的M型扫描：舒张期可见向左心室流出道突出的三尖瓣（箭头）

五、Ebstein 畸形伴肺动脉瓣闭锁

Ebstein畸形伴肺动脉瓣闭锁为Ebstein畸形的最重症类型。胎儿期即有显著的三尖瓣关闭不全、心脏扩大，出生后即有发绀，预后不良。

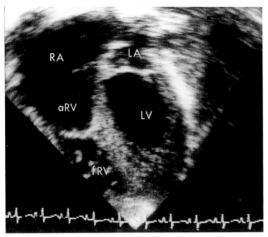 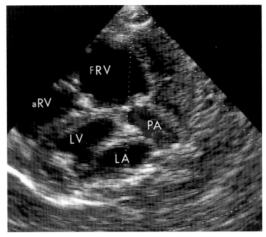

图 2-10-9　出生当天的新生儿肋弓下四腔切面（上下倒置观）

　　右心房扩大，三尖瓣隔叶下移，可见房间隔从右心房侧向左心房侧突出

图 2-10-10　胸骨旁右心室流出道长轴切面

　　与图 2-10-9 为同一病例。彩色多普勒超声心动图上可见肺动脉瓣和主肺动脉，未见从右心室流出道向肺动脉的血流。可见通过动脉导管进入肺动脉的连续性血流信号

新生儿Ebstein畸形时功能性肺动脉瓣闭锁的原因
(1) 三尖瓣关闭不全
(2) 右心室收缩功能减低
(3) 新生儿期较高的肺血管阻力
(4) 动脉导管处的大量左向右分流

第十一节　主-肺动脉窗、主-肺动脉间隔缺损

　　主动脉和肺动脉之间间隔的缺损，称为主-肺动脉间隔缺损（aorticopulmonary septal defect）。在心脏超声上，与共同动脉干的不同点是有主动脉瓣和肺动脉瓣两组半月瓣。

血流动力学

　　肺动脉和升主动脉之间间隔缺损造成分流。通常缺损较大时，左心室、右心室压力相等而呈现双向分流。肺阻力低的病例左向右分流占优势，肺血流量增加。肺血管阻力升高的病例，依程度不同而左向右分流减少。

本页缩略语：

LV	左心室	aRV	房化右心室	fRV	功能右心室
PA	肺动脉	RA	右心房	LA	左心房

诊断

（1）切面超声心动图（大动脉短轴切面）：主动脉和肺动脉间回声缺失

（2）造影超声心动图（大动脉短轴切面）：可见造影剂从肺动脉进入主动脉

（3）脉冲多普勒法（降主动脉长轴切面）：舒张期反向血流

鉴别

（1）共同动脉干：可见一条大动脉，半月瓣数目异常很常见

（2）右肺动脉异常起源于升主动脉：2条大动脉，升主动脉后壁可见右肺动脉分支发出

（3）动脉导管未闭＋肺动脉高压：2条大动脉，主动脉和肺动脉间隔没有缺损

* 主-肺动脉窗通常不合并室间隔缺损。

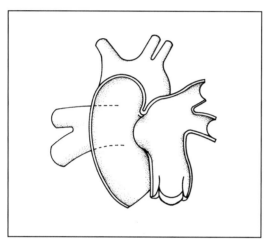

图 2-11-1　主-肺动脉窗的立体结构

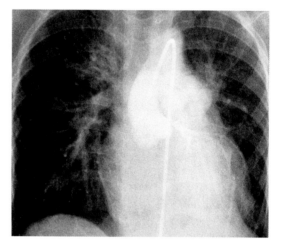

图 2-11-2　血管造影

　　从升主动脉造影，可见两侧的肺动脉显影。表明升主动脉和肺动脉之间有缺损

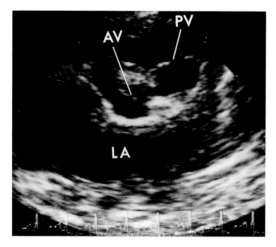

图 2-11-3　胸骨旁主动脉短轴切面半月瓣水平

　　可见左前和右后两个半月瓣。这是与共同动脉干的鉴别点

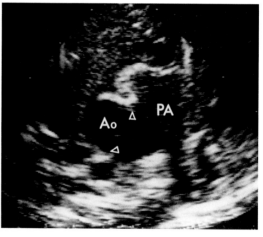

图 2-11-4　胸骨旁主动脉短轴切面肺动脉分支水平

　　可见主动脉和肺动脉之间血管壁的缺损（主动脉与肺动脉之间的间隔）

本页缩略语：					
Ao	升主动脉	AV	主动脉瓣	LA	左心房
PA	肺动脉	PV	肺动脉瓣		

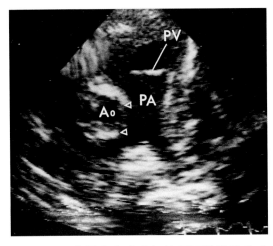

图2-11-5 胸骨旁主动脉短轴切面肺动脉分支水平

主动脉与肺动脉之间血管壁缺损的确认有时候非常困难。在正常人由于超声束与这部分血管壁平行可造成缺损的伪像；相反，本例本来存在缺损，但切面水平稍有差异，缺损部分看起来好像存在间隔（箭头）

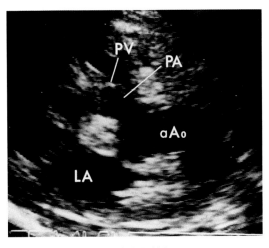

图2-11-6 胸骨旁主动脉长轴切面

包含肺动脉瓣和升主动脉的切面：肺动脉瓣和升主动脉在同一切面上显示，通常主动脉和肺动脉之间有血管壁。本图中可见主动脉与肺动脉之间的血管壁缺损

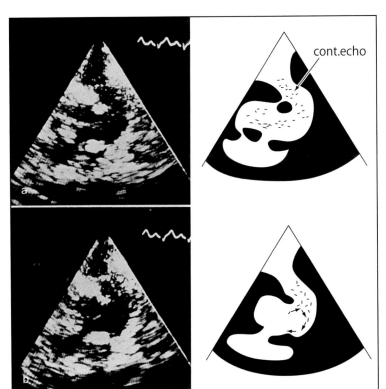

图2-11-7 胸骨旁主动脉短轴切面

（Satami，G：Br Heart J，1990）

外周静脉造影超声心动图：可观察到主动脉、肺动脉内出现造影剂后，通过缺损进入升主动脉。缺损较大时，左心室与右心室压力相等，缺损口可见造影剂通过可与伪像相鉴别（a）。主动脉、肺动脉内可见造影剂涡流，说明从升主动脉到肺动脉间有分流存在（b）

本页缩略语：					
aAo	升主动脉	PV	肺动脉瓣	Ao	主动脉
LA	左心房	PA	肺动脉	cont.echo	造影剂回声

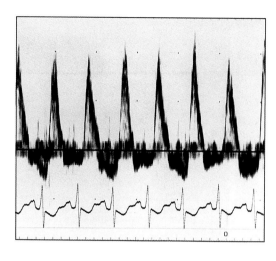

图2-11-8　脉冲多普勒法

　　剑突下切面腹主动脉血流频谱：收缩期为前向血流，舒张期可见反向血流。为舒张期从主动脉到肺动脉方向的分流（左向右分流）

第十二节　永存动脉干

　　胎儿期动脉干没有分隔为肺动脉和主动脉而形成永存动脉干的畸形。本病只有一条大动脉（共同动脉干）共同起源于左、右心室，并骑跨于室间隔之上。

　　一般应用Collet & Edwards分型进行诊断。

血流动力学

　　体循环静脉血回流到右心房，并进入右心室。由于右心室压和左心室压相等，右心室的血液通过共同动脉干一部分经由主动脉到达全身，剩余部分进入肺动脉。肺动脉的血液通过肺循环后变成动脉血回流入左心房、左心室，再经共同动脉干射出。肺循环血流量的多少取决于有无肺动脉狭窄及肺血管阻力高低。

诊断
(1) 只可显示一条大动脉
(2) 大动脉骑跨于室间隔上
(3) 两侧的肺动脉从大动脉发出

诊断注意事项
(1) 共同动脉瓣（runcal valve）可以为2～6叶
(2) 共同动脉瓣和二尖瓣间的纤维连续可有可无
(3) 一般情况下左心房扩大

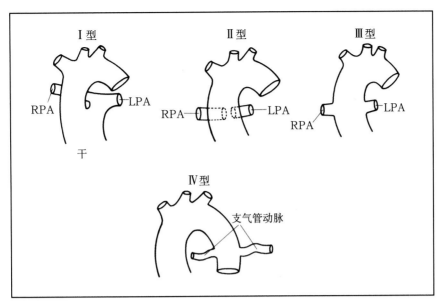

图2-12-1　Collect & Edwards 分型
（Surg Clin N Am. 29：1245,1949）

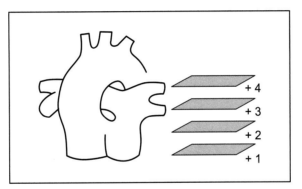

图2-12-2　永存动脉干 I 型（图2-12-3的病例）的立体构造示意图
　　从共同动脉干的根部到头侧做一系列短轴切面，并依据各切面上的血管形状进行超声心动图的病理分型

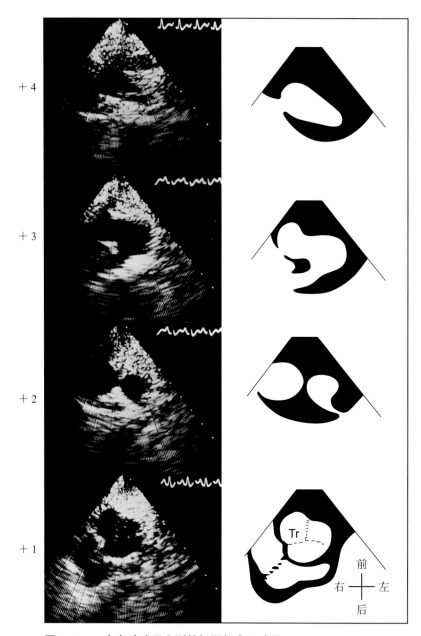

图2-12-3　永存动脉干Ⅰ型的切面超声心动图

　　根部为三叶草样扩张的共同动脉干（＋1），向头侧倾斜探头可见共同动脉干分成2条动脉分支（＋2）。再向头侧倾斜可见左侧的分支进一步分为左肺动脉、右肺动脉（＋3），而右侧分支则延续为主动脉弓

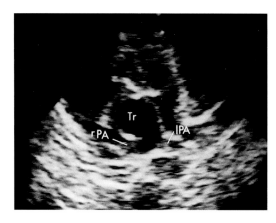

图2-12-4　永存动脉干Ⅱ型的切面超声心动图

　　大动脉为共同动脉干，没有主肺动脉，可见肺动脉左、右分支直接从共同动脉干后壁分别发出

本页缩略语：			
lPA	左肺动脉	rPA	右肺动脉
Tr	共同动脉干		

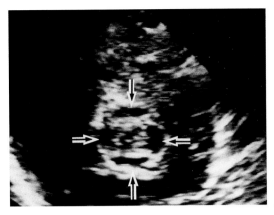

图2-12-5　共同动脉瓣的切面超声心动图
本例中共同动脉瓣有 4 叶，瓣叶增厚，回声增强

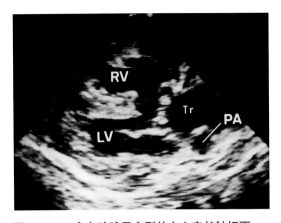

图2-12-6　永存动脉干Ⅰ型的左心室长轴切面
永存动脉干骑跨于室间隔上，这个切面上可见在共同动脉干的后壁发出肺动脉

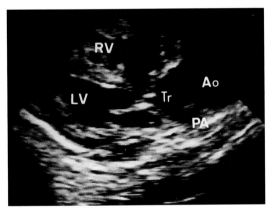

图2-12-7　永存动脉干Ⅰ型的胸骨旁左心室长轴切面
可见肺动脉分支由共同动脉干后壁发出

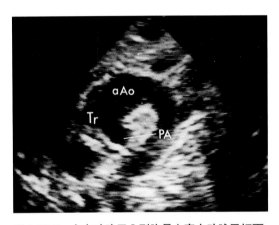

图2-12-8　永存动脉干Ⅰ型胸骨上窝主动脉弓切面
粗大的共同动脉干从心室发出后分为升主动脉和肺动脉

只能显示一条大动脉时的鉴别诊断
(1) 永存动脉干
(2) 法洛四联症＋肺动脉闭锁＋动脉导管未闭
(3) 法洛四联症＋肺动脉闭锁＋主-肺动脉间粗大侧支循环
(4) 大动脉转位＋肺动脉闭锁＋动脉导管未闭
(5) 右心室双出口＋肺动脉闭锁＋动脉导管未闭

本页缩略语：

aAo	升主动脉	Ao	主动脉	RV	右心室
Tr	共同动脉干	LV	左心室	PA	肺动脉

第十三节　完全型大动脉转位

主动脉起源于右心室，肺动脉起源于左心室的疾病称为完全型大动脉转位。

一、血流动力学

一方面，回流入右心房的静脉血经右心室进入主动脉再射出；另一方面，从肺静脉回流入左心房的动脉血经左心室进入肺动脉并射出。如果没有心房间的交通，静脉血在体循环（大循环），动脉血在肺循环（小循环）中往返流通，则患者不能生存。因此只有通过心房间的交通使左心房的动脉血与右心房的静脉血混合，使体循环中混入动脉血患者才能生存。如果合并动脉导管未闭或室间隔缺损，可在这些水平产生到肺动脉的分流，同时也增加了从左心房到右心房的分流。

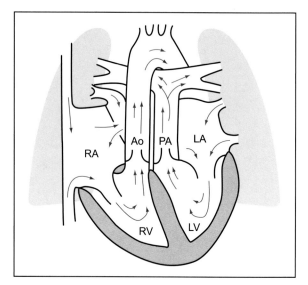

图2-13-1

诊断
(1) 切面超声心动图
　　胸骨旁主动脉短轴切面，确认肺动脉分支
　　胸骨旁主动脉长轴切面：确认主动脉弓形成
(2) M型超声心动图
　　半月瓣位置关系（右前和左后）
　　半月瓣STI（systolic time interval）

分型
Ⅰ型：不伴室间隔缺损
Ⅱ型：伴室间隔缺损
Ⅲ型：伴室间隔缺损和肺动脉瓣狭窄

二、主动脉短轴切面

探头置于胸骨旁第3肋间，切面上后方的大动脉为圆形，可从后方的半月瓣水平逐渐向头侧转动探头。

Level ＋1 后方半月瓣水平：切面上后方的大动脉呈圆形，可见后方的半月瓣。

Level ＋2 前方半月瓣水平：向头侧倾斜，可见前方的半月瓣。

Level ＋3 肺动脉分支水平：从水平2再向头侧倾斜，后方的大动脉可见左右分支，为肺动脉。

Level ＋4 主动脉弓水平：再向头侧倾斜，前方的大动脉向左后方延伸，形成主动脉弓。

本页缩略语：

Ao	主动脉	PA	肺动脉	LA	左心房
RA	右心房	LV	左心室	RV	右心室

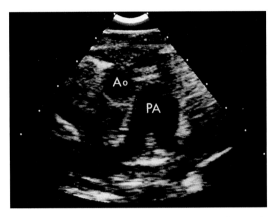

图 2-13-2　Level ＋3：大动脉短轴切面的＋3水平特别重要

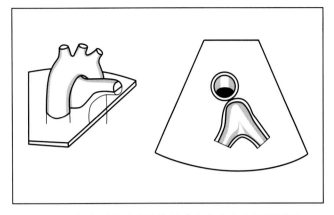

图 2-13-3　完全型大动脉转位的肺动脉分支水平解剖图

三、主动脉长轴切面

完全型大动脉转位时，通常在左心室长轴切面上，可同时包含主动脉瓣、肺动脉瓣和二尖瓣。在左心室流出道到肺动脉通路的前方，可同时观察到从右心室流出道到主动脉的通路。在这种情况下，要注意完全型大动脉转位的鉴别诊断，同时必须确定何者为主动脉或肺动脉（图 2-13-4）。

四、主动脉弓长轴切面

探头位置：胸骨右缘第 2 肋间。

切面角度：切面与主动脉弓平行，向左腰方向倾斜。

观察内容：可见 2 条大动脉平行发出，前方发出的大动脉可见动脉弓形成，为主动脉，而后方发出的大动脉则是肺动脉（图 2-13-5）。

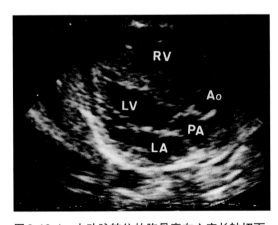

图 2-13-4　大动脉转位的胸骨旁左心室长轴切面

　　本例主动脉位于肺动脉的右前方，在此切面上多可以同时显示主动脉和肺动脉的流出途径。后方的肺动脉瓣和二尖瓣间未见肌性回声，提示存在纤维性连接

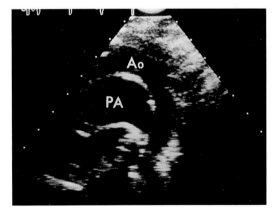

图 2-13-5　大动脉转位的主动脉弓长轴切面

　　从心室前方发出的大动脉有动脉弓形成，有头部动脉的分支，因此为主动脉。从后方发出的大动脉为肺动脉

本页缩略语：

Ao	主动脉	LA	左心房	LV	左心室
PA	肺动脉	RV	右心室		

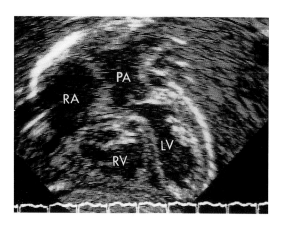

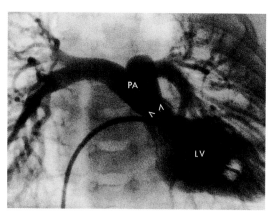

图2-13-6　完全型大动脉转位的肋弓下四腔切面（上下倒置观）
　　探头置于肋弓下显示出四腔切面后探头向头侧略微倾斜后的切面。位于左侧的左心室发出一支大动脉并分为左、右分支，确认为肺动脉

图2-13-7　完全型大动脉转位的左心室造影
　　可见肺动脉起源于左心室，图中的"∧"指肺动脉瓣

五、大动脉转位的心房间交通

　　收缩期主要为从左心房到右心房的左向右分流，舒张期主要为从右心房到左心房的右向左分流。Ⅱ型时左向右分流的时相延长而右向左分流的时相缩短。Ⅰ型合并动脉导管未闭或实施Blalock-Taussing（B-T）分流术后也产生相同情况。

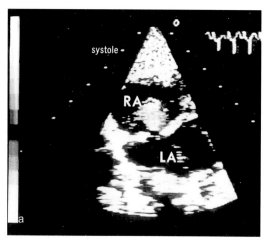

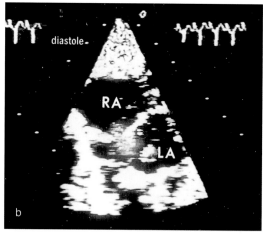

图2-13-8　完全型大动脉转位Ⅰ型心房间交通的彩色多普勒法
　　收缩期（systole）主要是从左心房到右心房的分流（a），舒张期（diastole）主要为从右心房到左心房的分流（b）

本页缩略语：					
PA	肺动脉	LA	左心房	RA	右心房
LV	左心室	RV	右心室		

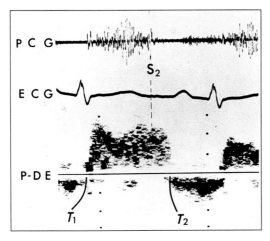

图2-13-9 大动脉转位Ⅰ型心房间交通的脉冲多普勒超声心动图

基线以上表示左心房到右心房分流，基线以下表示右心房到左心房分流。图中分流波形和基线的交叉时间点为 T_1、T_2，左心房到右心房分流时间占心动周期的比例可以由 $(T_1 - T_2) \div RR$ 来计算。在大动脉转位Ⅰ型时此值接近 0.5，合并动脉导管未闭或室间隔缺损的Ⅰ型大动脉转位，此值显著增大

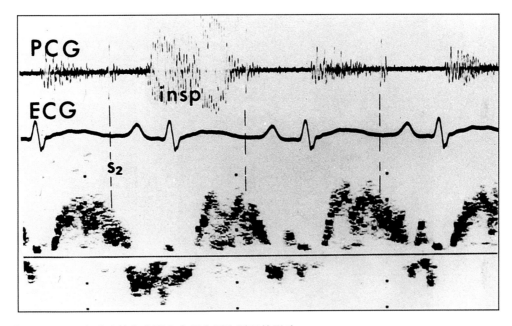

图2-13-10 大动脉转位Ⅰ型心房间交通和呼吸的影响

左向右分流时间约占心动周期的 1/2，呼吸可以明显影响这个比值。吸气时左向右分流时间延长，呼气时缩短

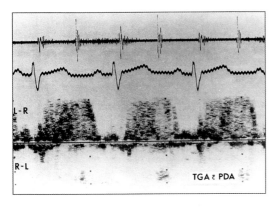

图2-13-11 大动脉转位Ⅰ型＋动脉导管未闭的心房间交通

与Ⅰ型时比较，左向右分流时间占心动周期的比例增加

本页缩略语：

PCG	心音图	ECG	心电图	insp	吸气
S_2	第二心音	L-R	左向右分流	R-L	右向左分流

将呼吸对左向右分流时相占心动周期比例〔$(T_1 - T_2) \div RR$〕的影响考虑其中，比较了不同大动脉转位类型的最小值和最大值。大动脉转位Ⅰ型（Group1）组成的1组的最小值和最大值均最小而且接近0.5，大动脉转位Ⅰ型合并动脉导管未闭或大动脉转位Ⅱ型组成的2组的最小值和最大值均最大，大动脉转位Ⅰ型Blalock-Taussig（B-T）分流术后和肺动脉环带术后的3组的最小值和最大值位于中间。

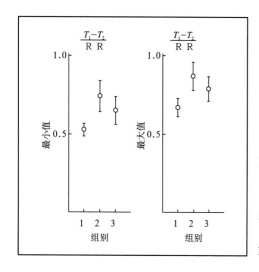

图2-13-12　不同组别左向右分流时相的比较
　　Group1＝大动脉转位Ⅰ型
　　Group2＝大动脉转位Ⅰ型＋动脉导管未闭或大动脉转位Ⅱ型
　　Group3＝大动脉转位Ⅰ型＋肺动脉束带术后＋Blalock-Taussig（B-T）分流术后

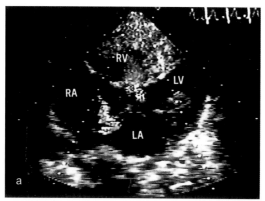

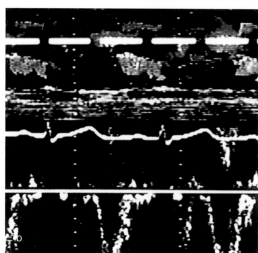
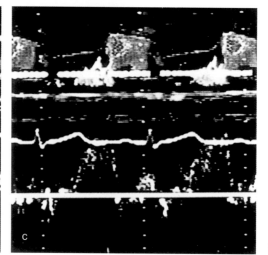

图2-13-13　大动脉转位＋室间隔缺损的心房间交通和心室间分流的血流
　　胸骨旁四腔切面彩色多普勒超声心动图
　　（a）在同一时相可见从左心房到右心房的心房间左向右分流（红色）和从右心室到左心室的心室间右向左分流（蓝色）；（b）心室间分流的脉冲多普勒波形，位于基线以下表明为右向左分流（右心室到左心室）；（c）心房间分流的脉冲多普勒波形，位于基线以上表明为左向右分流（左心房到右心房）

六、大动脉转位的血流动力学

不伴动脉导管未闭和室间隔缺损的大动脉转位，心房间交通［房间隔缺损或球囊房间隔造口术（BAS）］是动脉血和静脉血混合的唯一通路。因此，血液通过交通口的右向左分流（右心房到左心房的分流）和左向右分流（左心房到右心房的分流）的血流量应相等（图2-13-14a）。

伴动脉导管未闭的大动脉转位，动脉导管部位以主动脉向肺动脉的分流占优势，心房水平的分流以左心房向右心房分流占优势（图2-13-14b）。

伴室间隔缺损的大动脉转位，心室水平的分流以右心室向左心室分流占优势，而心房水平的分流与合并动脉导管未闭时一样，以左心房向右心房分流占优势（图2-13-14c）（Satomi G，et al Circulation，1986）。

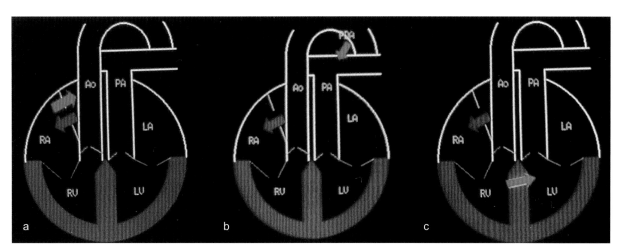

图2-13-14

七、左心室压和左心室形状

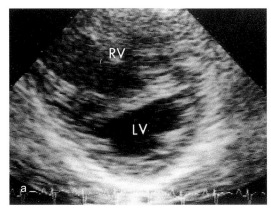 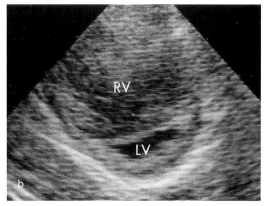

图2-13-15　左心室压和左心室变形

左心室压和右心室压相等的大动脉转位，室间隔呈直线，在胸骨旁心室短轴切面右心室和左心室都呈半圆形（a）。左心室压低于右心室压时，特别是收缩期室间隔从右心室侧突向左心室侧，左心室扁平（b）。这时，可以根据室间隔曲率来估测左心室压（右心室压估测参考p25）。

本页缩略语：

Ao	主动脉	PDA	动脉导管未闭	LA	左心房
RA	右心房	LV	左心室	RV	右心室
PA	肺动脉				

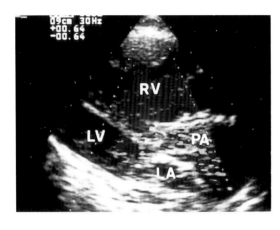

图2-13-16　大动脉转位 Ⅰ 型的彩色多普勒超声心动图

　　胸骨旁左心室长轴切面收缩期：左心室压低的大动脉转位 Ⅰ 型，肺动脉瓣下的室间隔从右心室侧向左心室侧突出，造成左心室 - 肺动脉间的通道狭窄，彩色多普勒超声心动图上可见从肺动脉瓣下到肺动脉内的五彩镶嵌血流，肺动脉瓣没有圆顶征

八、大动脉转位的冠状动脉模式

　　对大动脉转位实行动脉调转 [arterial switch（Jatene）] 手术时，必须明确冠状动脉的走行。虽然单靠超声心动图并不能完全正确诊断全部大动脉转位时的冠状动脉分型，但可以确定检查要点并进行仔细检查。当左冠状动脉主干走行于主动脉和肺动脉间时，也即 Shaher 分型的 5A 型，通常不能行 Jatene 手术。因此，必须对 Shaher 分型的 5A 型进行检查，即必须确认2条大动脉间是否有冠状动脉走行。

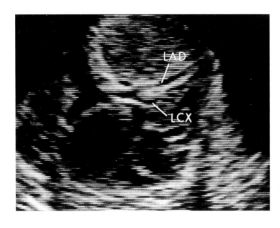

图2-13-17　在通常观察大血管位置稍低的胸骨左缘第4肋间主动脉根部可观察到左冠状动脉主干和回旋支、前降支

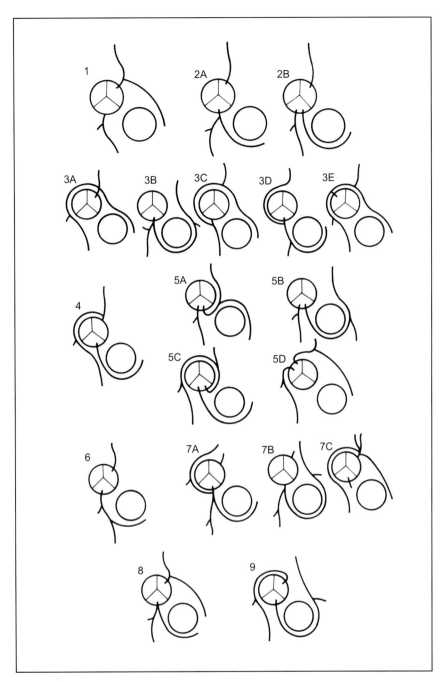

图2-13-18　超声切面所见的Shaher分型

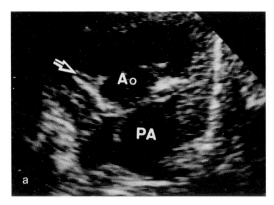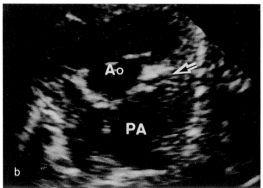

图 2-13-19　Shaher 1 型冠状动脉的切面超声心动图

右冠状动脉从主动脉的右后方发出（a），左冠状动脉从左侧发出（b）

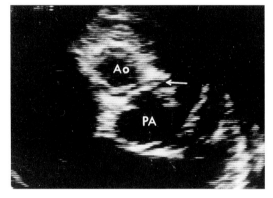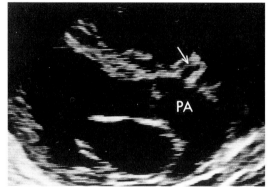

图 2-13-20　Shaher 5A 型冠状动脉模式的切面超声心动图

胸骨旁主动脉短轴切面：可见在主动脉和肺动脉间走行的冠状动脉（箭头）

图 2-13-21　Shaher 5A 型冠状动脉模式的切面超声心动图

胸骨旁主动脉长轴切面：探头旋转 90°可得到主动脉长轴切面，肺动脉前壁可见到圆形的冠状动脉短轴切面

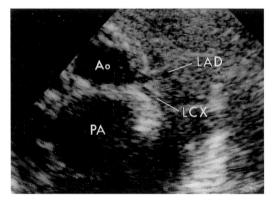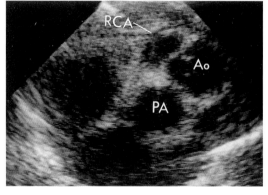

图 2-13-22　Shaher 3A 型单支冠状动脉的切面超声心动图

主动脉左冠窦可见左冠状动脉前降支和回旋支发出

图 2-13-23　Shaher 3A 型单支冠状动脉的切面超声心动图

虽然不能明确显示右冠状动脉起自主动脉的部位，但可以确定右冠状动脉没有起源于右冠窦并在主动脉前方走行，为 Shaher 3A 型

本页缩略语：

Ao	主动脉	PA	肺动脉	LAD	左前降支
RCA	右冠状动脉	LCX	左回旋支		

第十四节　右心室双出口

右心室双出口是主动脉和肺动脉均自右心室发出的疾病。

血流动力学

体循环静脉血进入右心房、右心室，从右心室进入肺动脉和主动脉，因此有发绀发生。本病可分为肺动脉狭窄和肺动脉高压亚型。肺动脉狭窄时发绀明显，肺动脉高压时可合并主动脉瓣下狭窄或主动脉缩窄。

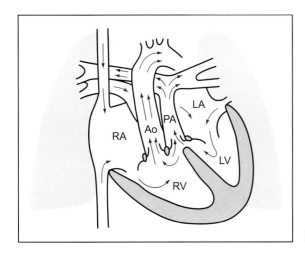

图2-14-1

诊断
（1）主动脉起源于右心室
（2）肺动脉起源于右心室
（3）主动脉瓣二尖瓣没有纤维连续
（4）肺动脉瓣二尖瓣没有纤维连续
（5）左心室压与右心室压相等
（6）室间隔缺损

诊断注意事项
（1）有无肺动脉狭窄：狭窄形态和压差
（2）有无主动脉瓣下狭窄：狭窄形态和压差
（3）有无主动脉缩窄：狭窄形态和压差
（4）室间隔缺损的位置
（5）二尖瓣的形态（straddling等）

典型右心室双出口的大动脉位置关系为并列关系，但也可呈正常的螺旋关系及大动脉转位时的d-平行关系。

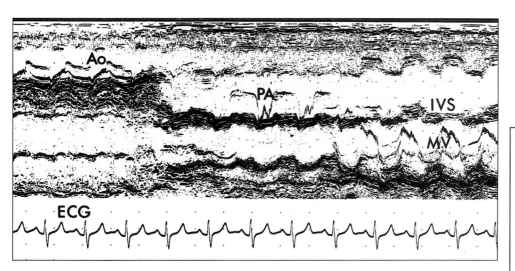

图2-14-2　M型超声心动图
　　M型扫描方向为从右前方的主动脉－左后方的肺动脉－左后方的二尖瓣：主动脉和肺动脉都自室间隔前方发出。只凭M型扫描也可诊断本病

本页缩略语：	
Ao	主动脉
IVS	室间隔
LA	左心房
LV	左心室
MV	二尖瓣
PA	肺动脉
RA	右心房
RV	右心室
ECG	心电图

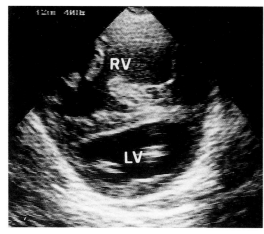

图 2-14-3 心室短轴切面

右心室双出口的典型心室短轴切面：心室顺时针转位，右心室和左心室近乎呈前后关系，室间隔呈直线型表示左心室、右心室压力相等。压力增高的右心室内可见发达的肌小梁

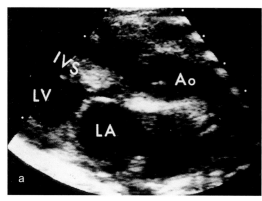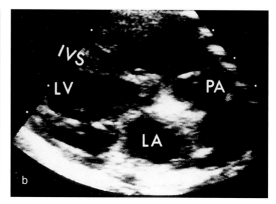

图 2-14-4 切面超声心动图

a. 含主动脉瓣和二尖瓣的左心室长轴切面：主动脉后壁和室间隔在同一水平，表明主动脉在室间隔前方发出，主动脉瓣和二尖瓣间为肌性回声，提示纤维连续不存在。这个切面上也可见室间隔缺损

b. 含肺动脉瓣和二尖瓣的左心室长轴切面：在主动脉切面向左侧倾斜可得到此切面。肺动脉后壁和室间隔在同一深度表明肺动脉在室间隔前方发出。肺动脉瓣和二尖瓣间未见纤维连续，为肌性回声。这个切面见不到室间隔缺损

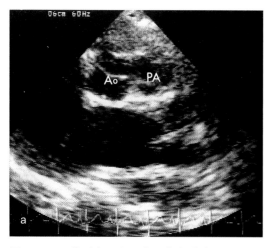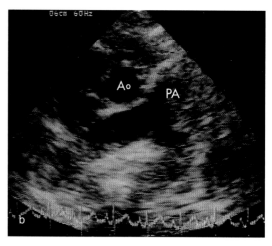

图 2-14-5 典型右心室双出口的大动脉关系

胸骨旁主动脉短轴切面：2 条大动脉在胸部的同一深度，为并列关系（a）。向头侧倾斜探头，因肺动脉有分支而容易辨认以确立肺动脉和主动脉的诊断（b）。左侧大动脉有分支为肺动脉，因此，大动脉关系为 d- 平行关系

本页缩略语：					
Ao	主动脉	IVS	室间隔	LA	左心房
LV	左心室	PA	肺动脉	RV	右心室

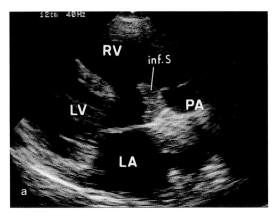

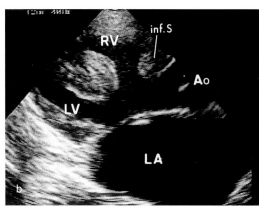

图2-14-6a　胸骨旁右心室流出道长轴切面：包含有肺动脉瓣和二尖瓣的切面。肺动脉瓣和二尖瓣明显隔开，肺动脉瓣下为漏斗部肌性室间隔，提示肺动脉起源于右心室

图2-14-6b　包含有主动脉瓣和二尖瓣的总是长轴切面：主动脉瓣和二尖瓣之间明显有距离，主动脉超过50%骑跨于室间隔上，提示主动脉也起自右心室

＊二尖瓣跨位（stradding mitral valve）见p234

第十五节　完全性肺静脉异位连接

完全性肺静脉异位连接是肺静脉不与左心房连接而与右心房连接或与右心房相连的体循环静脉相连接的心脏疾病。新生儿期若不治疗易死亡，应紧急施行手术。近年来对于本病可在没有心导管检查的情况下施行手术，取得良好手术效果的医疗机构逐年增加。

一、Darling 分型

根据肺静脉连接的部位进行病理分型，以Darling分型应用广泛。

Darling 分型
Ⅰ：心上型（supracardiac type）
　　Ⅰa：左侧上腔静脉
　　Ⅰb：右侧上腔静脉
Ⅱ：心内型（paracardiac type）
　　Ⅱa：冠状静脉窦型
　　Ⅱb：右心房型
Ⅲ：心下型（infracardiac type）
Ⅳ：混合型（mixed type）

本页缩略语：

| Ao | 主动脉 | PA | 肺动脉 | inf.S | 漏斗部肌性室间隔 |
| RV | 右心室 | LA | 左心房 | LV | 左心室 |

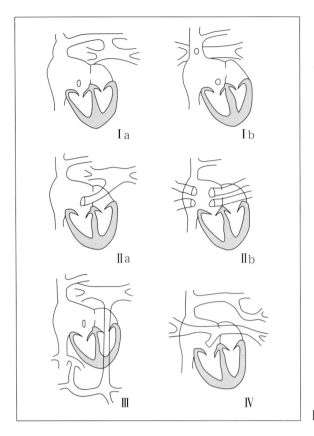

图 2-15-1　完全性肺静脉异位连接的 Darling 分型

二、共同肺静脉腔

除 Ⅱ b 型外，一般左肺静脉、右肺静脉在左心房后方汇合形成共同肺静脉腔（common PV chamber），可在胸骨旁四腔切面、剑突下四腔切面探查。外周静脉超声造影时共同肺静脉腔内没有造影剂回声。

造影超声心动图法：从外周静脉注射造影剂行造影超声心动图检查是检查心房水平右向左分流的好方法。如果应用造影超声心动图完全没有发现右向左分流，则在血流动力学上可以排除本病。

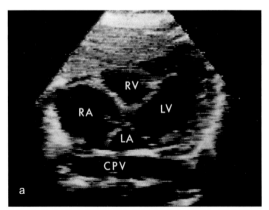
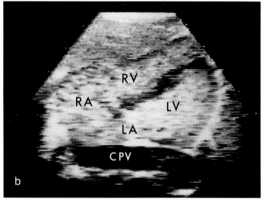

图 2-15-2　剑突下四腔切面和同一切面外周静脉造影超声心动图（a，b）
　　右心房出现造影剂后，一方面进入右心室，另一方面通过右向左分流进入左心房、左心室，而左心房后方的共同肺静脉腔内完全没有造影剂，这是肺静脉压高于右心房压的缘故

本页缩略语：

CPV	共同肺静脉腔	LA	左心房	LV	左心室
RA	右心房	RV	右心室	PV	肺静脉

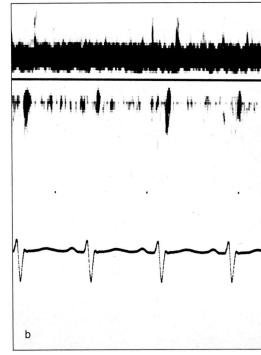

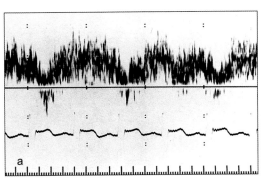

图2-15-3　完全性肺静脉异位连接的肺静脉血流波形

　　本病肺静脉脉冲多普勒血流频谱表现流速随呼吸变化的单峰连续性血流频谱（a）。肺静脉闭塞严重时血流速度减慢、峰值消失而呈平坦波形（b）

三、Ⅰa 型

Ⅰa型：心上型（supracardiac type，左侧上腔静脉）。

诊断

（1）无名静脉扩张

（2）有垂直静脉

（3）上腔静脉扩张

（4）共同肺静脉腔的血流进入垂直静脉

（5）无名静脉内血流加速和连续性波形

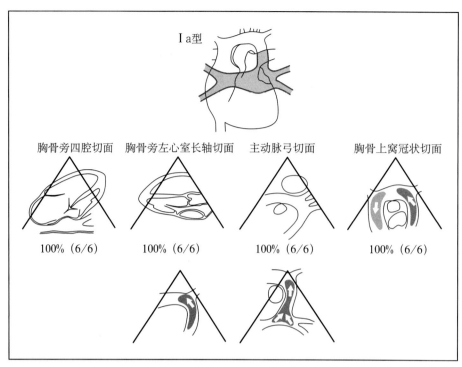

图2-15-4　切面超声心动图、彩色多普勒超声心动图所见：％为各个切面的检出率

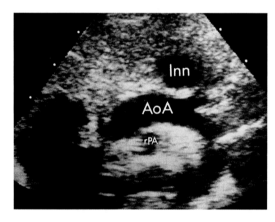

图2-15-5　胸骨右缘主动脉弓切面

可见主动脉弓前上方扩张的无名静脉。比较简单的判断方法就是若无名静脉直径大于主动脉弓直径则为扩张

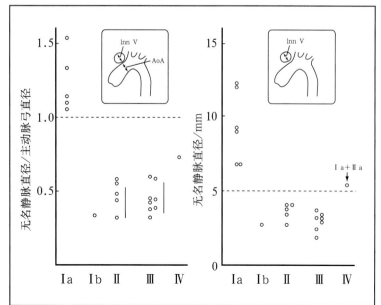

图2-15-6　各病理类型的无名静脉直径（右）和同一水平的主动脉直径（左）的比值比较

Ⅰa型无名静脉／主动脉弓全在1.0以上，Ⅰa型无名静脉直径全在7mm以上

本页缩略语：

AoA	主动脉弓
Inn（Inn V）	无名静脉
rPA	右肺动脉

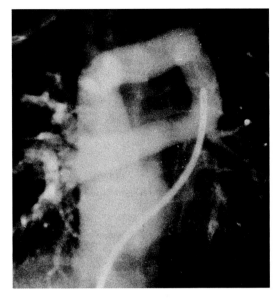

图2-15-7　Ⅰa型完全性肺静脉异位连接的血管造影

　　观察肺动脉造影延迟相的肺静脉回流情况。左肺静脉、右肺静脉汇合成共同肺静脉腔后形成垂直静脉上行回流入无名静脉

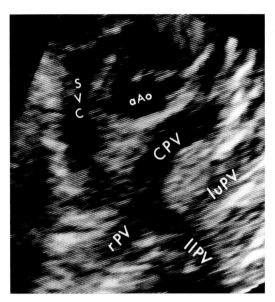

图2-15-8　Ⅰa型完全性肺静脉异位连接的切面超声心动图

　　胸骨上窝冠状切面，与图 2-15-7 大致相同的解剖切面

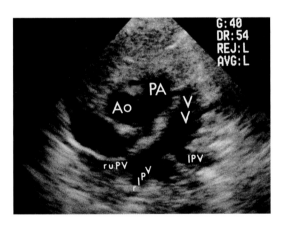

图2-15-9　胸骨左缘第 2 肋间途径

　　可观察到肺静脉在肺动脉后方汇合后，上行形成垂直静脉

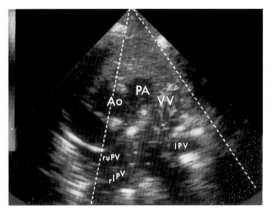

图2-15-10　与图 2-15-9 同一切面彩色多普勒法

　　左右肺静脉汇合形成的垂直静脉，血流朝向探头为红色血流信号，相邻的前方的肺动脉内为蓝色的搏动性血流信号，可以将两者明确区分开来

本页缩略语：

aAo	升主动脉	luPV	左上肺静脉	PA	肺动脉
Ao	主动脉	rlPV	右下肺静脉	CPV	共同静脉腔
rPV	右肺静脉	ruPV	右上肺静脉	llPV	左下肺静脉
SVC	上腔静脉	lPV	左肺静脉	VV	垂直静脉

四、Ⅰb型

Ⅰb型：心上型（supracardiac type，右侧上腔静脉）。

诊断

（1）无名静脉不扩张

（2）上腔静脉扩张

（3）可探查到进入上腔静脉的血流

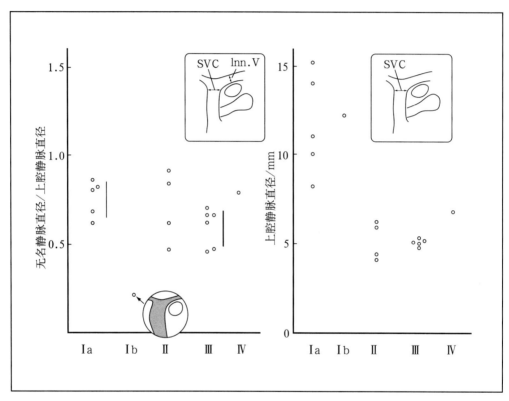

图2-15-11　上腔静脉扩张而无名静脉不扩张是本型的特征。因此，无名静脉直径/上腔静脉直径值与本病的其他类型相比本类型值最低

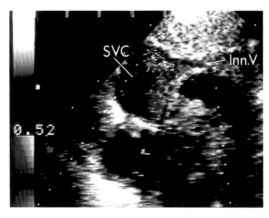

图2-15-12　Ⅰb型的切面超声心动图

　　胸骨上窝冠状切面：可见上腔静脉扩张而无名静脉没有扩张。上腔静脉内可见朝向探头的异常的连续性红色血流信号

本页缩略语：

lnn.V　　无名静脉　　　　　SVC　　上腔静脉

五、Ⅱa 型

Ⅱa 型：心内型（paracardiac type，冠状静脉窦）。

诊断

（1）冠状静脉窦扩张

（2）冠状静脉窦内血流加速

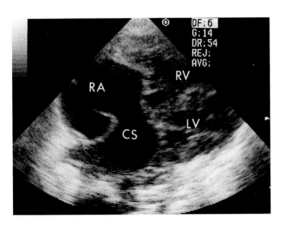

图 2-15-13　剑突下冠状切面

可见扩张的冠状静脉窦

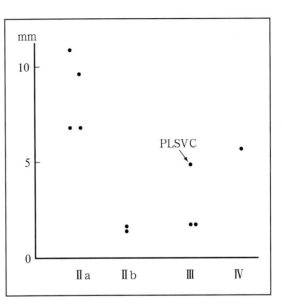

图 2-15-14　各种分型冠状静脉窦直径的比较

本型冠状静脉窦直径比其他类型要大

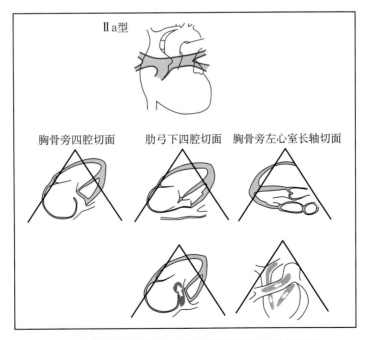

图 2-15-15　切面超声心动图、彩色多普勒超声心动图所见

本页缩略语：			
CS	冠状静脉窦	LV	左心室	PLSVC 永存左上腔静脉
RA	右心房	RV	右心室	

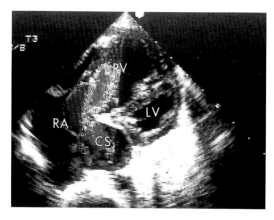

图2-15-16　剑突下冠状切面（彩色多普勒法）
扩张的冠状静脉窦内可见血流加速

六、Ⅱb型

Ⅱb型：心内型（paracardiac type，右心房）。

诊断
（1）右心房后壁可见肺静脉回流
（2）右心房肺静脉汇入部位血流加速

* 重要的是要和上腔静脉血流鉴别。

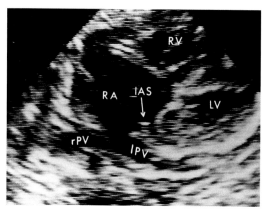

图2-15-17　切面超声心动图上右心房后壁可见回流的肺静脉

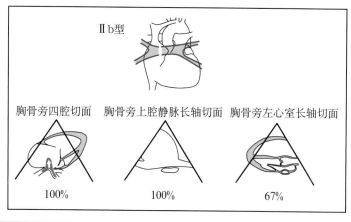

图2-15-18　切面超声心动图、彩色多普勒超声心动图所见
　% 表示切面上共同静脉腔或异常回流血流的检出率

本页缩略语：

CS	冠状静脉窦	IAS	房间隔	IPV	左肺静脉
LV	左心室	RA	右心房	RV	右心室
rPV	右肺静脉				

七、Ⅲ型

Ⅲ型：心下型（infracardiac type）。

诊断
(1) 穿过膈肌下行的扩张的异常血管
(2) 异常血管内为单峰连续性向下走行的血流（共同静脉腔）
(3) 可见左肺静脉、右肺静脉汇合成共同肺静脉腔并向下走行

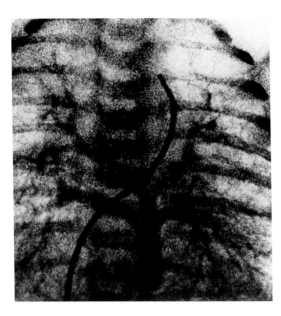

图 2-15-19　Ⅲ型血管造影

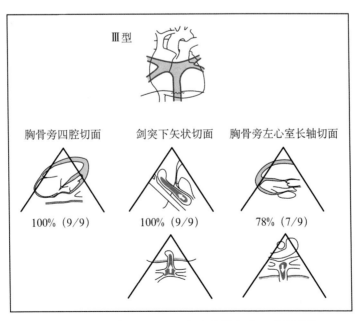

图 2-15-20　切面超声心动图、彩色多普勒超声心动图所见

% 表示切面上共同肺静脉腔或异常回流血流的检出率

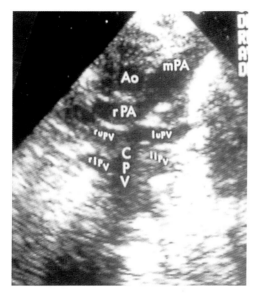

图2-15-21a　Ⅲ型的切面超声心动图

　　胸骨上窝冠状切面：可获得与血管造影相似的图像

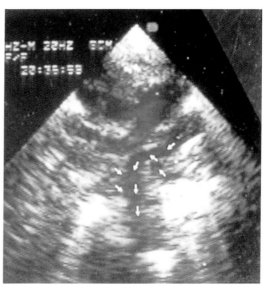

图2-15-21b　Ⅲ型的切面超声心动图（彩色多普勒法）

　　胸骨上窝冠状切面：根据血流方向，可以了解左右肺静脉和共同肺静脉腔之间的关系

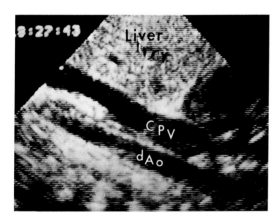

图2-15-22　剑突下矢状切面（脊柱左侧）

　　可见两条穿过膈肌的血管

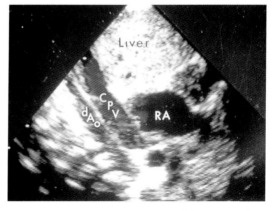

图2-15-23　剑突下矢状切面（脊柱左侧）的彩色多普勒超声心动图

　　降主动脉内为向下走行的搏动性血流，异常血管内为向下走行的连续性血流，为共同静脉腔

本页缩略语及英文注释：					
Ao	主动脉	CPV	共同肺静脉	dAo	降主动脉
llPV	左下脉静脉	luPV	左上肺静脉	Liver	肝
mPA	主脉动脉	rlPV	右下脉静脉	rPA	右肺动脉
ruPV	左上肺静脉	RA	右心房		

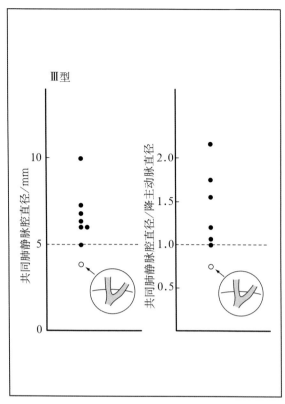

图2-15-24　本型的共同肺静脉腔（异常血管）的直径在膈肌水平通常比降主动脉直径要大。共同肺静脉腔直径/降主动脉直径＜1.0时必须考虑是否存在下述情况：①多条肺静脉在膈肌下汇合的少见类型；②重度肺静脉闭塞性病变；③血流动力学状态和肺静脉闭塞相同

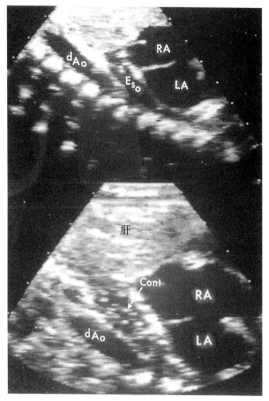

图2-15-25　新生儿向经鼻胃管内注入牛奶产生造影效果提示本腔为食管

诊断注意事项
- 从左心房后方开始穿过膈肌的空腔并非本型共同肺静脉腔所特有，食管在超声上表现与之类似，要特别注意

八、肺静脉闭塞性病变的诊断

Ⅰa型从共同静脉腔到垂直静脉上行的过程中，与左肺动脉交叉的部位易于发生狭窄。垂直静脉多在左肺动脉前方与之交叉，但少数在其后方与之交叉，这时垂直静脉夹在左肺动脉和支气管之间而发生严重的肺静脉闭塞。胸骨上窝冠状切面可观察到肺静脉闭塞部位共同肺静脉腔扩张、垂直静脉直径急剧减小。应用彩色多普勒法可显示狭窄部位的五彩镶嵌血流而有助于诊断（图2-15-27）。将脉冲多普勒的取样容积置于狭窄部位可见显著加速的连续性血流信号（1.5～2.0m/s）（图2-15-26b）。狭窄部位上游的血流速度明显减低（0.5m/s），血流波形不随呼吸周期变动（图2-15-26a）。

*左肺动脉和支气管间导致肺静脉闭塞称为副支气管肺动脉（broncho pulmonary vice）。

本页缩略语：					
dAo	降主动脉	Eso	食管	LA	左心房
RA	右心房				

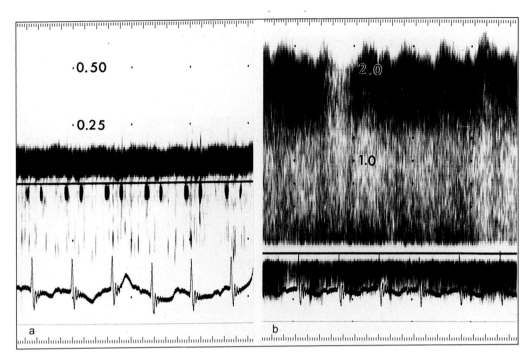

图 2-15-26　同一病例狭窄前（a）和狭窄后（b）的脉冲多普勒超声心动图

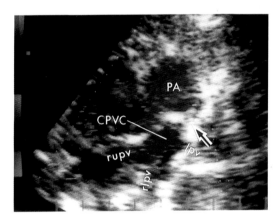

图 2-15-27　Ⅰa 型完全性肺静脉异位连接的彩色多普勒法

胸骨左缘上部可见共同肺静脉腔的切面：共同肺静脉腔与左肺动脉交叉的位置出现了五彩镶嵌血流。其上方的共同肺静脉腔显著扩张。箭头所示为肺静脉闭塞部位

本页缩略语：

CPVC	共同肺静脉腔	PA	肺动脉	rlPV	右下肺静脉
lPV	左肺静脉	ruPV	左上肺静脉		

第十六节　部分性肺静脉异位连接

部分性肺静脉异位连接指肺静脉的一部分未回流入左心房，而是回流入右心房或回流入与右心房相连接的体循环静脉系统。

上腔静脉型房间隔缺损常合并右肺静脉回流异常及合并右下肺静脉回流异常的Scimitar综合征（弯刀综合征）是有名的部分性肺静脉异位连接。

血流动力学

本来应该回流入左心房的肺静脉血一部分回流入右心房，增加了右心系统的血流量。分流到右心系统的血流量使右心系统容量负荷过重。

诊断
(1) 右心房、右心室扩大
(2) 室间隔矛盾运动
(3) 检测出异常分流的部位
(4) 检测肺静脉血流

诊断注意事项
经胸超声心动图诊断困难时可用经食管超声心动图或心导管检查以确立诊断

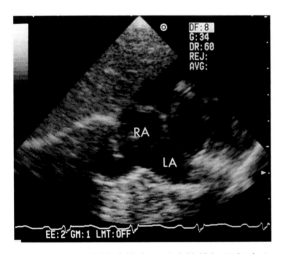

图 2-16-1　部分性肺静脉异位连接的切面超声心动图

剑突下矢状切面：确认房间隔，左肺静脉回流入左心房，右肺静脉在房间隔右侧回流入右心房

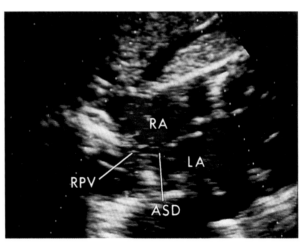

图 2-16-2　部分性肺静脉异位连接的彩色多普勒超声心动图

剑突下矢状切面：右心房后壁可观察到回流的右肺静脉血流。房间隔缺损处有红色血流信号表示有左向右分流，这是与完全性肺静脉异位连接的不同点。完全性肺静脉异常连接时，没有左向右分流

本页缩略语：

ASD	房间隔缺损	LA	左心房	RA	右心房
RPV	右肺静脉				

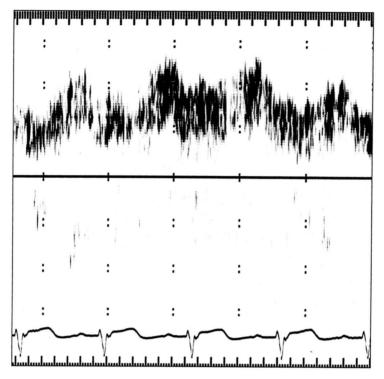

图2-16-3　部分性肺静脉异位连接时肺静脉血流的脉冲多普勒超声心动图

　　异常回流部位的血流频谱与完全性肺静脉异位连接一样，都是单峰连续性血流频谱

第十七节　法洛四联症

　　法洛四联症是以室间隔缺损和肺动脉狭窄为主要病变的疾病。漏斗部间隔向右前方移位造成右心室流出道狭窄。该漏斗部间隔向前方移位使得主动脉骑跨于室间隔上（主动脉骑跨），其间隙就形成了室间隔缺损。

一、血流动力学

　　体循环静脉血从右心房到右心室，本来正常应该进入肺动脉。由于右心室流出道狭窄使右心室压上升，而大室间隔缺损使右心室压和左心室压相等，因此产生与右心室流出道狭窄程度相对应的静脉血到主动脉的右向左分流。右向左分流使肺血流量减少、动脉氧饱和度下降。虽然狭窄导致肺循环血流明显减少，但这部分经由肺循环的动脉血仍回流入左心房，经过左心室射向主动脉以维持动脉血氧饱和度。

　　由于右心室流出道狭窄，通过三尖瓣的血流一部分进入主动脉，进入肺动脉的血流量少于通过三尖瓣的血流量。进入肺动脉的血流在肺内动脉化后回流到左心房并通过二尖瓣，因此通过二尖瓣的血流量少于通过三尖瓣的血流量。

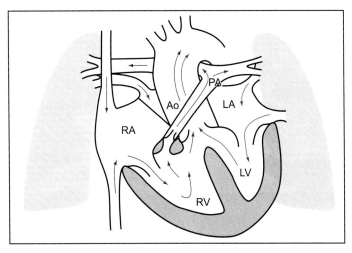

图 2-17-1

诊断

（1）主动脉骑跨

（2）肺动脉起源于右心室

（3）右心室流出道狭窄

诊断注意事项

（1）主动脉瓣－二尖瓣纤维性连续；与右心室双出口鉴别

（2）右心室流出道狭窄的形态（漏斗部、肺动脉瓣、肺动脉瓣上）

（3）室间隔缺损的位置

（4）有无动脉导管未闭

（5）肺动脉的大小

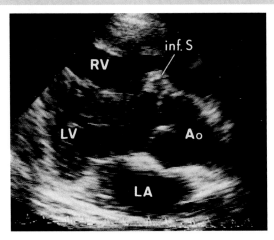

图 2-17-2　胸骨旁左心室长轴切面

　　比正常扩张的主动脉骑跨于室间隔上。主动脉瓣与二尖瓣之间有纤维连续。在主动脉前壁，可见比正常肥厚的部分漏斗部间隔

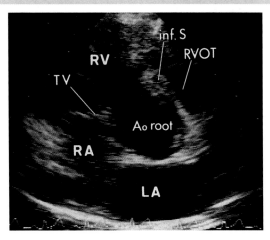

图 2-17-3　胸骨旁主动脉根部短轴切面

　　肺动脉和主动脉间可见较长的漏斗部间隔。这部分漏斗部间隔向前方移位所造成的间隙为室间隔缺损，这个部位的室间隔缺损为膜部缺损，这种病理类型称为典型的法洛四联症（classical TOF）

本页缩略语：

Ao	主动脉	Ao root	主动脉瓣环	Inf.S	漏斗部间隔
LA	左心房	LV	左心室	PA	肺动脉
RA	右心房	RVOT	右心室流出道	RV	右心室
TV	三尖瓣				

二、特殊的法洛四联症

伴有肺动脉闭锁的法洛四联症包括法洛四联症＋肺动脉瓣闭锁＋动脉导管未闭及法洛四联症＋肺动脉闭锁＋主-肺动脉间大的侧支循环这些组合*。前者通常有右心室流出道，因此，漏斗部间隔的前方移位也与经典的法洛四联症相同，可以看到主肺动脉但过瓣的血流信号中断；后者是在心脏形成过程中漏斗部间隔偏向最前方造成右心室流出道没有形成的畸形。这时，通常难以区分漏斗部间隔，与漏斗部间隔全部缺损的法洛四联症相似。

* 有时可见动脉导管未闭和主 - 肺动脉间大的侧支循环同时存在的情况。

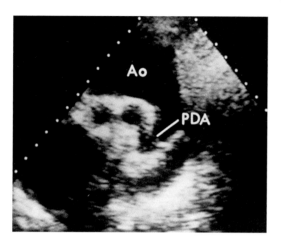

图2-17-4 法洛四联症＋肺动脉瓣闭锁＋动脉导管未闭的胸骨上窝主动脉弓切面

可见主动脉弓下方内侧起始的未闭动脉导管

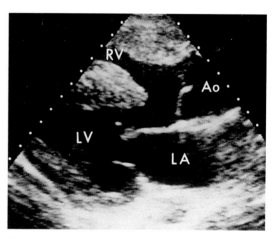

图2-17-5 法洛四联症伴主-肺动脉间大的侧支循环（MAPCA）和肺动脉闭锁的胸骨旁长轴切面

主动脉骑跨于室间隔并向右心室最前方偏位，主动脉前方没有右心室流出道

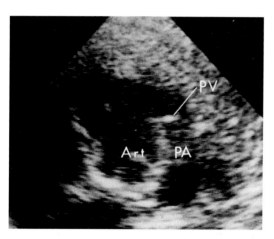

图2-17-6 法洛四联症伴漏斗部缺损的胸骨旁主动脉根部短轴切面

肺动脉瓣水平：主动脉根部可见室间隔缺损，与通常所说的法洛四联症的差别在于肺动脉瓣下（右心室流出道侧）的漏斗部间隔全部缺损。主动脉短轴切面上可判断缺损的位置，通常法洛四联症位于9～12点位置，本例为10～2点位置

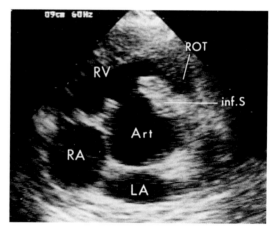

图2-17-7 法洛四联症伴肺动脉闭锁

主肺动脉细不能显示，可见漏斗部间隔和右心室前壁（游离壁）之间的右心室流出道，为肌性闭锁

本页缩略语：					
Ao	主动脉	Art	主动脉瓣环	inf.S	漏斗部间隔
LA	左心房	LV	左心室	PA	肺动脉
PDA	动脉导管未闭	PV	肺静脉	RA	右心房
ROT	右心室流出道	RV	右心室		

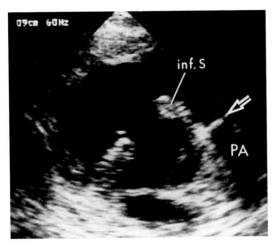

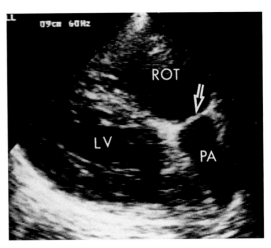

图 2-17-8　法洛四联症＋肺动脉闭锁＋动脉导管未闭

　　可见肺动脉膜性闭锁（箭头），有右心室流出道和肺动脉主干发育较好

图 2-17-9　法洛四联症＋肺动脉膜性闭锁

　　箭头指连于右心室流出道和肺动脉之间的闭锁的肺动脉瓣

第十八节　法洛四联症＋肺动脉瓣缺如

　　法洛四联症＋肺动脉瓣缺如是法洛四联症的特殊病理类型。本病患儿出生后即可听到往返性杂音，有发绀。肺动脉瓣缺如使血流在右心室流出道和肺动脉之间往返、主肺动脉及右肺动脉呈瘤样扩张，压迫气管可有呼吸系统症状。普遍认为血流的往返运动及肺动脉的扩张在胎儿期就已经存在。

诊断

(1) 主动脉骑跨：胸骨旁左心室长轴切面

(2) 主动脉瓣 - 二尖瓣纤维性连续：胸骨旁左心室长轴切面

(3) 肺动脉瓣缺如：胸骨旁主动脉短轴切面、胸骨旁右心室流出道长轴切面

(4) 主肺动脉、右肺动脉瘤样扩张：胸骨旁主动脉短轴切面

(5) 右心室流出道内的往返血流：脉冲多普勒、彩色多普勒、彩色 M 型超声心动图

本页缩略语：

inf.S	漏斗部间隔	LV	左心室	ROT	右心室流出道
PA	肺动脉				

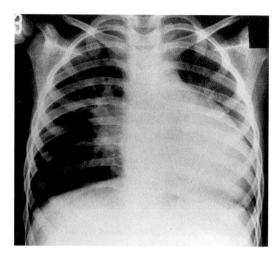

图2-18-1 法洛四联症＋肺动脉瓣缺如的胸部X线片

与法洛四联症相比，心胸比减小，可见右肺动脉瘤样扩张

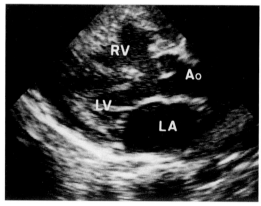

图2-18-2 法洛四联症＋肺动脉瓣缺如的切面超声心动图

胸骨旁左心室长轴切面：增宽的主动脉骑跨在室间隔上、主动脉前方可见右心室流出道、主动脉瓣和二尖瓣存在纤维连接等特点和法洛四联症表现相似，但是左心房扩大是与法洛四联症的不同点

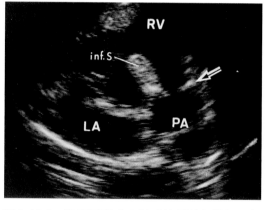

图2-18-3 法洛四联症＋肺动脉瓣缺如的切面超声心动图

胸骨旁右心室流出道长轴切面：可见漏斗部间隔向前方移位，这点也和法洛四联症表现相同。仔细探查看不到正常的肺动脉瓣运动，但在肺动脉瓣环部可见左右突出的部分结构（箭头），其被称为残留的肺动脉瓣（remnant）

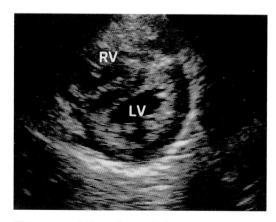

图2-18-4 法洛四联症＋肺动脉瓣缺如的切面超声心动图

胸骨旁短轴切面：可见右心室和左心室都呈半圆形，室间隔呈直线，说明左右心室压力相等。与通常所见的法洛四联症表现相同

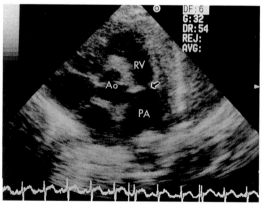

图2-18-5 法洛四联症＋肺动脉瓣缺如的切面超声心动图

胸骨旁主动脉短轴切面：肺动脉瓣的位置不能观察到肺动脉瓣的活动，肺动脉瓣环部位有向肺动脉腔内突出的结构（箭头），其为肺动脉瓣的残留痕迹，主肺动脉扩张

本页缩略语：
Ao 主动脉
inf.S 漏斗部间隔
LA 左心房
LV 左心室
PA 肺动脉
RV 右心室

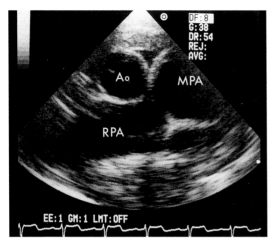

图 2-18-6　法洛四联症＋肺动脉瓣缺如的切面超声心动图

　　胸骨旁主动脉短轴切面：主肺动脉及右肺动脉呈显著瘤样扩张

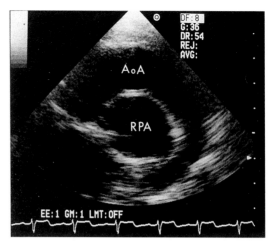

图 2-18-7　法洛四联症＋肺动脉瓣缺如的切面超声心动图

　　胸骨右缘主动脉弓切面：主动脉弓内侧可见显著扩张的右肺动脉

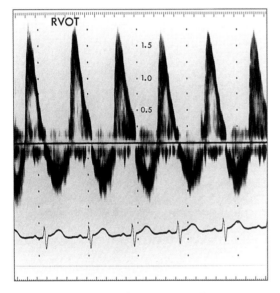

图 2-18-8　右心室流出道脉冲多普勒法：将取样容积置于右心室流出道内观察血流波形，可见收缩期的前向血流（基线下方）和舒张期的反向血流（基线上方）

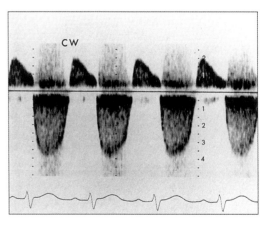

图 2-18-9　右心室流出道连续波多普勒法：使连续波多普勒的取样线通过右心室流出道及肺动脉，收缩期前向血流可达 3.5 ～ 4m/s（基线下方），舒张期反向血流约为 2m/s（基线上方）。由此看来，肺动脉瓣环处残留的肺动脉瓣部分可以引起狭窄

本页缩略语：

| Ao | 主动脉 | CW | 连续波多普勒法 | MPA | 主肺动脉 |
| AoA | 主动脉弓 | RPA | 右肺动脉 | RVOT | 右心室流出道 |

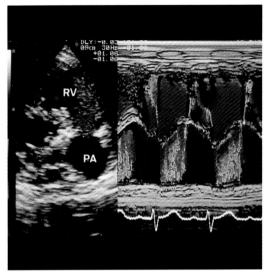

图2-18-10　右心室流出道长轴彩色多普勒超声心动图和右心室流出道方向的彩色M型超声心动图

可见五彩镶嵌血流收缩期在肺动脉侧，舒张期在右心室流出道侧

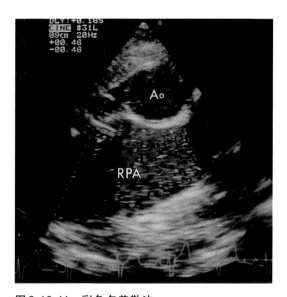

图2-18-11　彩色多普勒法

胸骨旁主动脉短轴切面：瘤样扩张的肺动脉内可见五彩镶嵌血流

第十九节　肺动静脉瘘

肺循环内存在动静脉瘘引起右向左分流。

没有心内畸形但存在发绀的情况下应注意是否存在肺动静脉瘘。

血流动力学

肺动脉水平的右向左分流。分流所需要的时间比心房水平右向左分流要长，比正常肺循环时间要短。

诊断
(1) 未见心内畸形
(2) 外周静脉造影超声心动图
左心房内出现造影剂
造影剂从右心系统到左心系统需要时间为3～4个心动周期

从外周静脉行造影超声心动图可以诊断。正常情况下，外周静脉注射造影剂后，左心系统不会出现造影剂。外周静脉注射造影剂后，左心房出现造影剂是本病的特征性表现。

与心房水平的右向左分流的不同在于从右心房内出现造影剂到左心房内出现造影剂之间要有时间间隔，其是诊断的重要条件。这个时间差可以用M型造影超声心动图来显示。

本页缩略语：

Ao	主动脉	PA	肺动脉	RPA	右肺动脉
RV	右心室				

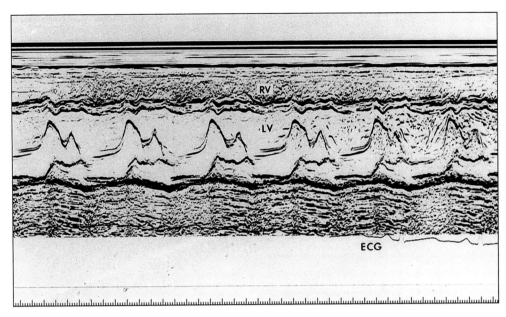

图 2-19-1　肺动脉瘘造影 M 型超声心动图
　　从外周静脉行造影超声心动图，右心室出现造影剂后经过 3 ～ 4 个心动周期左心房、左心室才出现造影剂

　　*这里所说的外周静脉声学造影超声心动图是指传统的声学造影方法，即：将生理盐水和患者血液混合后（hand agitation）以弹丸式（bolus injection）迅速从外周静脉注入。这种声学造影方法通常造影剂只出现在右心系统而不出现在左心系统。

第二十节　左心室性单心室

　　左心室性单心室指两组房室瓣同时开口于解剖学左心室（double inlet left ventricle，DILV），包括共同房室瓣开口于解剖学左心室。流出腔（outlet chamber）在 D 襻时位于右前方，L 襻时位于左前方。

血流动力学

　　虽然右心房和左心房的血液都进入大的左心室同时经主动脉射出，但血液并没有完全混合。主动脉靠近体循环静脉侧心房（右心房）发出时发绀明显，若主动脉靠近肺循环静脉侧心房（左心房）发出时则发绀较轻。肺动脉狭窄程度也会影响发绀程度。存在肺动脉高压时大多合并主动脉狭窄或主动脉缩窄。

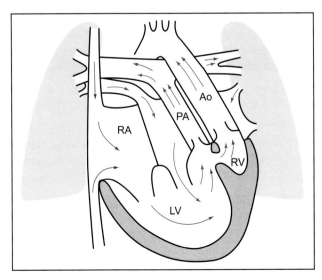

图 2-20-1

本页缩略语：			
Ao	主动脉	LV	左心室
PA	肺动脉	RA	右肺动脉
RV	右心室	ECG	心电图

诊断
(1) 一个大的左心室结构的心室和没有房室瓣开口的流出腔
(2) 两组房室瓣均开口于左心室：左心室双入口（少见的情况为共同房室瓣）
(3) 依据流出腔位置确定心室襻的类型
(4) S.L.L型多见

诊断注意事项
(1) 左右心房室瓣的大小平衡
(2) 左右心房室瓣反流
(3) 有无球室孔狭窄
(4) 合并肺动脉高压时的主动脉狭窄、缩窄

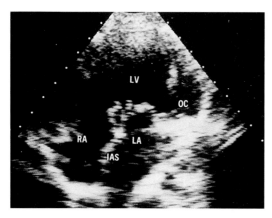

图2-20-2　心尖部四腔切面

　　可见房间隔和室间隔明显排列异常
（malaligment），两组房室瓣均开口于大的左心室。
排列异常的房室间隔之间的空隙为球室孔（bulbo-
ventricular foramen，BVF）

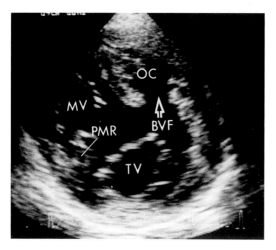

图2-20-3　胸骨旁心室短轴切面乳头肌水平

　　以位于后下方的后正中嵴（posterior median
ridge，PMR）为界可见两组房室瓣开口于左心室

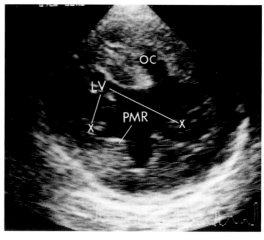

图2-20-4　向心尖部倾斜后的切面

本页缩略语：

BVF	球室孔	IAS	房间隔	LA	左心房
LV	左心室	MV	二尖瓣	OC	流出腔
RA	右心房	TV	三尖瓣	PMR	后正中嵴

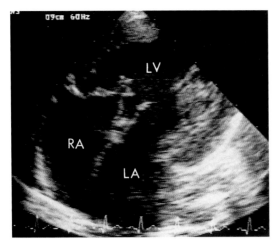

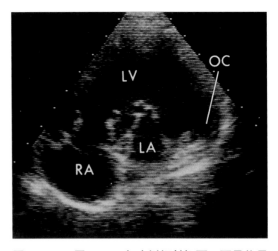

图 2-20-5　心尖部四腔切面

　　严格来说单心室情况下本切面不能算是四腔切面而只是同等切面，可见两个房室瓣同时开放于一个大的心室

图 2-20-6　图 2-20-5 向头侧倾斜切面：可见位于主心室左前方的流出腔

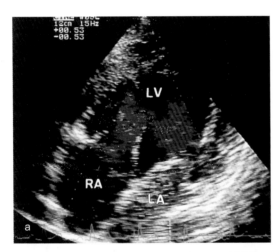

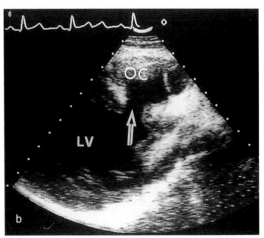

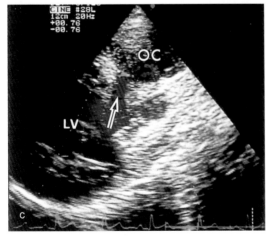

图 2-20-7　左心室性单心室的彩色多普勒超声心动图

　　a. 心尖部四腔切面：可见两组房室瓣口流入的橘色血流信号

　　b. 左心室性单心室球室孔狭窄的切面超声心动图；胸骨旁左心室短轴切面

　　c. 左心室性单心室伴球室孔狭窄的彩色多普勒超声心动图（和 a 同一病例）：球室孔可见从红色到蓝色的混叠（aliasing）血流信号，此部位有血流加速

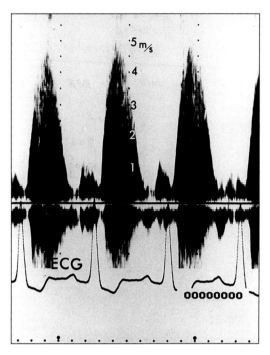

图2-20-8   球室孔狭窄病例的连续波多普勒超声心动图所见

通过球室孔的超声束上最高血流速度为4.8m/s。应用简化伯努利方程式估测压差约为90mmHg

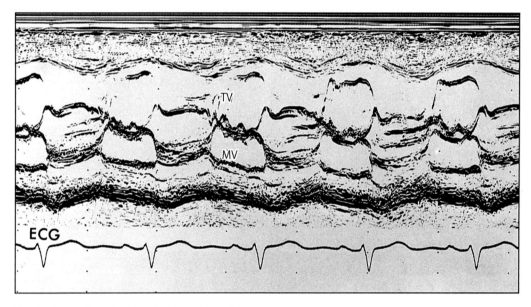

图2-20-9   左心室性单心室的M型超声心动图

单个大的心室内可记录到两组房室瓣的开放活动，两组房室瓣之间未见室间隔回声

本页缩略语：					
MV	二尖瓣	TV	三尖瓣	ECG	心电图

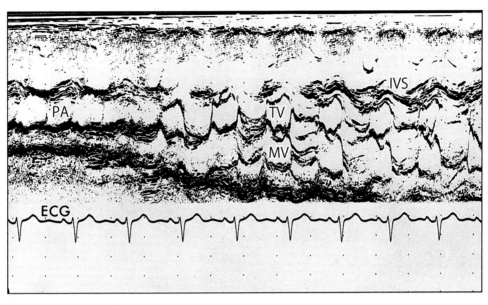

图 2-20-10　左心室性单心室的 M 型超声心动图

从肺动脉瓣向房室瓣方向扫描：由于在肺动脉前壁同一深度记录到室间隔，提示肺动脉起自后方的大心室，其内可见两组房室瓣的开放运动

第二十一节　Holmes 心脏

左心室性单心室时，如果流出腔位于右侧，有正常的大动脉关系，则称为 Holmes 心脏，其是少见的心脏畸形。

血流动力学

左右两个心房的血液都进入主心室也就是左心室，主心室内的混合血进入主动脉，或通过球室孔进入肺动脉并射出。发绀程度和肺动脉狭窄程度有关。

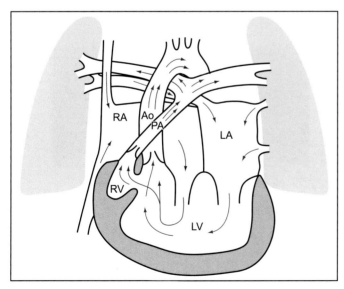

图 2-21-1

本页缩略语：					
Ao	主动脉	IVS	室间隔	LA	左心房
LV	左心室	PA	肺动脉	MV	二尖瓣
RA	右心房	RV	右心室	TV	三尖瓣

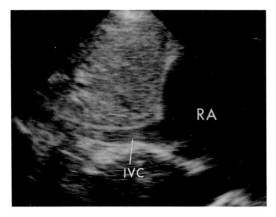

图2-21-2　剑突下矢状切面

正中右侧切面：下腔静脉在脊柱右侧汇入右心房

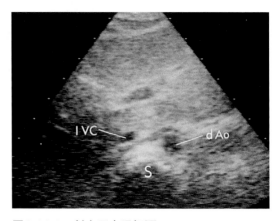

图2-21-3　剑突下水平切面

下腔静脉在脊柱右侧，降主动脉在脊柱左侧，表明内脏心房正位（atrial situs solitus）

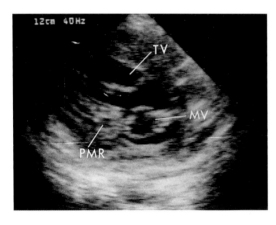

图2-21-4　胸骨旁心室短轴切面房室瓣水平（-1）

可见2组房室瓣，其间未见室间隔，提示大的单心室内有2组房室瓣开口。心室后方、2组房室瓣之间可见肌性隆起，即后正中嵴（posterior median ridge，PMR）

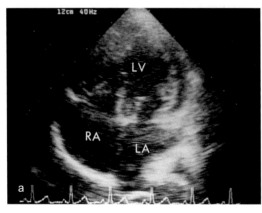

图2-21-5　心尖部四腔切面

由于没有4个心腔，因此严格来说本切面只是四腔心相当切面。a为舒张期，b为收缩期。由于是心房正位，因此右侧心房为右心房，左侧心房为左心房，这两个心房都开口于一个大的心室

本页缩略语：

dAo	降主动脉	IVC	下腔静脉	LA	左心房
LV	左心室	MV	二尖瓣	PMR	后正中嵴
TV	三尖瓣	RA	右心房	S	脊柱

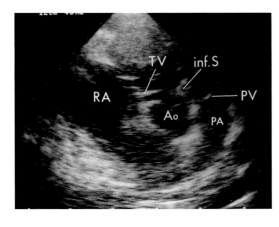

图2-21-6　胸骨旁主动脉短轴切面肺动脉分支水平

可见左前和右后两条大动脉，左前方有分支的大动脉为肺动脉，另一条为主动脉。正常的大动脉关系，肺动脉瓣和三尖瓣间可见漏斗部间隔

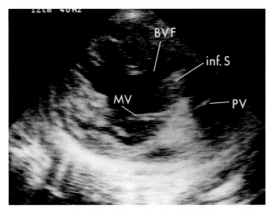

图2-21-7　含肺动脉瓣和左侧房室瓣（二尖瓣）的胸骨旁长轴切面

这个切面可显示主心室、流出腔和它们之间的球室孔。肺动脉瓣和二尖瓣之间没有纤维连续，它们之间为漏斗部间隔。肺动脉发自主心室前方的流出腔

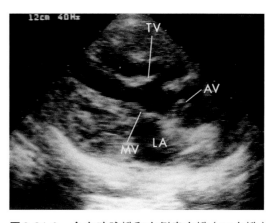

图2-21-8　含主动脉瓣和左侧房室瓣（二尖瓣）的胸骨旁长轴切面

主动脉瓣和二尖瓣间存在纤维连续。主动脉发自主心室即左心室

综合上述超声图像可以看出本例是图2-21-1所示的典型的Holmes心脏。

第二十二节　右心室性单心室

本病在解剖学上右心室内可见两组房室瓣（包括共同房室瓣）。左心室残腔位于右心室后方。D襻时左心室残腔位于主心室（右心室）左后方，L襻时位于主心室右后方。

血流动力学

来自右心房的静脉血很容易直接被射入主动脉而导致发绀。另外，由于通常合并肺动脉狭窄使得肺动脉内血流量减少。肺循环的血液回流到左心房，再次进入右心室，其中一部分血液与静脉血混合后射入主动脉。

本页缩略语：

Ao	主动脉	AV	主动脉瓣	PA	肺动脉
BVF	球室孔	PV	肺动脉瓣	inf.S	漏斗部间隔
RA	右心房	LA	左心房	TV	三尖瓣
MV	二尖瓣				

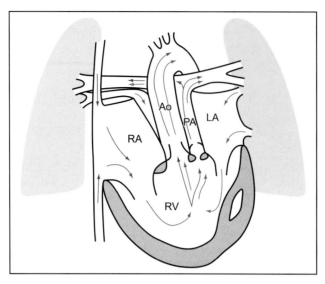

图 2-22-1

诊断
(1) 右心室结构的大心室和左心室结构的残腔
(2) 两组房室瓣均开口于右心室
(3) 多合并无脾综合征
(4) 多合并肺动脉狭窄

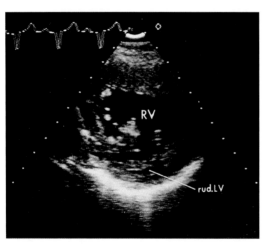

图 2-22-2　右心室性单心室短轴切面
　　主心室（右心室）的左后方可见左心室残腔。左心室残腔位于左后方可确认为 D 襻心脏

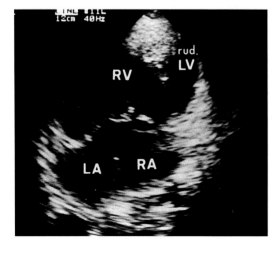

图 2-22-3　右心室性单心室伴共同房室瓣
　　多见于无脾综合征。可见原发孔房间隔缺损。共同房室瓣开口于右心室性的主心室，主心室左侧的左心室残腔内没有房室瓣开口

本页缩略语：
Ao　　主动脉
LA　　左心房
LV　　左心室
PA　　肺动脉
RA　　右心房
rud.LV　左心室残腔
RV　　右心室

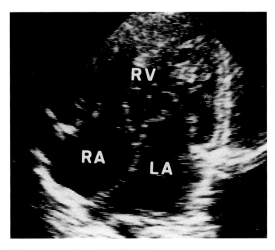

图 2-22-4　心尖部四腔切面

　　由于没有 4 个心腔，因此严格来说是四腔心相当切面。连于两个心房的两组房室瓣都开口于大心室

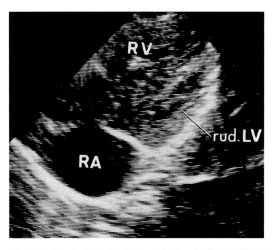

图 2-22-5　与图 2-22-4 同一病例，向背侧倾斜后的心尖部四腔切面

　　左图的切面向后方（背侧）倾斜，左侧房室瓣的左后方完全没有房室瓣插入。不与心房相连的小心室即为左心室残腔（rudimentary left ventricle）

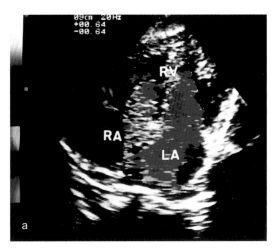

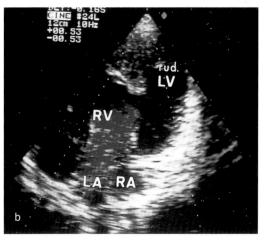

图 2-22-6　右心室性单心室的彩色多普勒超声心动图

　　心尖四腔心相当切面上（a）未见室间隔，连接心房的两组房室瓣都开口于大心室。再向背侧倾斜（b），主心室左后下方可见与房室瓣插入没有关系的小心室，即左心室残腔

本页缩略语：

rud.LV	左心室残腔	LA	左心房	RA	右心房
RV	右心室				

第二十三节　窦部室间隔完全缺损

虽然Van Praagh分型提倡的C型单心室可理解为巨大的室间隔缺损，但超声心动图表现与单心室一样。

诊断
(1) 窦部室间隔全部缺损
(2) 可分辨两个心房

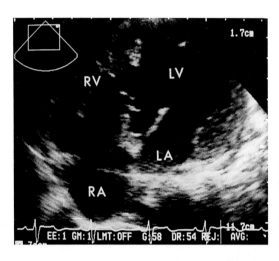

图2-23-1　窦部室间隔完全缺损的切面超声心动图

心尖部四腔切面：虽然可以看到4个心腔，但室间隔只在心尖部看到一部分，紧邻房室瓣口下方的流入道室间隔大部缺损

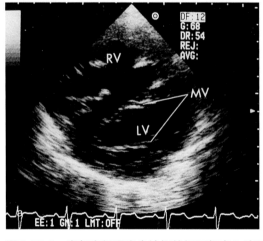
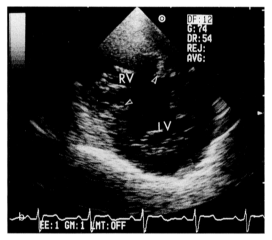

图2-23-2　窦部室间隔完全缺损的切面超声心动图
胸骨旁心室短轴切面
　　a. 房室瓣水平：房室瓣水平可观察到前方的三尖瓣和后方的二尖瓣。两组瓣膜之间流入道的肌性室间隔因缺损而没有观察到
　　b. 乳头肌水平：乳头肌水平的流入道间隔也全部缺损（箭头）

本页缩略语：

LA	左心房	RA	右心房	LV	左心室
RV	右心室	MV	二尖瓣		

第二十四节　十字交叉心

十字交叉心指 2 个心房－心室的路径相互交叉。右心房－右心室、左心房－左心室为连接一致性交叉（concordant crossing），右心房－左心室、左心房－右心室为连接不一致性交叉（discordant crossing）。

在相当于心尖部四腔切面上只能显示一侧的房室路径，向后倾斜探头可以显示与前面房室路径交叉的另一侧房室路径。

诊断
（1）不能显示心尖部四腔切面：要从立体结构上把握相互交叉的 2 条房室路径
（2）胸骨旁心室短轴切面：房室瓣水平，短轴切面不能同时显示两侧的房室瓣。一侧房室瓣在短轴切面显示，而另一侧房室瓣在接近长轴切面显示
（3）M 型超声心动图：从半月瓣向后方的房室瓣行 M 扫描，特征性表现是可记录到两个房室瓣呈上下位置关系

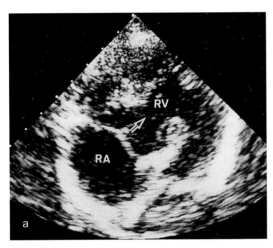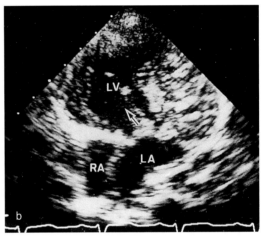

图 2-24-1　本病不能显示正常的四腔切面
可以分别显示两个房室径路，即前方的右心房－右心室（a）和后方的左心房－左心室（b）两个房室路径。
只有了解了这些结构的立体位置关系，才能理解本畸形的心内结构

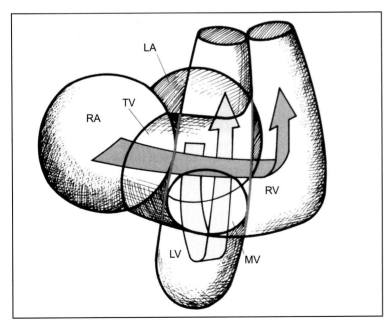

图 2-24-2　从图 2-24-1 切面超声心动图所构想的心房心室间关系的立体结构

本页缩略语：			
LA	左心房	LV	左心室
MV	二尖瓣	RA	右心房
RV	右心室	TV	三尖瓣

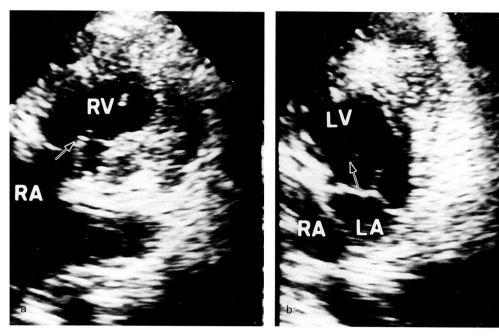

图2-24-3　十字交叉心的切面超声心动图

可见右心房－右心室径路为右后－左前方向（a），左心房－左心室径路为左后－右前方向（b），可以想象出两者的血流方向为交叉关系。解剖学右心室和左心室是从其他切面上心室内部的结构特征来进行区分的

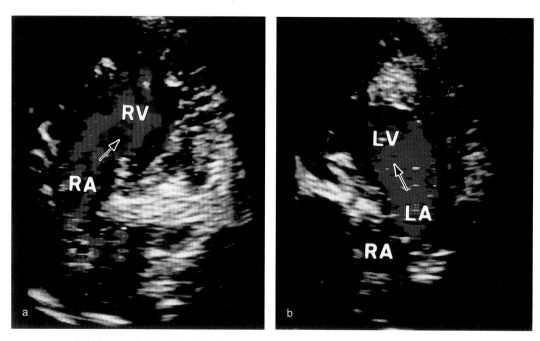

图2-24-4　十字交叉心的彩色多普勒超声心动图（与图2-24-3同一病例）

彩色多普勒法可以明确显示房室路径

本页缩略语：

LA	左心房	LV	左心室	RA	右心房
RV	右心室				

第二十五节　左心室双出口

左心室双出口指两条大动脉均自左心室发出，是少见的心脏畸形。其必须合并室间隔缺损。

血流动力学

回流入右心房的体循环静脉血，到右心室后经过室间隔缺损进入主动脉的同时也进入肺动脉。因静脉血进入主动脉，患者可出现发绀。回流入左心房的动脉血经左心室同时进入肺动脉和主动脉。进入主动脉和肺动脉的血流量，决定于有无狭窄和血管阻力之间的平衡。因此，合并肺动脉狭窄时发绀会严重。

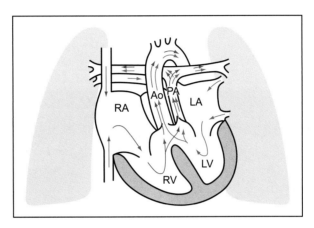

图 2-25-1

诊断
- 分别探查主动脉和肺动脉和心室的起源关系，可见两条大动脉均起自左心室

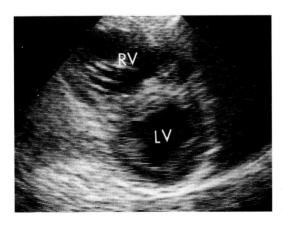

图 2-25-2　左心室双出口的切面超声心动图
胸骨旁心室短轴切面：右心室在右前，左心室在左后（D 襻）。室间隔呈直线型说明左右心室压力相等

本页缩略语：

Ao	主动脉	LA	左心房	LV	左心室
PA	肺动脉	RA	右心房	RV	右心室

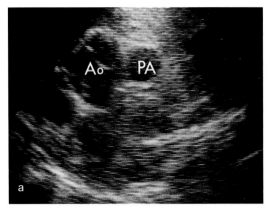 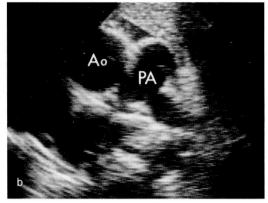

图2-25-3 左心室双出口的切面超声心动图

胸骨旁主动脉短轴切面：可见 2 条大动脉并行排列位于同一深度（a），向头侧倾斜切面，左侧动脉可分出左右分支而确认为肺动脉（b）

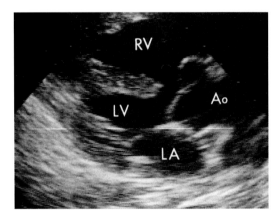 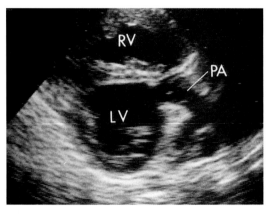

图2-25-4 左心室双出口的切面超声心动图

胸骨旁左心室长轴切面，显示左心室和主动脉的切面：可见主动脉骑跨于室间隔上，其与二尖瓣间有纤维连续，因此认定其起始于左心室

图2-25-5 左心室双出口的切面超声心动图

胸骨旁左心室长轴切面：显示左心室和肺动脉相连的切面。肺动脉前壁和室间隔在同一深度，肺动脉明确起源于左心室

第二十六节　解剖矫正型大动脉异位

解剖矫正型大动脉异位是少见的心脏畸形。大部分（90%）为房室一致型连接（concordant connection）。

这种情况下，右心房—右心室—肺动脉连接正常，肺动脉位于主动脉后方。左心房—左心室—主动脉连接正常，主动脉在肺动脉前方。

血流动力学

以 S.D.L. 型矫正型大动脉异位为例加以阐述。

上腔静脉、下腔静脉的血液回流入右心房，经右心室进入肺动脉，从肺静脉来的动脉血回流入左心房—左心室—主动脉，与正常的血流动力学相同。但由于本病多合并室间隔缺损和肺动脉狭窄，此时与法洛四联症的血流动力学状态一样，可发生发绀。

本页缩略语：					
Ao	主动脉	PA	肺动脉	LA	左心房
LV	左心室	RV	右心室		

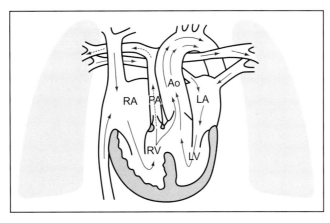

图 2-26-1

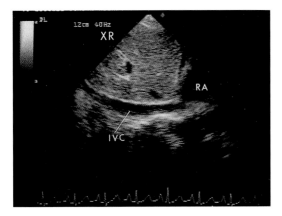

图 2-26-2　剑突下矢状切面［正中靠右（XR）］

　　脊柱右侧可见下腔静脉与右心房汇合，因此诊断为内脏心房正位

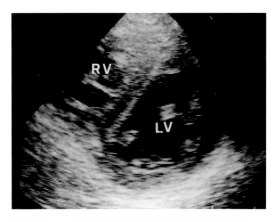

图 2-26-3　胸骨右缘心室短轴切面乳头肌水平

　　2 个心室呈右前、左后排列，根据心室内结构可判断右前方的为右心室，左后方为左心室。因此心室襻为 D 襻

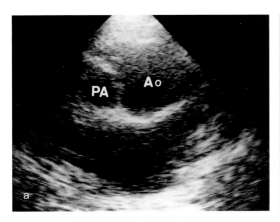

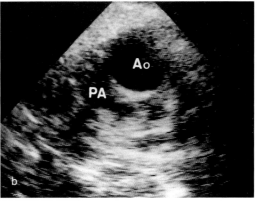

图 2-26-4　胸骨右缘第 3 肋间主动脉短轴切面半月瓣水平（a）和肺动脉分支水平（b）

　　半月瓣水平可见 2 条大动脉并列排列，向头侧倾斜可见右侧的大动脉有分支确定为肺动脉。左侧的动脉为主动脉，因此，大动脉的位置关系为 L- 平行

本页缩略语：					
Ao	主动脉	IVC	室间隔	LA	左心房
LV	左心室	PA	肺动脉	RA	右心房
RV	右心室				

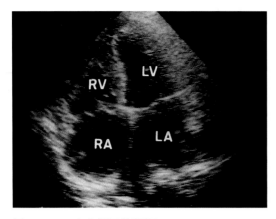

图2-26-5　心尖部四腔切面

可显示4个心腔，右心房、右心室位于右侧，左心房、左心室位于左侧。这个切面上可显示右心房和右心室、左心房和左心室呈正常排列，右心室腔略小

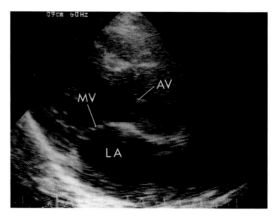

图2-26-6　胸骨旁左心室长轴切面

含左侧大动脉（主动脉）和左侧房室瓣（二尖瓣）的切面。左侧半月瓣为主动脉瓣，左侧房室瓣为二尖瓣。这个切面上主动脉瓣和二尖瓣间有纤维连续，主动脉起自左心室

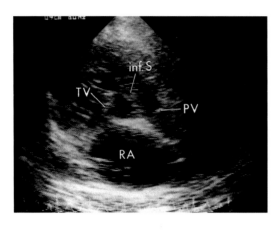

图2-26-7　胸骨旁右心室长轴切面

含右侧大动脉（肺动脉）和右侧房室瓣（三尖瓣）的切面。右侧半月瓣为肺动脉瓣，右侧房室瓣为三尖瓣。这个切面上肺动脉瓣和三尖瓣间有漏斗部间隔，没有纤维连续，肺动脉起自右心室。而且肺动脉瓣下的漏斗部肌性间隔突出造成了肺动脉瓣下狭窄

根据以上综合所见，节段区分诊断为S.D.L.型，即：房室连接正常排列，心室大动脉关系为右心室发出肺动脉，左心室发出主动脉，诊断为解剖矫正型大动脉异位，同时合并右心室轻度发育不良、室间隔缺损（上面的切面中未显示）、肺动脉瓣下狭窄。

第二十七节　无脾综合征

本来是指脾缺如的疾病，但在降主动脉下腔静脉右侧并行、单心房、右心室型单心室、完全性心内膜缺损、右心室双出口、肺动脉狭窄或闭锁等疾病的组合中脾缺如是其共有特征，因此将其称为无脾综合征。

诊断
(1) 剑突下矢状切面：降主动脉、下腔静脉并行
(2) 单心房、右心室型单心室、完全性心内膜垫缺损、右心室双出口、肺动脉狭窄或闭锁、完全性肺静脉异位引流等疾病的组合

本页缩略语：					
MV	二尖瓣	AV	主动脉瓣	inf.S	漏斗部间隔
PV	肺静脉	RA	右心房	LA	左心房
RV	右心室	LV	左心室	TV	三尖瓣

检查要点

(1) 房室瓣反流
(2) 肺动脉的大小
(3) 心室的运动
(4) 有无永存上腔静脉，回流途径
(5) 有无合并完全性肺静脉异位连接
(6) 肺动脉狭窄时狭窄的形态和压差
(7) 肺动脉闭锁时动脉导管未闭的血流和压差

诊断注意事项

• 右侧（心房正位）降主动脉和下腔静脉并行时注意和右位主动脉弓的鉴别，左侧（心房反位）降主动脉和下腔静脉并行时注意和左位主动脉弓的鉴别

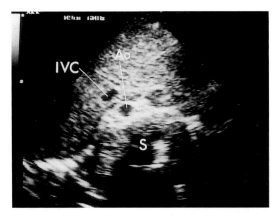

图 2-27-1　剑突下水平切面

　　脊柱右侧可见降主动脉，降主动脉右侧可见下腔静脉。下腔静脉和降主动脉在脊柱同侧并列走行称为降主动脉下腔静脉并行，其是无脾综合征特有的征象（下腔静脉 − 右心房连接参考 p34）

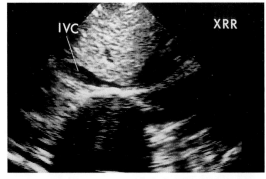
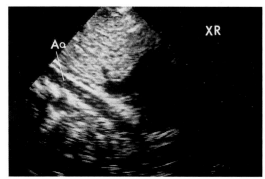

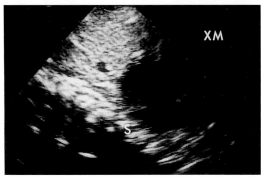

图 2-27-2　剑突下矢状切面（与图 2-27-1 同一病例）

　　从正中线上和脊柱平行的切面（XM），向右侧倾斜（XR）可观察降主动脉，再向右侧倾斜（XRR）可显示下腔静脉汇入右心房的位置

本页缩略语：

| Ao | 主动脉 | IVC | 室间隔 | S | 脊柱 |

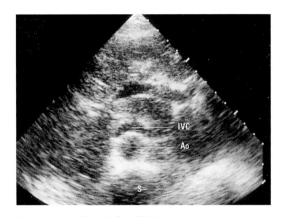

图 2-27-3　剑突下水平切面

脊柱前方略偏右侧为降主动脉，降主动脉前方为下腔静脉。可见降主动脉下腔静脉并行

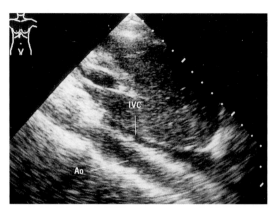

图 2-27-4　剑突下矢状切面

在同一水平矢状切面上可显示下腔静脉和降主动脉，其可诊断为降主动脉下腔静脉并行

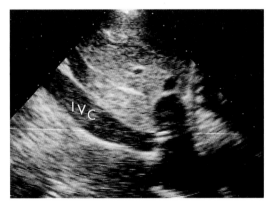

图 2-27-5　剑突下矢状切面

无脾综合征时，有的病例存在下腔静脉与右心房连接部自后向前屈曲导致轻度狭窄的情况，应该注意。尤其是进行心导管检查时术前必须了解这些信息

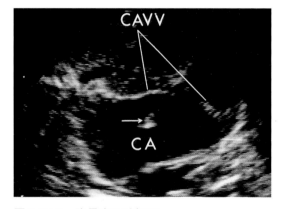

图 2-27-6　胸骨旁四腔切面

心内结构异常多见共同心房和共同房室瓣。共同心房的中央可见一个肌桥走行（箭头），其是本病较常见的特征

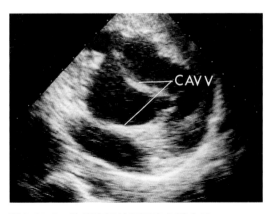

图 2-27-7　胸骨旁短轴切面房室瓣水平

大右心室内可见一个大房室瓣开口，为共同房室瓣

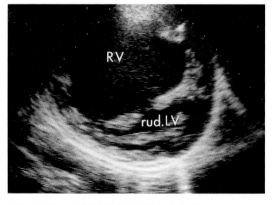

图 2-27-8　胸骨旁短轴切面心尖水平

前方的大心室为右心室结构，后方的左心室残腔内没有房室瓣开口。左心室残腔有时也可无法识别

本页缩略语：

Ao	主动脉	rud.LV	左心室残腔	CAVV	共同房室瓣
RV	右心室	CA	共同心房	S	脊柱
IVC	下腔静脉				

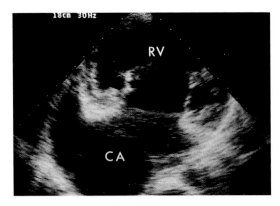

图2-27-9　心尖四腔心相当切面

在相当于正常四腔心的切面上，只可见单心房、单心室。未见房间隔诊断为单心房。共同房室瓣开口于右心室结构的大心室

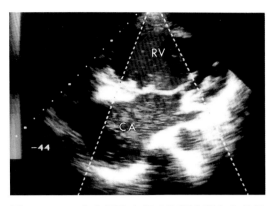

图2-27-10　心尖四腔心相当切面（彩色多普勒法）

收缩期心房侧可见大量的五彩镶嵌血流信号，表示存在大量的共同房室瓣反流

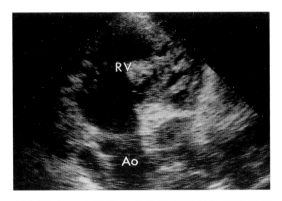

图2-27-11　心尖四腔心相当切面向头侧倾斜的切面

主动脉水平：这个切面上主心室内可见粗大的肌小梁形态，其即为解剖学右心室。主动脉发自右心室

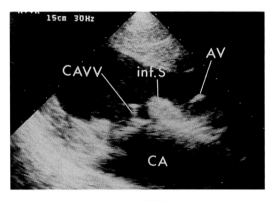

图2-27-12　胸骨旁心室长轴切面

可同时含主动脉瓣和共同房室瓣的切面：主动脉瓣和共同房室瓣间可见漏斗部肌性间隔，表示两者间没有纤维连续

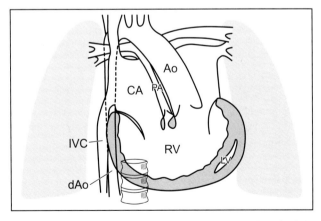

图2-27-13　本病（图2-27-3～图2-27-12）的形态诊断总结

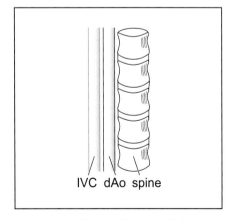

图2-27-14　推断本病的降主动脉下腔静脉并行

本页缩略语及英文注释：

Ao	主动脉	IVC	下腔静脉	AV	主动脉瓣
LV	左心室	CAVV	共同房室瓣	PA	肺动脉
CA	共同心房	RV	右心室	dAo	降主动脉
spine	脊柱	inf.S	漏斗部间隔		

第二十八节　右心室双腔心

右心室双腔心是右心室内异常肌束引起狭窄的疾病。

诊断
(1) 右心室内有异常肌束
(2) 异常肌束部位可检出紊乱血流
(3) 异常肌束部位血流加速
(4) 肺动脉瓣震颤（fluttering）
(5) 心室短轴切面的特征性形态：右心室流入道侧室间隔呈直线，右心室流出道侧室间隔向右心室突出
(6) 胸骨旁左心室长轴切面假性主动脉骑跨（pseudo-overriding of aorta）

* 肺动脉震颤（fluttering）不是本病的特异征象（肺动脉瓣震颤参考 p45）。

诊断注意事项
(1) 由于加速部位的血流方向和超声束之间角度过大，因此应用简化伯努利方程计算的压差在本病不正确
(2) 多合并膜性主动脉瓣下狭窄（discrete subvalvular AS），因此有必要注意观察左心室流出道情况
(3) 胸骨旁心室短轴切面的彩色多普勒法有助于诊断：右心室内异常肌束和检测到同一部位的五彩镶嵌血流时，容易确认本病
(4) 常合并膜部室间隔缺损（与高压腔交通）

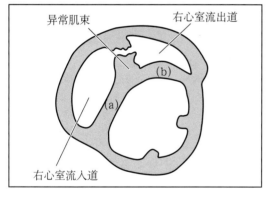

图 2-28-1　右心室双腔心的心室短轴切面
心室短轴切面右心室流入道侧和流出道侧的右心室压有差异，流入道侧的室间隔（a）呈直线型，而流出道侧的室间隔（b）向右心室侧突出

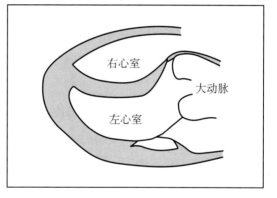

图 2-28-2　右心室双腔心心室长轴切面
心室长轴切面由于同样原因，室间隔下段向左心室侧突出，室间隔上段向右心室侧（前方）突出，即使不存在室间隔缺损，看起来与法洛四联症的主动脉骑跨形状很相似，我们称之为假性骑跨（pseudo overriding）

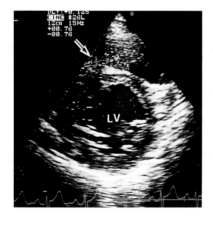

图 2-28-3　右心室双腔心彩色多普勒超声心动图
胸骨旁心室短轴切面（与图 2-28-5 同一切面）：右心室内可见异常肌束（箭头），可见与这个部位一致的五彩镶嵌血流。因为距离探头很近，所以切面超声心动图上右心室确定异常肌束有困难，彩色多普勒超声心动图上见到五彩镶嵌血流对于诊断本病有帮助

本页缩略语：

LV	左心室

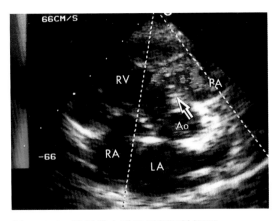

图 2-28-4　胸骨旁主动脉根部短轴切面

　　从主动脉根部短轴切面可显示右心室内的异常肌束。从图 2-28-3 可以确定异常肌束位置位于右心室流出道侧，CDFI 可显示与这一部位一致的五彩镶嵌血流

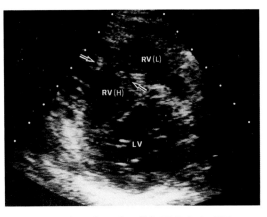

图 2-28-5　右心室双腔心的切面超声心动图

　　胸骨旁心室短轴切面（高位肋间）：可见右心室内异常肌束（箭头），其近端为高压腔（high pressure chamber），远端为低压腔（low pressure chamber）。高压腔与左心室的压差小，因此室间隔呈直线型；低压腔与左心室的压差大，因此室间隔向右心室侧凸出

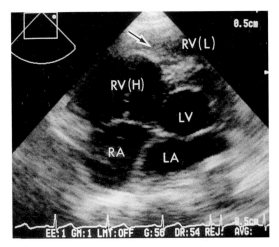

图 2-28-6　右心室双腔心的切面超声心动图

　　胸骨旁四腔切面：高位肋间四腔切面可见异常肌束（箭头）

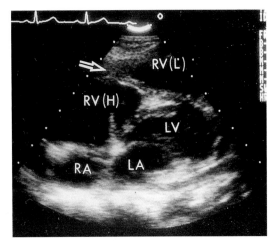

图 2-28-7　右心室双腔心的切面超声心动图

　　胸骨旁四腔切面：高位肋间四腔切面可见异常肌束（箭头）

本页缩略语：

Ao	主动脉	RA	右心房	LA	左心房
RV	右心室	LV	左心室	RV（H）	右心室（高压腔）
PA	肺动脉	RV（L）	右心室（低压腔）		

第二十九节　右心室流出道漏斗部狭窄

右心室流出道漏斗部狭窄是肺动脉瓣下漏斗部发生狭窄的疾病。

诊断
(1) 肺动脉瓣震颤 (fluttering) （肺动脉震颤参考p45）
(2) 右心室压升高
(3) 漏斗部狭窄的形态诊断
(4) 右心室流出道血流加速

诊断注意事项
(1) 与右心室双腔心鉴别
(2) 与肺动脉瓣狭窄鉴别

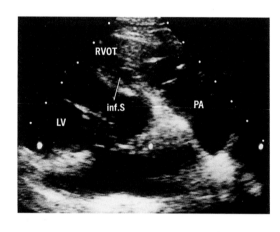

图 2-29-1　胸骨旁右心室流出道长轴切面
　　肺动脉瓣下的漏斗部间隔肥厚导致右心室流出道狭窄

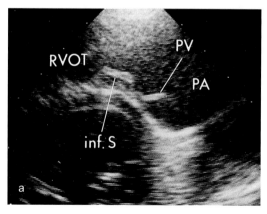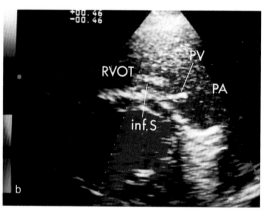

图 2-29-2　胸骨旁右心室流出道长轴切面彩色多普勒法
　　切面超声心动图上，由于靠近胸壁右心室流出道，当形态显示不清晰时（a），同时应用彩色多普勒可以明确显示右心室流出道的五彩镶嵌血流，对于诊断有帮助（b）

本页缩略语：					
inf.S	漏斗部间隔	LV	左心室	PA	肺动脉
PV	肺动脉瓣	RVOT	右心室流出道		

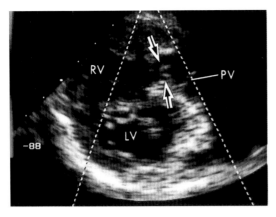

图 2-29-3　胸骨旁右心室流出道长轴切面（切面超声心动图）

可见在肺动脉瓣下的室间隔侧和右心室游离壁上均有向腔内凸出的肌束，实时观察可见收缩期其间距进一步缩短形成狭窄。可见肺动脉瓣粗大震颤

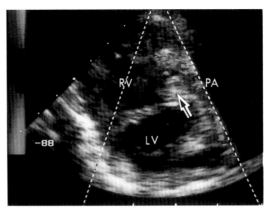

图 2-29-4　胸骨旁右心室流出道长轴切面（彩色多普勒法）

同时应用彩色多普勒法观察，可见与图 2-29-3 中肌束凸出部位一致的五彩镶嵌血流

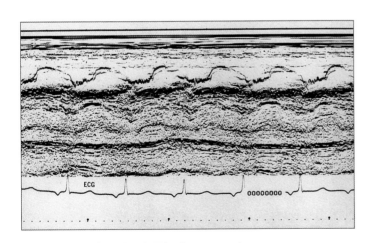

图 2-29-5　肺动脉瓣粗大震颤（fluttering）

由肺动脉瓣下紊乱的狭窄射流冲击所造成

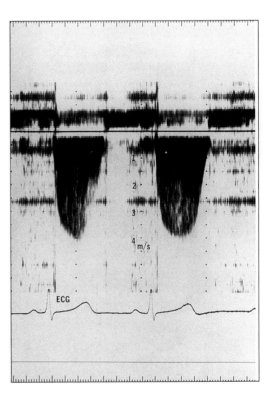

图 2-29-6　HPRF 多普勒法

将取样容积置于突出的肌束和肺动脉瓣间，应用 HPRF 法可以鉴别血流加速部位是在肺动脉瓣还是在右心室流出道。本例的血流加速（4m/s）部位在肺动脉瓣下的右心室流出道，为肺动脉瓣下狭窄

本页缩略语：					
PV	肺动脉瓣	LV	左心室	RV	右心室
PA	主肺动脉	ECG	心电图		

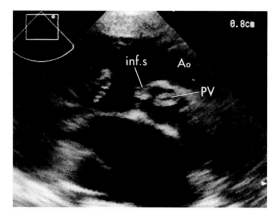

图2-29-7　右心室双出口的肺动脉瓣下漏斗部狭窄

　　本病例因有肺动脉瓣狭窄，可见肺动脉瓣（PV）变形，同时瓣下前方和后方都有突出的纤维肌性结构造成瓣下狭窄。图中的"inf.s"为主动脉和肺动脉间的漏斗部间隔的一部分

第三十节　肺动脉瓣狭窄

一、疾病

　　肺动脉瓣交界处粘连或发育不全导致瓣本身狭窄，活动受限，右心室流出道和主肺动脉间有压差。诊断步骤与其他右心室流出道疾病一样，首先可观察右心室压上升的表现，其次注意观察肺动脉瓣的形态，同时并用多普勒超声以确定狭窄部位并估测压差。

诊断
（1）右心室压上升所见
（2）肺动脉瓣圆顶征（dooming）
（3）主肺动脉狭窄后扩张（poststenotic dilatation）
（4）估测压差

压差估测
简化伯努利方程式：$PG = 4V^2$
PG＝压差，V＝通过肺动脉瓣的最大血流速度

＊M型超声心动图上a波增高不是本病的特异性表现。

本页缩略语：

Ao	主动脉	inf.S	漏斗部间隔	PV	肺动脉瓣

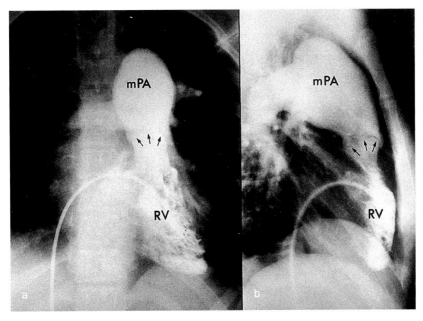

图 2-30-1　肺动脉瓣狭窄的血管造影（a.正面像；b.侧面像）
　　可见肺动脉瓣向远端呈半圆形的圆顶状突出（圆顶征）和主肺动脉狭窄后扩张
（poststenotic dilatation）。切面超声心动图检查时此图像也可显示良好

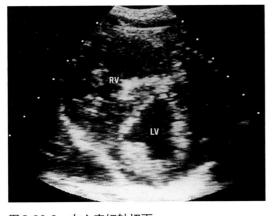

图 2-30-2　右心室短轴切面
　　室间隔呈直线型，左心室呈半圆形。室间隔呈直线的情况，表明左、右心室压相等

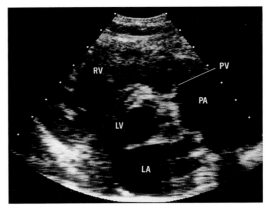

图 2-30-3　右心室流出道长轴切面
　　可见肺动脉瓣圆顶征和主肺动脉狭窄后扩张。肺动脉瓣圆顶征，是指肺动脉瓣向下游的主肺动脉侧呈半圆形圆顶状突起的现象。狭窄后扩张是指瓣狭窄后下游的主肺动脉扩张的现象。在右心室流出道长轴切面可清晰显示

本页缩略语：

LA	左心房	LV	左心室	mPA	主肺动脉
PV	肺动脉瓣	RV	右心室	PA	肺动脉

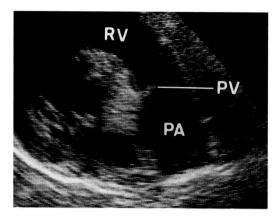

图2-30-4 肺动脉瓣圆顶征形成

　　切面超声心动图上肺动脉瓣前瓣观察比较困难，只观察肺动脉后瓣明显的圆顶征

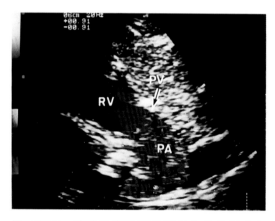

图2-30-5 肺动脉瓣狭窄的彩色多普勒超声心动图

　　肺动脉瓣下可见血流加速但不伴血流紊乱，肺动脉瓣上可见血流紊乱伴显著加速，彩色多普勒法可见瓣上五彩镶嵌的紊乱血流

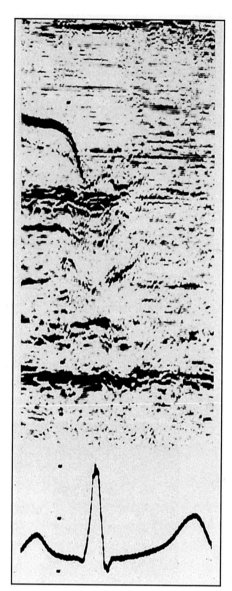

图2-30-6 肺动脉瓣的M型超声心动图

　　a波加深在8mm以上表示有中度以上的肺动脉瓣狭窄，但也有例外

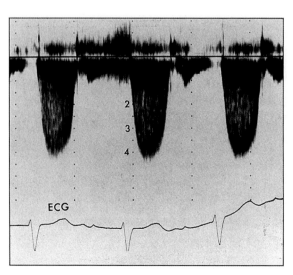

图2-30-7 狭窄部位最大血流速度的测量（连续波超声心动图）

　　肺动脉瓣部位血流明显增快。通常要应用连续波多普勒法或HPRF法测定流速。本例最大血流速度为4.3m/s，应用简化伯努利方程式估测压差为 $4 \times 4.3^2 = 74$ mmHg

本页缩略语：					
PA	肺动脉	PV	肺动脉瓣	RV	右心室

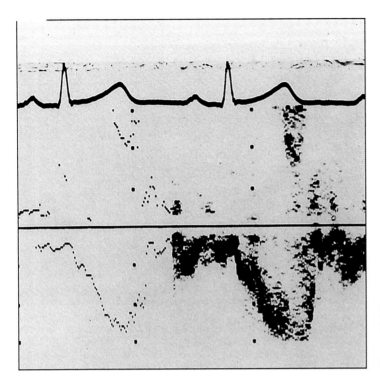

图 2-30-8　右心室流出道的血流波形（脉冲多普勒法）

本病右心室流出道的血流波形表现为特征性的波峰后移

二、简化伯努利方程式估测压差

肺动脉瓣狭窄时，应用连续波多普勒根据简化伯努利方程式（$PG = 4V^2$）估测的压差和心导管检查的实测压差一致性良好，准确性可达到实用程度。但如果狭窄射流方向与胸壁平行时，多普勒超声束和射流之间的入射角度过大就不可避免，由此可导致压差低估（参考图 2-30-10）。

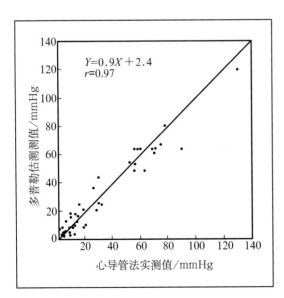

图 2-30-9　多普勒法估测压差

和心导管检查的实测压差（横轴）比较，其准确度高，可以满足临床实用

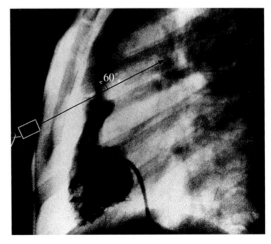

图 2-30-10　狭窄射流血管造影

多普勒法估测压差与实测压差存在误差的主要原因就是射流方向与多普勒声束夹角过大。特别是狭窄的射流与胸壁平行时多普勒入射角往往过大

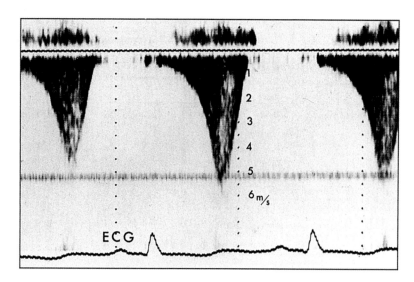

图2-30-11　肺动脉瓣狭窄时瓣下部位的HPRF多普勒超声心动图

肺动脉瓣狭窄时，血流加速从右心室流出道开始，在肺动脉瓣下方加速达到最大。在血流速度高的情况下，只有应用高脉冲重复频率超声（HPRF）才能观察此血流。与连续波多普勒法所记录到的通过肺动脉瓣的血流不同，HPRF可见峰值后移，这表明其下游存在狭窄

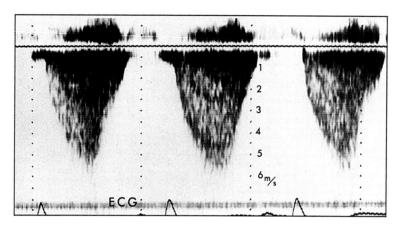

图2-30-12　重度肺动脉瓣狭窄的连续波多普勒超声心动图

最大血流速度为5.5m/s，估测压差为 $4×5.5^2 = 120mmHg$

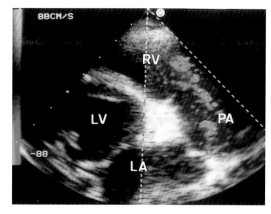

图2-30-13　彩色多普勒超声心动图

轻度肺动脉瓣狭窄时彩色多普勒超声可显示狭窄射流的方向。重度狭窄时整个肺动脉内呈现五彩镶嵌模式，无法判断射流方向

本页缩略语：					
LA	左心房	PA	肺动脉	LV	左心室
RV	右心室	ECG	心电图		

第三十一节　肺动脉瓣上狭窄

肺动脉瓣上狭窄是指在肺动脉瓣远心端的瓣上部位有狭窄，可合并肺动脉瓣狭窄，也可单独存在。

诊断
(1) 右心室压上升的表现
(2) 肺动脉瓣上狭窄
(3) 狭窄部位的压差

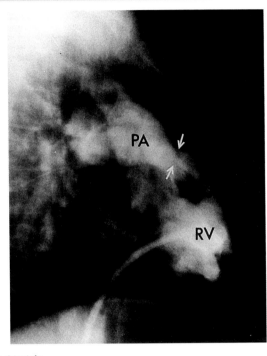

图2-31-1　肺动脉瓣上狭窄的血管造影（侧面像）
显示在肺动脉瓣上部位存在狭窄（箭头）

诊断顺序

| 切面超声心动图 | ➡ | 脉冲多普勒或HRFP多普勒超声心动图 | ➡ | 连续波多普勒超声心动图 |

或

| 切面超声心动图 | ➡ | 彩色多普勒超声心动图 | ➡ | 连续多普勒超声心动图 |

切面超声心动图上怀疑肺动脉瓣上有狭窄时，将脉冲多普勒或HPRF多普勒的取样容积在狭窄前后移动以确定狭窄部位，然后用连续波多普勒法测量最大血流速度并根据简化伯努利方程式估测压差。

使用彩色多普勒超声时，根据五彩镶嵌血流出现的部位确定狭窄部位，然后使用连续波多普勒法估测压差。

图2-31-2～图2-31-4为同一病例。右心室流出道长轴切面肺动脉瓣上怀疑有狭窄（图2-31-2，S），像图2-31-3那样将取样容积放置不同位置，应用HPRF多普勒超声心动图测定各部位血流速度。结果如图2-31-4所示，取样容积置于（1）、（2）为狭窄上游的血流波形，取样容积置于（3）时可记录到最大的血流速度，比较之后可以诊断为3部位的瓣上狭窄。狭窄部位明确后，可以使多普勒超声束通过狭窄部位，用连续波多普勒法来测量最大血流速度。图2-31-4表示这个病例的最大血流速度达4.5m/s，估测压差约为80mmHg。

本页缩略语：			
PA	肺动脉	RV	右心室

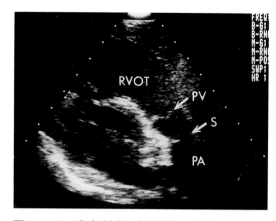

图2-31-2　肺动脉瓣上狭窄的切面超声心动图
　　胸骨旁右心室流出道长轴切面：未见肺动脉瓣圆顶征，瓣上约1cm处可见狭窄

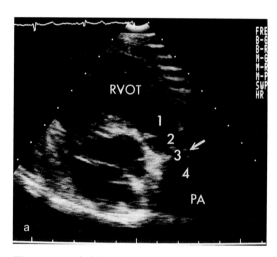

图2-31-3　肺动脉瓣上狭窄的HPRF多普勒法
　　将HPRF多普勒的取样容积分别置于肺动脉瓣下（1）、肺动脉瓣上狭窄近端（2）、最窄部位（3）、狭窄远端肺动脉（4）可获取相应部位频谱。结果：（1）、（2）部位可见峰值后移，说明在下游（远端）有狭窄存在（a）；（3）部位可记录到最快血流（b）。HPRF取样容积的这种设定方法，可以检测高速血流的位置

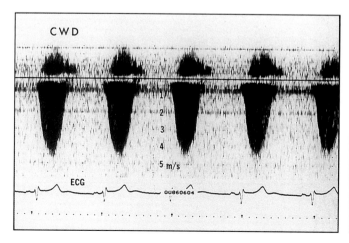

图2-31-4　肺动脉瓣上狭窄的连续波多普勒法
　　使连续波多普勒的超声束通过狭窄部位可以测量最大血流速度，应用简化伯努利方程式可以估测压差（肺动脉瓣狭窄的压差估测参考p161）

本页缩略语：			
PA	肺动脉	ECG	心电图
PV	肺动脉瓣		
RVOT	右心室流出道		
S	狭窄部位		

图2-31-5～图2-31-7为同一病例。切面超声心动图（图2-31-5）怀疑肺动脉瓣上狭窄，应用彩色多普勒法（图2-31-6）在瓣上部位出现五彩镶嵌血流，确认此部位为瓣上狭窄。在确定的狭窄部位应用连续波多普勒法（图2-31-7）估测压差。

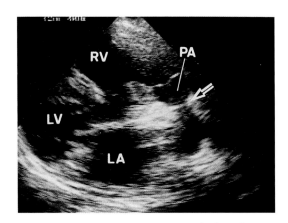

图2-31-5　肺动脉瓣上狭窄的切面超声心动图

右心室流出道长轴切面：可见肺动脉瓣上狭窄部位（箭头）的形态

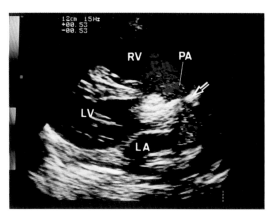

图2-31-6　肺动脉瓣上狭窄的彩色多普勒超声心动图（胸骨旁右心室流出道长轴切面）

肺动脉瓣部位未见五彩镶嵌血流，瓣上狭窄部位近心端可见血流增快导致的血流信号混叠；狭窄（箭头）远端可见五彩镶嵌血流

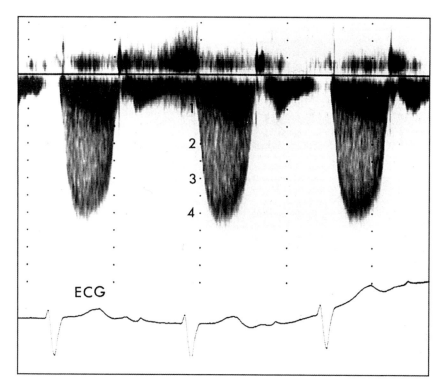

图2-31-7　肺动脉瓣上狭窄的连续波多普勒超声心动图

最大血流速度为 4.2m/s，估测压差约为 71mmHg

本页缩略语：					
LA	左心房	RV	右心室	LV	左心室
PA	主肺动脉	ECG	心电图		

第三十二节　外周肺动脉狭窄

外周肺动脉狭窄是指比肺动脉瓣上部更远端的末梢肺动脉的狭窄。检查时尽可能观察外周肺动脉并寻找狭窄部位及其导致的血流异常十分重要。

诊断
(1) 切面超声心动图可显示狭窄部位
(2) 彩色多普勒法可见五彩镶嵌血流
(3) 角度合适时可以估测压差

诊断注意事项
(1) 不能观察到肺内的肺动脉
(2) 多数情况下由于角度较大不能准确估测压差

胸骨上窝冠状切面：观察到外周右肺动脉的可能性较大。合用彩色多普勒法可见狭窄部位的五彩镶嵌血流。
胸骨旁主动脉短轴切面（高位肋间）：有可能观察到肺动脉的左右分支。

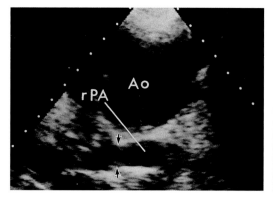 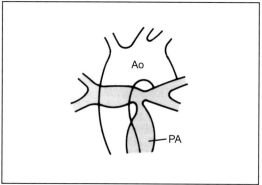

图 2-32-1　胸骨上窝冠状切面
升主动脉后方可见右肺动脉，其分支前可见狭窄（箭头）

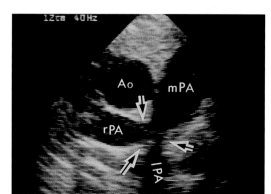 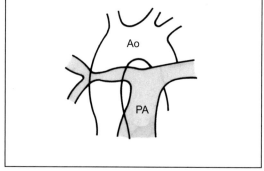

图 2-32-2　高位肋间的胸骨旁主动脉短轴切面
可见左右肺动脉分支部位的狭窄（箭头）

本页缩略语：					
Ao	升主动脉	mPA	主肺动脉	PA	肺动脉
lPA	左肺动脉	rPA	右肺动脉		

第三十三节　肺动脉狭窄伴右心发育不良

本节涉及不合并室间隔缺损但合并右心室发育不良的单纯肺动脉狭窄（PPS）。

血流动力学

由于肺动脉瓣重度狭窄，右心室到肺动脉的前向血流量减少，右心室压上升导致右心房到右心室的血液减少。右心房的血液大部分通过心房间交通到左心房、左心室再经由主动脉射出。主动脉通过动脉导管向肺动脉供血。动脉化的血液回流到左心房、左心室，到主动脉再循环。右心房到左心房的分流使静脉血和动脉血混合并经主动脉射出，因此患儿出现发绀。

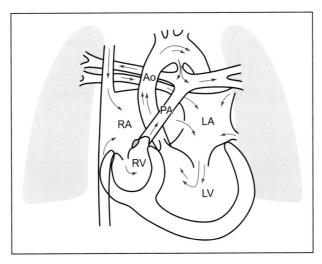

图 2-33-1

诊断

(1) 右心发育不良：心尖部四腔切面、胸骨旁四腔切面、肋弓下四腔切面

(2) 肺动脉瓣活动受限：主动脉根部短轴切面、右心室流出道长轴切面

(3) 主肺动脉内血流：可见与狭窄程度相对应的血流加速

(4) 动脉导管未闭的分流：连续性左向右分流

诊断注意事项

1. *右心室压估测*

(1) 用简化伯努利方程式，计算通过肺动脉瓣的最大血流速度，可以估测出右心室和肺动脉间压差

(2) 存在三尖瓣关闭不全时，测量最大反流速度，应用简化伯努利方程式可以估测右心室压。

　　右心室压（mmHg）$= 4 \times [$ 最大速度（m/s）$]^2 + 10$

(3) 存在动脉导管未闭时，测量左向右分流的最大速度，应用简化伯努利方程式估测主动脉和肺动脉之间的压差

2. *三尖瓣环径测量*　在确定 Brock 手术或评价将来右心室能否使用上，测量三尖瓣环径有重要意义。可与对侧的二尖瓣环径比较评估

3. *心房间交通*　心房间交通消失可有心功能不全，有时候需要施行球囊房间隔造口术（BSA）

4. *动脉导管未闭*　本病如果没有动脉导管未闭（PDA）的左向右分流或分流少时，可导致重度低氧血症和全身状态恶化，是应用前列腺素 E_1 的适应证

本页缩略语：

Ao	主动脉	LA	左心房	LV	左心室
PA	肺动脉	RA	右心房	RV	右心室

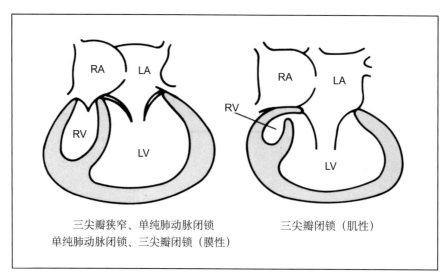

三尖瓣狭窄、单纯肺动脉闭锁
单纯肺动脉闭锁、三尖瓣闭锁（膜性）　　　　三尖瓣闭锁（肌性）

图2-33-2　右心发育不良综合征的形态

　　右心发育不良综合征包括单纯肺动脉狭窄、单纯肺动脉闭锁、三尖瓣狭窄、三尖瓣闭锁等。这个综合征在四腔切面上与肌性三尖瓣闭锁心脏形态类似。三尖瓣闭锁通常为肌性闭锁，可见房间隔和室间隔排列异常。膜性的三尖瓣闭锁、三尖瓣狭窄、单纯肺动脉狭窄、单纯肺动脉闭锁的房间隔和室间隔排列正常

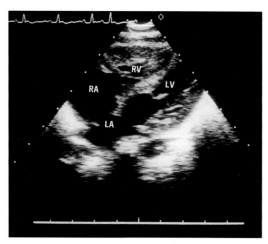

图2-33-3　单纯肺动脉狭窄伴右心室发育不良的切面超声心动图

　　肋弓下四腔切面：右心室发育不良，三尖瓣环直径与二尖瓣环直径比较，约为二尖瓣环直径的80%，可见继发孔房间隔缺损

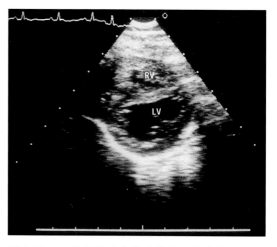

图2-33-4　单纯肺动脉狭窄伴右心室发育不良的切面超声心动图

　　胸骨旁心室短轴切面：室间隔呈直线，表示右心室压上升。在右心室发育不良的情况下，根据室间隔直线化的程度估测右心室压一般误差较大。要注意在短轴切面上有时不能显示发育不良

本页缩略语：

| LA | 左心房 | LV | 左心室 | RA | 右心房 |
| RV | 右心室 | | | | |

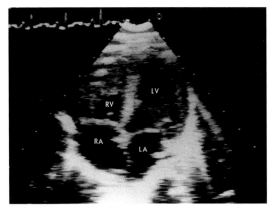

图2-33-5　单纯肺动脉狭窄伴右心室发育不良的切面超声心动图

　　心尖部四腔切面：房间隔和室间隔排列正常，右心室内肌小梁粗大，右心室腔狭小

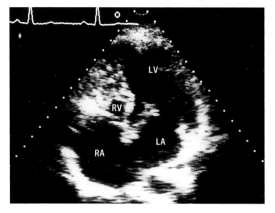

图2-33-6　单纯肺动脉狭窄伴右心室发育不良的切面超声心动图

　　心尖部四腔切面：本例三尖瓣环明显缩小，伴重度右心室发育不良

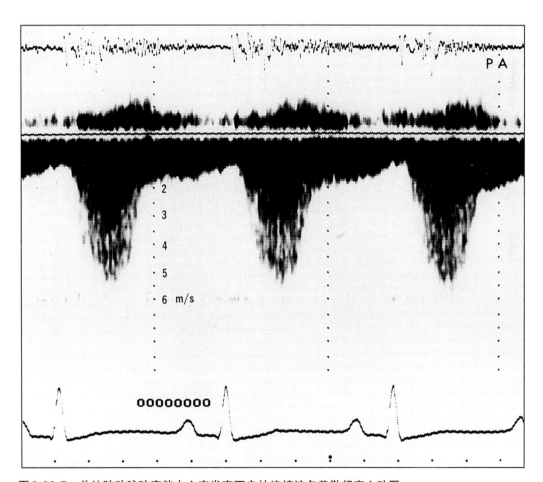

图2-33-7　单纯肺动脉狭窄伴右心室发育不良的连续波多普勒超声心动图

　　通过肺动脉瓣的超声束上：可记录到的最大血流速度为5.2m/s，根据简化伯努利方程式，估测右心室和肺动脉间压差约为108mmHg。除了在这个部位可见血流加速之外，其他所见与单纯肺动脉闭锁相同

本页缩略语：					
LA	左心房	LV	左心室	RA	右心房
RV	右心室	PA	肺动脉		

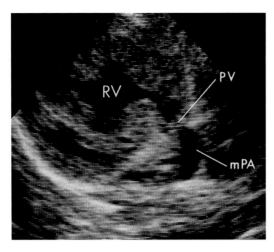

图2-33-8　单纯肺动脉狭窄（PPS）伴右心室发育不良的右心室流出道长轴切面

　　肺动脉瓣环位置可见活动度很小的高回声。右心室因肌肉肥厚导致心腔狭小

第三十四节　单纯肺动脉闭锁

　　单纯肺动脉闭锁（室间隔完整的肺动脉闭锁）指不伴室间隔缺损的肺动脉闭锁。通常肺动脉为瓣性（或膜性）闭锁，右心室流入道和主肺动脉之间的通路可见，但在瓣的位置闭锁。本节将肺动脉瓣狭窄分离出去，只涉及伴有右心室发育不良的肺动脉闭锁。心房间交通和动脉导管未闭是生存的必需条件。

血流动力学

　　回流入右心房的静脉血进入小右心室，由于到肺动脉的通路闭锁，多合并三尖瓣关闭不全使血流再反流入右心房。右心房内的静脉血通过心房间交通到左心房、左心室和主动脉。由于静脉血通过主动脉到达全身而引起发绀。主动脉内静脉血的一部分通过动脉导管未闭进入肺动脉，这部分静脉血经过氧化后成为动脉血回流到左心房、左心室，再经主动脉流向全身。因此本病的生存条件是必须有心房间交通和动脉导管未闭存在。

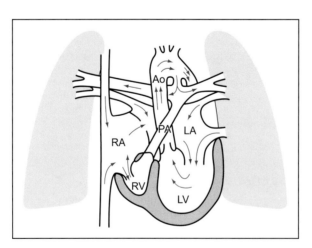

图2-34-1

本页缩略语：

Ao	主动脉	LA	左心房	PV	肺动脉瓣
LV	左心室	PA	肺动脉	RA	右心房
mPA	主肺动脉	RV	右心室		

诊断
(1) 右心室发育不良：剑下四腔切面、心尖部四腔切面
(2) 右心房压＞右心室压：剑下四腔切面、心尖部四腔切面
(3) 右心室压上升：胸骨旁心室短轴切面
(4) 肺动脉瓣闭锁：胸骨旁右心室流出道长轴切面、胸骨旁主动脉根部短轴切面

* 同时应用造影超声心动图法和多普勒超声心动图有助于诊断。

诊断注意事项
(1) 造影超声心动图法有助于诊断
(2) 多合并三尖瓣关闭不全
(3) 窦状隙交通（sinusoidal communication）
(4) 存在三尖瓣关闭不全时可估测右心室压
(5) 根据室间隔弯曲程度估测右心室压不准确

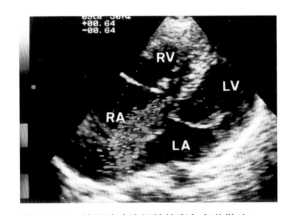

图 2-34-2　单纯肺动脉闭锁的彩色多普勒法
　　肋弓下四腔切面：因右心室压显著上升，合并三尖瓣关闭不全的频率很高

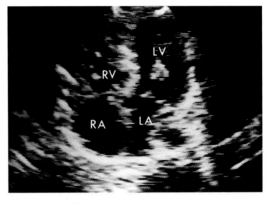

图 2-34-3　剑突下四腔切面
　　可见右心室发育不良和房间隔由右心房侧向左心房侧膨出

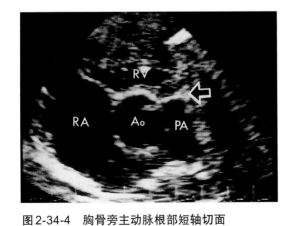

图 2-34-4　胸骨旁主动脉根部短轴切面
　　肺动脉瓣部位可见膜样结构回声（箭头），回声增强，活动明显受限，为闭锁的肺动脉瓣

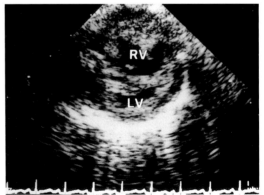

图 2-34-5　胸骨旁心室短轴切面
　　这个切面上很多情况下几乎看不到右心室腔缩小。室间隔向左心室侧突出表明右心室压升高。要注意右心室发育不良时根据室间隔呈直线型估测右心室压不准确

本页缩略语：					
Ao	主动脉	PA	肺动脉	LA	左心房
RA	右心房	LV	左心室	RV	右心室

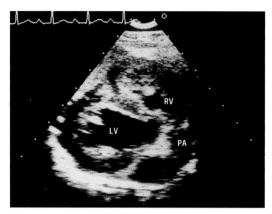

图 2-34-6　胸骨旁右心室流出道长轴切面

狭小的右心室流出道到主肺动脉的通路可见，在肺动脉瓣部位可见膜样结构回声，回声增强，活动明显受限

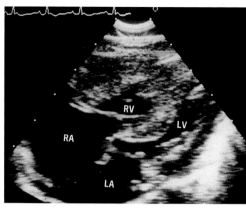

图 2-34-7　肋弓下四腔切面

右心室发育不良，房间隔从右心房侧向左心房侧膨出

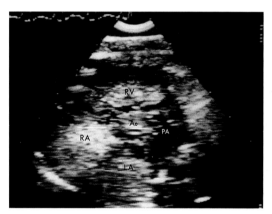

图 2-34-8　胸骨旁主动脉根部短轴切面

外周静脉造影超声心动图：外周静脉注入造影剂，造影剂在右心房、右心室出现后未能通过闭锁的肺动脉瓣，而是通过心房间交通从右心房进入左心房、左心室、主动脉，再经动脉导管逆行进入肺动脉内

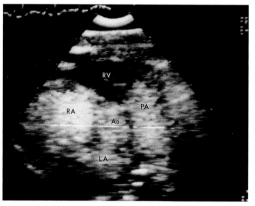

图 2-34-9　胸骨旁主动脉根部短轴切面

外周静脉造影超声心动图：造影剂在右心房出现后，未进入右心室，而是通过右心房—左心房—主动脉—肺动脉的顺序出现。本例血流动力学表现同三尖瓣闭锁

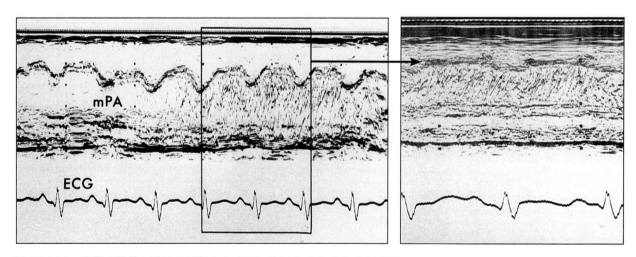

图 2-34-10　胸骨左缘第 3 肋间 M 型超声心动图和外周静脉造影超声心动图

主肺动脉内造影剂的出现和流动如右图所示。即使不使用多普勒超声心动图也可确定主肺动脉内的血流是从后向前的血流，提示其是经由动脉导管而来

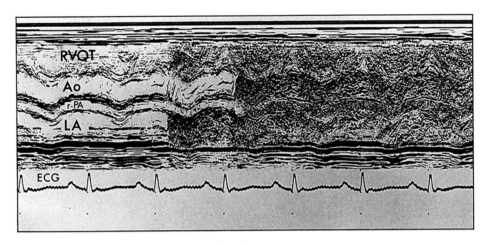

图 2-34-11　外周静脉造影超声心动图的 M 型
　　造影剂出现的顺序为右心室流出道—左心房—主动脉—右肺动脉。推测肺动脉内血流不是来自右心室流出道，而是由主动脉经由动脉导管而来

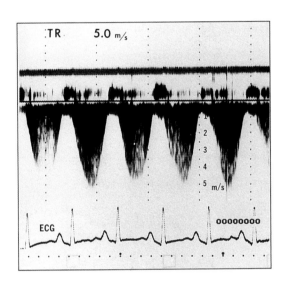

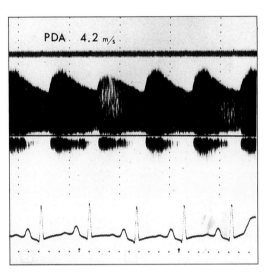

图 2-34-12　三尖瓣关闭不全的连续波多普勒超声心动图

　　最大血流速度为 5.0m/s，根据简化伯努利方程式（右心房压约为 10mmHg）估测右心室压 $= 4 \times 5.0^2 + 10 = 110$mmHg，表明右心室压显著升高

图 2-34-13　动脉导管未闭的连续波多普勒超声心动图

　　动脉导管内的最大分流速度为 4.2m/s，根据简化伯努利方程式，压差 ≈ 71mmHg。综合考虑角度影响和主 - 肺动脉压差达到如此高度，提示肺动脉压非常低

本页缩略语：

Ao	主动脉	LA	左心房	PDA	动脉导管未闭
RVOT	右心室流出道	r-PA	右肺动脉	TR	三尖瓣关闭不全

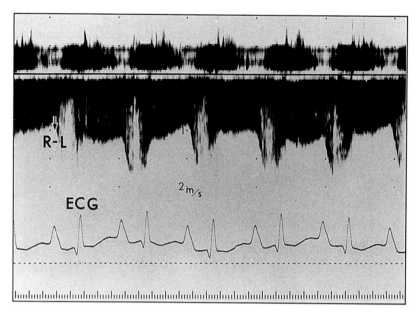

图2-34-14　单纯肺动脉闭锁时心房间交通的脉冲多普勒超声心动图所见

心房间交通口狭小病例：本病右心房内血流唯一的出路为心房间交通。当心房间交通口狭小时，右向左分流的血流速度增快可在 1m/s 以上，频谱形态呈现连续性波形，峰值出现在心房收缩期

第三十五节　主动脉瓣下狭窄

主动脉瓣下狭窄是主动脉瓣下的左心室流出道狭窄，可分为紧邻主动脉瓣下的膜型（membranous type：Kelly Ⅰ型）和距主动脉瓣有一定距离的纤维肌型（fibromuscular type：Ⅱ型）及左心室流出道呈长管状狭窄的隧道型（tunnel type）。

一、主动脉瓣下狭窄的压力曲线

由从左心室到主动脉的动态压力曲线来表示主动脉瓣下的压差。箭头部位为心室压力波形，左心室内存在压差提示是瓣下狭窄和主动脉瓣之间的压力。

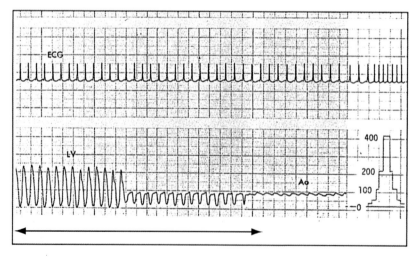

图2-35-1

本页缩略语：							
Ao	主动脉	LV	左心室	R-L	右向左分流	ECG	心电图

二、M 型超声心动图

本病 M 型超声心动图以主动脉瓣收缩早期半关闭（early systolic closure）和收缩期细震颤（systolic fluttering）为特有的征象。主动脉瓣在左心室射血初期由于瓣下高速射流大幅开放，随后高速血流通过主动脉瓣时使其与周围产生压差导致瓣膜呈半关闭状态，而剩余血流通过时，瓣下血流紊乱使瓣膜发生震颤。

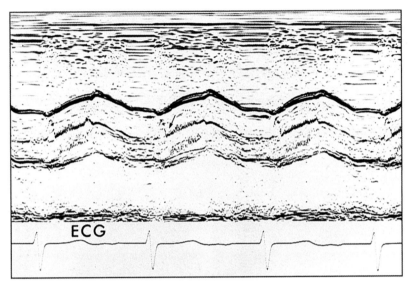

图 2-35-2　膜型主动脉瓣下狭窄的 M 型超声心动图
可见收缩早期半关闭（箭头）及随后的收缩期细震颤

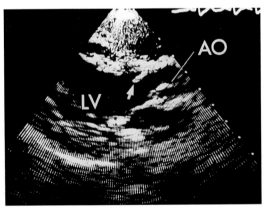

图 2-35-3　膜型主动脉瓣下狭窄的切面超声心动图

胸骨旁左心室长轴切面

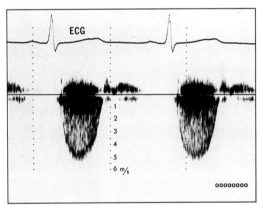

图 2-35-4　膜型主动脉瓣下狭窄的连续波多普勒超声心动图

通过左心室流出道狭窄部位的多普勒超声束上可记录到的最大血流速度为 5.5m/s。膜型主动脉瓣下狭窄时根据简化伯努利方程式估测的压差和实测压差相吻合。5.5m/s 时估测压差为 120mmHg

本页缩略语：					
Ao（AO）	主动脉	LV	左心室	ECG	心电图

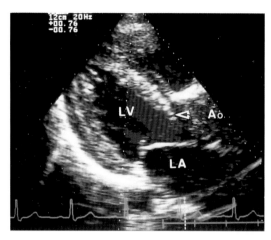

图2-35-5 纤维膜型主动脉瓣下狭窄的彩色多普勒超声心动图

可见与狭窄（箭头）一致的五彩镶嵌血流出现

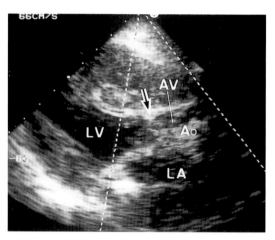

图2-35-6 纤维膜型主动脉瓣下狭窄的彩色多普勒超声心动图

胸骨旁左心室长轴切面：可见收缩期主动脉瓣下出现的五彩镶嵌血流

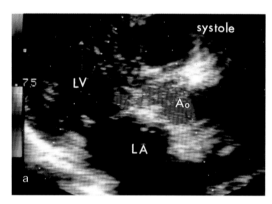

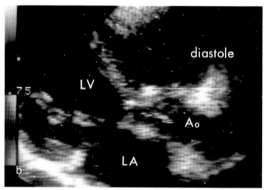

图2-35-7 纤维肌型主动脉瓣下狭窄的彩色多普勒超声心动图

胸骨旁左心室长轴切面

（a）收缩期（systole）、（b）舒张期（diastole）：收缩期可见与主动脉瓣下狭窄一致的五彩镶嵌血流出现，由于舒张期可见主动脉瓣关闭不全，因此容易确认主动脉瓣的关闭位置

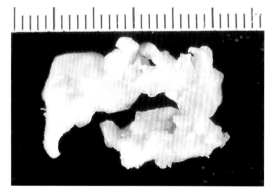

图2-35-8 手术切除的膜型主动脉瓣下狭窄的纤维组织

与图2-35-6同一病例

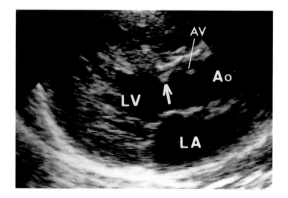

图2-35-9 膜型主动脉瓣下狭窄的切面超声心动图

胸骨旁左心室长轴切面：可明确区分主动脉瓣（AV）和由主动脉瓣下室间隔侧突出的组织（箭头）

本页缩略语：

LV	左心室	Ao	主动脉	AV	主动脉瓣
LA	左心房				

第三十六节　主动脉瓣狭窄

存在先天性主动脉瓣狭窄的疾病。

诊断
(1) 主动脉瓣圆顶征（dooming）
(2) 升主动脉狭窄后扩张（poststenosis dilatation）
(3) 左心室肥厚（concentric LV hypertrophy）
(4) 通过主动脉瓣的血流加速（狭窄射流）

诊断注意要点
(1) 主动脉瓣的数目和融合
(2) 多种途径测量最大血流速度

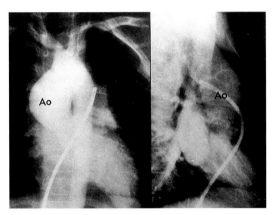

图 2-36-1　主动脉瓣狭窄的血管造影
　　显示主动脉瓣圆顶征形成（箭头）和升主动脉狭窄后扩张

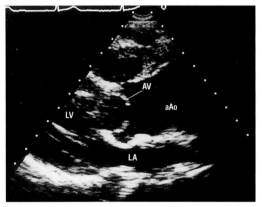

图 2-36-2　主动脉瓣狭窄的切面超声心动图
　　胸骨旁左心室长轴切面：主动脉瓣向主动脉侧呈半圆形突出（圆顶征），瓣上的升主动脉扩张（狭窄后扩张）

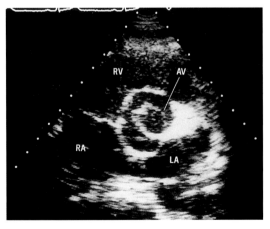

图 2-36-3　主动脉瓣二叶畸形的切面超声心动图
　　胸骨旁主动脉根部短轴切面：没有观察到正常的 3 个主动脉瓣叶，主动脉瓣环内可见 2 个支点，开放时为椭圆形瓣口

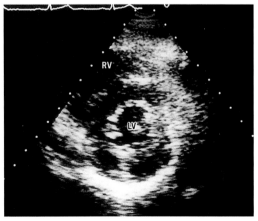

图 2-36-4　主动脉瓣狭窄的切面超声心动图
　　胸骨旁左心室短轴切面：圆形的左心室壁均匀性增厚，提示左心室后负荷增加导致的向心性肥厚

本页缩略语：
Ao　主动脉
AV　主动脉瓣
aAo　升主动脉
LA　左心房
LV　左心室
RA　右心房
RV　右心室

主动脉瓣狭窄的定量评价方法
(1) 主动脉瓣压差的估测：使用连续波多普勒法
(2) 左心室压估测：使用M型超声心动图

一、简化伯努利方程式

图2-36-5为应用连续波多普勒法测量的通过主动脉瓣的最大血流速度。最大血流速度测量时，注意调整速度标尺以获取最大血流频移，速度单位用"m/s"表示。图中测值为4.7m/s。为了以此速度估测压差，将其代入公式 [压差（PG）＝$4V^2$]，$4×4.7^2≈88mmHg$。压力单位以"mmHg"表示。这个公式省略了临床上不必要的项目，是简单实用的推算公式（简化伯努利方程式参考p24）。

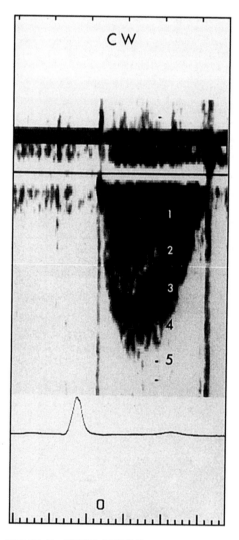

图2-36-5　连续波多普勒法

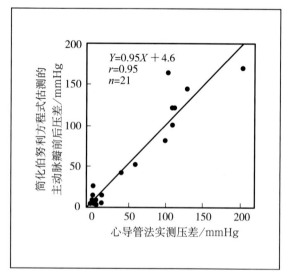

图2-36-6　应用连续波多普勒法，根据简化伯努利方程式估测的主动脉瓣前后压差和心导管法实测压差的比较
可见非常良好的线性相关关系

二、Glanz 公式

图 2-36-7 为主动脉瓣狭窄时左心室乳头肌水平的 M 型超声心动图。在收缩末期（室间隔和左心室后壁最接近的时相）测量左心室内径 Ds 和左心室后壁厚度 Ws，可根据下面公式求出左心室压（Glanz S，et al：Am J Cardiol，1976）。

$$LVP = 225 \times Ws/Ds \cdots \cdots \cdots (3)$$

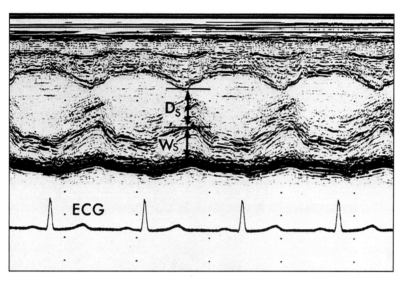

图 2-36-7　左心室压可通过公式 225×Ws/Ds 来估测。在多普勒超声束取样不理想而其他方法可信度低的情况下，可通过本公式粗略估测左心室压

第三十七节　主动脉瓣二叶畸形

从 M 型超声心动图上根据主动脉瓣的开放程度来估测狭窄程度的方法可信度低，原因如图 2-37-1 所示。当主动脉瓣狭窄导致圆顶征形成时，如果超声束横切主动脉瓣根部，那么无论狭窄程度如何，瓣膜看起来开放幅度正常（a），而当超声束横切瓣尖附近时则可能会低估狭窄程度（b）。

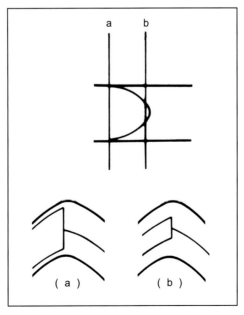

图 2-37-1

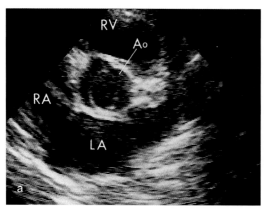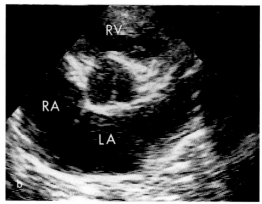

图 2-37-2　主动脉瓣二叶畸形（先天性主动脉瓣二叶）的切面超声心动图

（a）收缩期、（b）舒张期：可见主动脉瓣在右冠瓣 - 左冠瓣交界处（前）和左冠瓣 - 无冠瓣（后）交界处这两点间开放运动，提示左冠瓣 - 无冠瓣交界处发育不全或交界处明显粘连

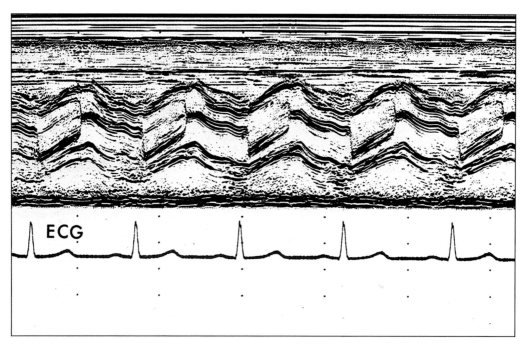

图 2-37-3　主动脉瓣狭窄的 M 型超声心动图

收缩期主动脉瓣不能完全开放导致瓣叶不能贴近主动脉壁，收缩期和舒张期均可见瓣叶的多重回声

第三十八节　新生儿重症主动脉狭窄

图 2-38-1 为新生儿重症主动脉狭窄病例的图像。与儿童和成年人主动脉瓣狭窄不同点是左心室长轴切面上左心室也呈圆形扩大。与扩张型心肌病明显不同的是没有心肌变薄，左心室壁呈向心性肥厚。本病首先是左心室壁对后负荷增加（瓣狭窄）的反应性向心性肥厚，随后因超过其代偿能力引起左心室腔扩大，称为后负荷不匹配。通过认真观察这个特点，可以看出其与扩张型心肌病、心内膜弹力纤维症是明显不同的。

可观察到的主动脉瓣的异常包括瓣叶增厚、交界粘连等。

本页缩略语：					
Ao	主动脉	LA	左心房	RA	右心房
RV	右心室	ECG	心电图		

诊断
(1) 主动脉瓣形态异常
(2) 主动脉瓣开放受限
(3) 不伴左心室心肌变薄的左心室腔扩大

诊断注意事项
(1) 合并二尖瓣关闭不全：多发
(2) 通过主动脉瓣的最大血流速度有时也可不增快

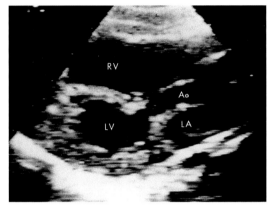

图 2-38-1　左心室长轴切面：左心室内腔呈圆形扩大，但左心室壁没有变薄

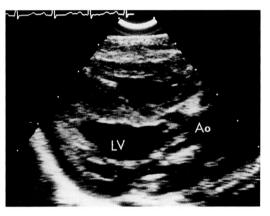

图 2-38-2　主动脉瓣回声增强，开放受限，左心室扩大合并左心室向心性肥厚

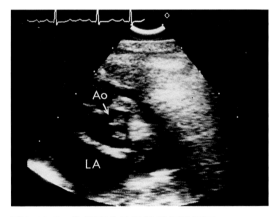

图 2-38-3　胸骨旁主动脉根部短轴切面
　　瓣叶区分困难，中央偏左侧可见小的圆形瓣口，瓣叶明显增厚

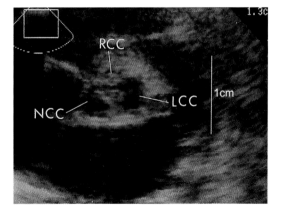

图 2-38-4　用 zoom 功能显示主动脉瓣的放大图像（与图 2-38-3 不同病例）
　　可区分 3 个瓣叶，右冠瓣发育小、瓣叶增厚，为功能二叶畸形的病例

本页缩略语：

Ao	主动脉	NCC	无冠瓣	LA	左心房
LCC	左冠瓣	RCC	右冠瓣	LV	左心室
RV	右心室				

第三十九节　主动脉瓣上狭窄

主动脉瓣上狭窄是主动脉瓣远心端（主动脉瓣上）存在狭窄的畸形。狭窄部位通常紧邻冠状动脉发出后的Valsalva窦上方。

诊断
(1) 切面超声心动图：胸骨旁左心室流出道－升主动脉长轴切面，狭窄部位的形态
(2) 彩色多普勒法：胸骨旁左心室流出道－升主动脉长轴切面，五彩镶嵌血流
(3) 多普勒法：胸骨旁左缘下部，心尖部左心室长轴切面，狭窄部位的射流

诊断注意事项
(1) 沙漏型、发育不良型压差有高估倾向
(2) 常伴左冠状动脉扩张

分型
(1) 隔膜型（membranous type）
(2) 沙漏型（hourglass type）
(3) 发育不良型（hypoplastic type）

可应用HPRF法和连续波多普勒法测量狭窄部位射流的最大血流速度来估测压差。沙漏型、发育不良型有高估倾向。

本病多合并Williams综合征，此时多伴有肺动脉分支狭窄。

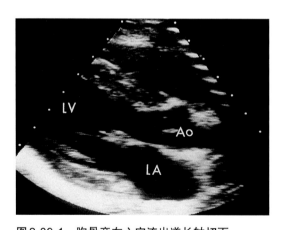

图2-39-1　胸骨旁左心室流出道长轴切面

紧邻主动脉Valsalva窦以上的主动脉内径迅速减小，本例为沙漏型

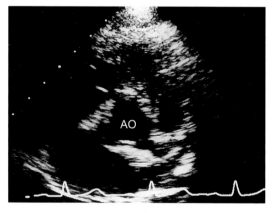

图2-39-2　胸骨旁主动脉短轴切面

可见左冠状动脉扩张，可能与左心室肥厚时冠状动脉血流增加及Valsalva窦内血压增高有关。其是本病较常见的特征表现之一

本页缩略语：

Ao（AO）	主动脉	LA	左心房	LV	左心室

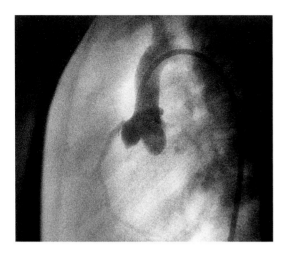

图2-39-3　主动脉瓣上狭窄的血管造影

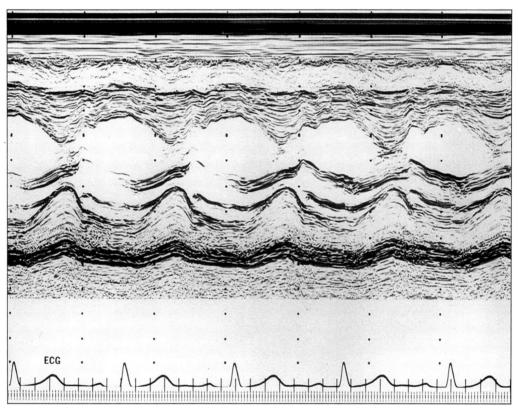

图2-39-4　M型超声心动图

由于主动脉瓣上狭窄为左心室后负荷性疾病，因此表现为左心室向心性肥厚。如果没有引起心功能不全，可根据 Glanz 公式估测左心室压。本例 Ws = 20mm，Ds = 19mm，根据 Glanz 公式［公式（3）］估测左心室压（LVP）= 225×20/19 ≈ 237mmHg

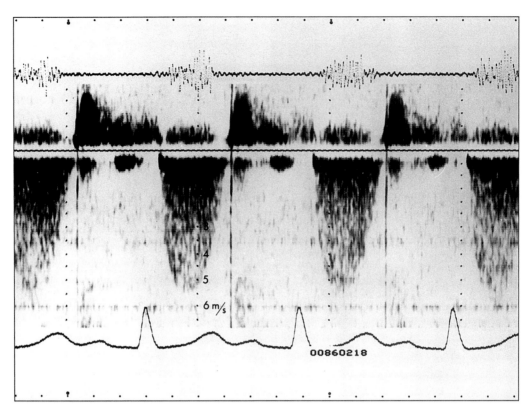

图2-39-5 心尖部左心室长轴切面、超声束通过瓣上狭窄部位的连续波多普勒法
可记录到的最大血流速度为 5.5m/s，根据简化伯努利方程式估测压差为 $4×5.5^2 = 120$mmHg，心导管检查实测值为 80mmHg，这种方法高估了压差

第四十节　主动脉缩窄

主动脉缩窄是主动脉弓以远的主动脉发生的狭窄。本来，主动脉峡部（isthmus）相对于其他部位内径有缩窄的倾向，如果其前后部位间存在压差则为病理状态。

诊断
(1) 胸骨上窝主动脉弓切面：主动脉弓的形态
(2) 胸骨左缘（左位主动脉弓的情况）第2肋间降主动脉长轴切面
(3) 胸骨上窝通过缩窄部位的血流加速：连续波多普勒法可见二重浓淡波形（double density）
(4) 剑突下降主动脉长轴切面：彩色多普勒法

* 合并室间隔缺损为复杂主动脉缩窄，参考室间隔缺损的内容。

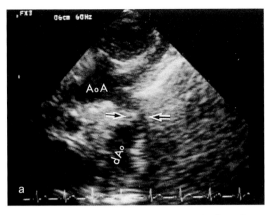
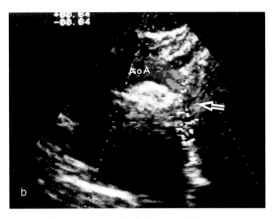

图2-40-1　胸骨上窝主动脉弓切面的超声心动图（a）和同切面的彩色多普勒超声心动图（b）

　　主动脉弓在发出左锁骨下动脉分支以后的部分变窄（箭头）而发生缩窄。彩色多普勒法可见与缩窄部位一致的五彩镶嵌血流出现（箭头）

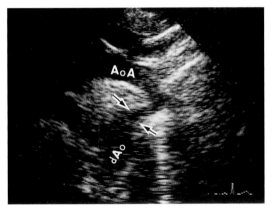

图2-40-2　单纯主动脉缩窄的切面超声心动图

　　胸骨上窝主动脉弓切面：可显示缩窄部位（箭头）位于主动脉弓向降主动脉移行的附近，和动脉导管连接的部分可见狭窄后扩张

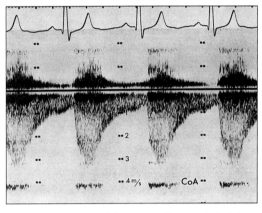

图2-40-3　胸骨上窝切面上超声束通过缩窄部位的连续波多普勒超声心动图

　　可见超过3m/s的高速血流和1m/s血流的二重浓淡（double density）波形。1m/s的血流为缩窄前主动脉弓内的血流，高速血流表明缩窄部位的血流有加速。应用连续波多普勒法可探测到能显示2种血流信号的二重浓淡波形

图2-40-4　胸骨上窝主动脉弓切面

　　可观察到主动脉弓3个分支的血流，其远端的主动脉可见缩窄。左锁骨下动脉下壁向主动脉弓内突出可见于主动脉弓离断（Celoria & Patton A 型，参考p188）的特殊病例

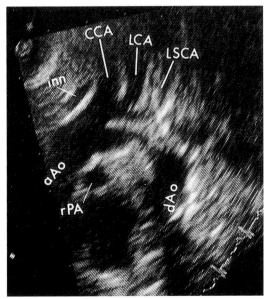

本页缩略语：			
AoA	主动脉弓	aAo	升主动脉
CCA	颈总动脉	dAo	降主动脉
inn	无名静脉	LCA	左冠状动脉
LSCA	左锁骨下动脉	rPA	右肺动脉
CoA	主动脉缩窄		

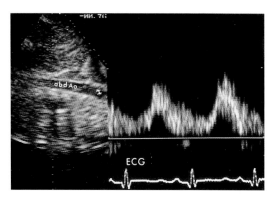

图2-40-5 剑突下降主动脉血流的脉冲多普勒超声心动图

将探头置于剑突下，用脉冲多普勒法观察腹主动脉的血流。特征性表现为收缩期最大速度达峰时间（血流峰值后移）延长和舒张期下降支的血流减速变慢

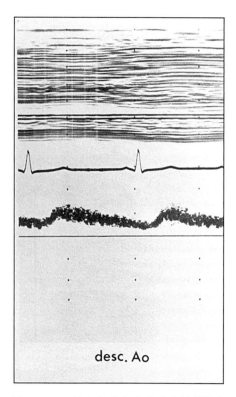

图2-40-6 缩窄程度和血流减速的缓慢程度明显相关

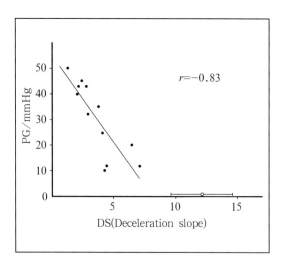

图2-40-7 腹主动脉血流的下降支减慢速度和主动脉缩窄压差之间呈负相关，与正常人（O±SD）比较显著减低

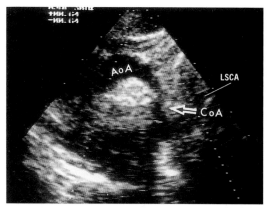

图2-40-8 主动脉缩窄伴左锁骨下动脉起始异常的切面超声心动图

胸骨上窝主动脉弓切面：箭头示缩窄部位，左锁骨下动脉起自狭窄远端

本页缩略语：					
abd.Ao	腹主动脉	AoA	主动脉弓	LSCA	左锁骨下动脉
CoA	主动脉缩窄	ECG	心电图	desc.Ao	降主动脉

第四十一节 主动脉瓣闭锁

主动脉瓣闭锁指主动脉瓣闭锁的疾病，作为左心发育不良的一部分出现（左心发育不良参考 p228）。

主动脉瓣闭锁＋二尖瓣闭锁的主动脉弓血流

心内血流参考左心发育不良的内容。

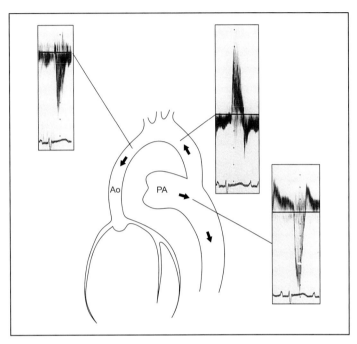

图2-41-1 主动脉瓣闭锁时，肺动脉血流经由大的未闭动脉导管进入降主动脉的同时，逆行至主动脉弓而为升主动脉供血。升主动脉细小，其根部的冠状动脉分支由主动脉弓逆行血流供血

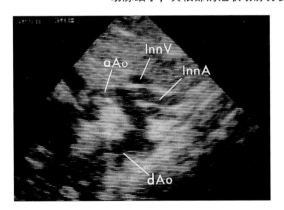

图2-41-2 胸骨右缘上部可显示主动脉的切面
　　主动脉弓在颈部动脉分支部位较粗，升主动脉内径迅速变窄。本例升主动脉内径约为3mm

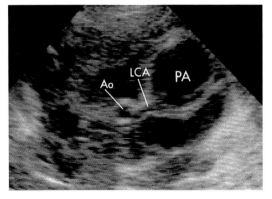

图2-41-3 主动脉根部短轴切面
　　未见主动脉瓣的活动。与左前方粗大的肺动脉相比，主动脉呈圆形，内径约为肺动脉的1/7。可显示发自主动脉的冠状动脉分支

本页缩略语：

Ao	主动脉	aAo	升主动脉	dAo	降主动脉
InnA	无名动脉	LCA	左冠状动脉	PA	肺动脉
InnV	无名静脉				

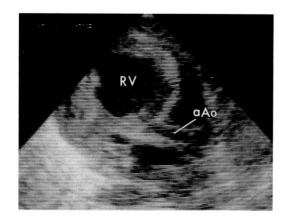

图2-41-4 升主动脉长轴切面

与通常的左心室流出道长轴切面不同，主动脉的根部显示十分困难。升主动脉和小的左心室不能显示在同一切面上是由于两者没有位于同一断面上

第四十二节 主动脉弓离断

主动脉弓离断是主动脉弓与降主动脉没有连续而离断的疾病。

一、分型

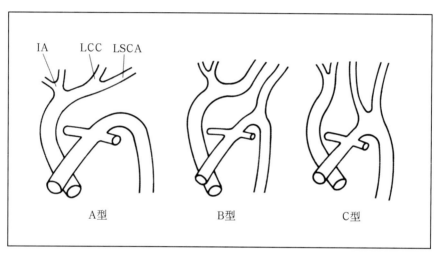

图2-42-1 Celoria & Patton 分型

（Celoria GC，Patton RB：Am Heart J，1959）

二、血流动力学

体循环静脉血经右心房、右心室进入肺动脉循环，同时通过粗大的未闭动脉导管进入降主动脉。进入肺动脉的血液氧合后回流入左心房，从左心室到升主动脉射出。但由于主动脉弓离断，在（左位主动脉弓时）A型左锁骨下动脉、B型左颈动脉、C型右颈总动脉位置中断了从左心室来的血液供应。这些部位远端靠主肺动脉经未闭动脉导管逆行供血。通常本病合并大的室间隔缺损，使左心室内的动脉血容易经右心室到肺动脉，为下半身提供氧化血。这种动静脉血不能充分混合的情况使下半身的血氧饱和度降低，仅下肢出现发绀，称为差异性发绀（differential cyanosis）。

本页缩略语：				
aAo	主动脉弓	RV	右心室	LCC 主动脉左冠窦
LSCA	左锁骨下动脉	IA	无名动脉	

差异性发绀的表现形式：A 型双上肢和头部血氧饱和度高，下肢血氧饱和度低；B 型右上肢和头部血氧饱和度高，左上肢和下肢血氧饱和度低；C 型右上肢、右侧头部血氧饱和度高，左侧头部和左上肢、下肢血氧饱和度低。通常大的室间隔缺损引起的肺动脉高压，不会导致上下肢出现压差。但如果室间隔缺损小或动脉导管有闭锁倾向时则会导致上下肢出现压差。

表 2-42-1　病理分型频度

分型	A	B	C（%）
Van Praagh	42	53	4
东京女子医科大学心研所	72	28	0

（Van Praagh: AM J Cardiol 1971）

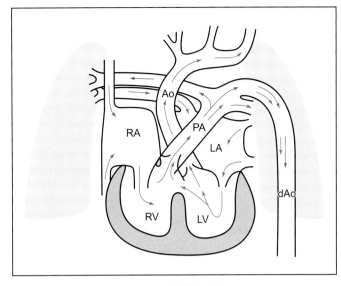

图 2-42-2　Celoria & Patton 分型的 A 型

诊断
（1）胸骨旁主动脉弓切面
（2）胸骨上窝主动脉弓切面
（3）胸骨左缘上部矢状切面（可显示动脉导管的切面）

诊断注意事项
（1）头部动脉 3 个分支很难在同一切面上同时显示
（2）确认锁骨下动脉是要点

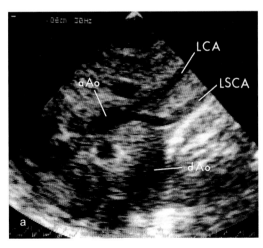
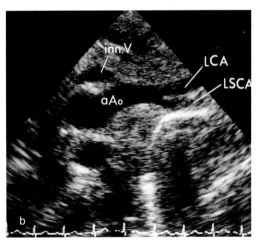

图 2-42-3　主动脉弓离断（A 型）的切面超声心动图
　　胸骨上窝主动脉弓切面（a）和胸骨右缘上部矢状切面（b）：可显示升主动脉与左颈总动脉、左锁骨下动脉连续。头部动脉的 3 个分支在同一切面上同时显示非常少见。这些病例经常可在同一切面上显示从升主动脉到左锁骨下动脉和左颈总动脉

本页缩略语：

Ao	主动脉	aAo	主动脉弓	dAo	降主动脉
inn.V	无名静脉	LA	左心房	LV	左心室
LCA	左冠状动脉	LSCA	左锁骨下动脉	PA	肺动脉
RA	右心房	RV	右心室		

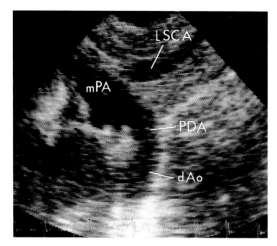

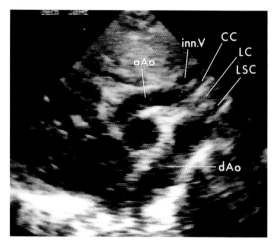

图2-42-4 主动脉弓离断（A型）的切面超声心动图

胸骨左缘上部矢状切面：可见从主肺动脉经粗大的动脉导管的径路。这条通路和左颈总动脉没有交通

图2-42-5 主动脉弓离断（B型）的切面超声心动图

胸骨右缘上部可显示主动脉弓的切面：无名动脉和左颈总动脉发自升主动脉，左锁骨下动脉与降主动脉相连接

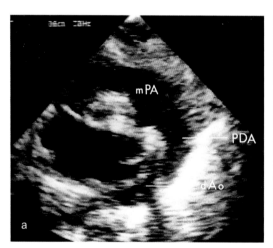

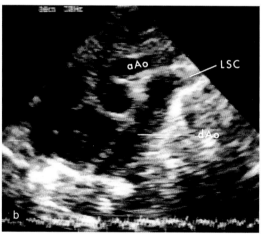

图2-42-6 主动脉弓离断（B型）的切面超声心动图

胸骨左缘上部矢状切面（与图2-42-5同一病例）

（a）可显示从主肺动脉经粗大动脉导管到降主动脉的路径（PDDT）；（b）向左侧倾斜后的切面上可显示起始于降主动脉的左锁骨下动脉

本页缩略语：					
aAo	升主动脉	LC	左颈总动脉	LSCA	左颈总动脉
CC	颈总动脉	LSC	左锁骨下动脉	dAo	降主动脉
mPA	主肺动脉	inn.V	无名静脉	PDA	动脉导管未闭

第四十三节　川　崎　病

　　川崎病（急性皮肤黏膜淋巴结综合征）的冠状动脉病变，通常如图2-43-1所示，在切面超声心动图上可观察右冠状动脉的1～3段（AHA分段）、左冠状动脉主干（5段）到左前降支近段（6段）、回旋支近段（11段）。

　　可以用7个切面来描述系统显示冠状动脉的方法（Satomi G，et al：Am Heart J，1984）。

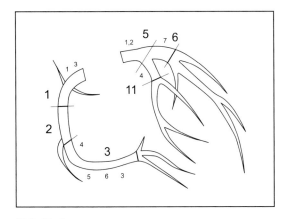

图2-43-1

图2-43-2　主动脉根部短轴切面

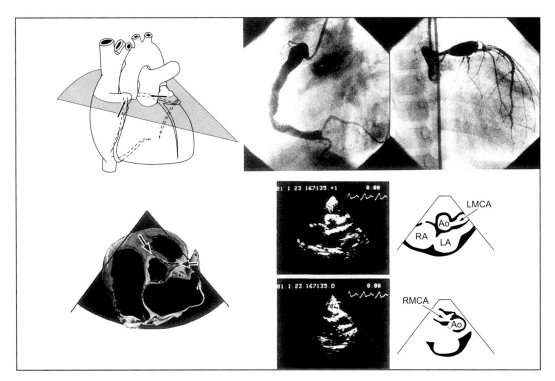

图2-43-3　切面1 主动脉根部短轴切面
　　中心圆形的为主动脉，2～3点方向为左冠状动脉主干（5段）、10～11点方向为右冠状动脉起始部（1段）

本页缩略语：						
Ao	主动脉	LAD	左前降支	LA	左心房
RA	右心房	LCX	左回旋支		
RCA（RMCA）	右冠状动脉（1段）	LMT（LMCA）	左主干		

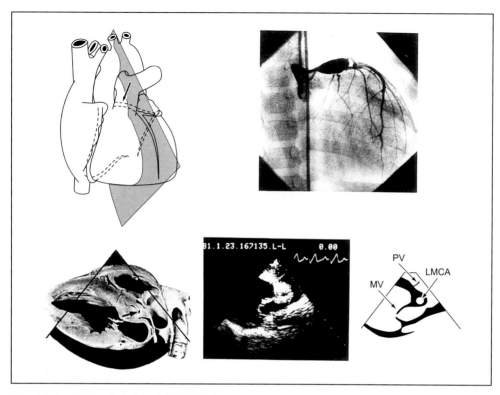

图2-43-4　切面2右心室流出道长轴切面

同时包含肺动脉瓣和二尖瓣的切面上,可显示呈圆形的左冠状动脉主干(5段)短轴

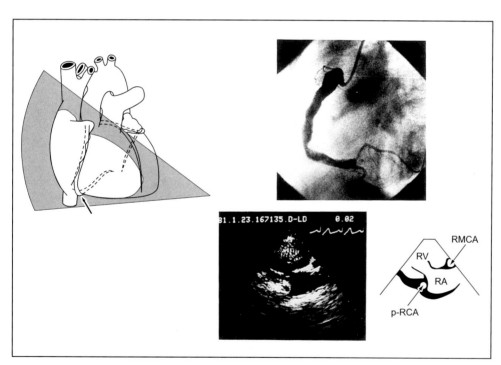

图2-43-5　切面3右心室流入道长轴切面

将探头从切面2原位向右侧倾斜可获得本切面。前方的房室间沟内为右冠状动脉起始部(1段),后方的房室间沟内呈圆形的为右冠状动脉远段(3段)。再向右侧倾斜,前后圆形回声变成椭圆形回声相连接,相当于2段

本页缩略语:

LMCA	左主干
MV	二尖瓣
PV	肺动脉瓣
p-RCA	右冠状动脉远段
RA	右心房
RMCA	右冠状动脉
RV	右心室

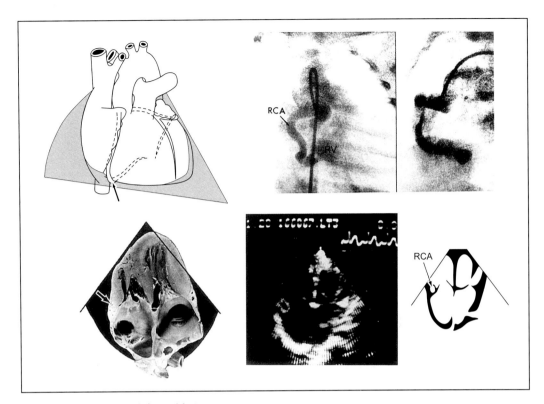

图2-43-6　切面4 心尖部四腔切面

可显示右侧房室间沟内的右冠状动脉2段和左侧房室间沟内的左冠状动脉回旋支近心段11段

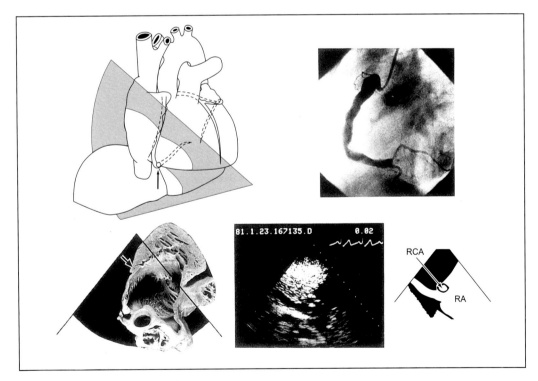

图2-43-7　切面5 剑突下矢状切面

在下腔静脉与右心房的连接部位前方可见右心房和右心室的房室间沟，其内的圆形回声为右冠状动脉远段（3段）。这个切面左右倾斜可观察冠状动脉的宽度

本页缩略语：

| RA | 右心房 | RCA | 右冠状动脉 | RV | 右心室 |

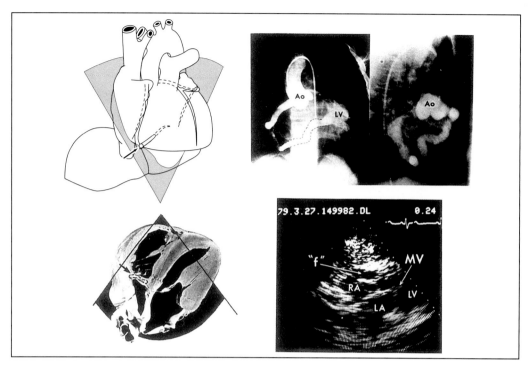

图2-43-8　切面6剑突下冠状切面

　　与切面5呈直角的切面。从剑突下四腔切面向背侧倾斜扫查时，右心房、右心室腔逐渐变小，在此期间可观察到房室间沟内走行的右冠状动脉远段（3段）

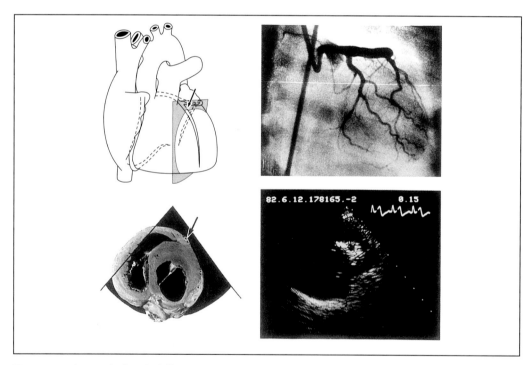

图2-43-9　切面7左外侧胸壁获取的左心室短轴切面

　　探头置于胸骨左缘第3肋间最外侧获取近似矢状切面。这个切面几乎不含右心室而只有左心室短轴切面。这时呈圆形的左心室短轴切面1～2点方向可显示的圆形回声为左冠状动脉前降支近段（6段）

本页缩略语：					
Ao	主动脉	RA	右心房	LA	左心房
LV	左心室	MV	二尖瓣		

	1 段	2 段	3 段
敏感性	100%	75%	100%
特异性	92.3%	96.6%	100%
	5 段	6 段	11 段
敏感性	100%	100%	100%
特异性	100%	100%	100%

图 2-43-10

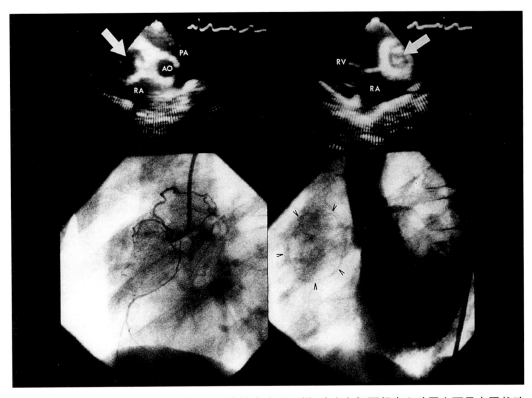

图 2-43-11　血管造影和超声心动图所观察的内容不一样。（上）切面超声心动图上可见右冠状动脉起始部钙化伴巨大冠状动脉瘤。（下）血管造影显示右冠状动脉完全闭塞。因此可以说，切面超声心动图观察血管外壁而血管造影观察血管内腔

将这些切面组合应用，多切面观察冠状动脉的同一部位就可以了解冠状动脉的立体形态。

本页缩略语：

Ao（AO）	主动脉	PA	肺动脉	RA	右心房
RV	右心室				

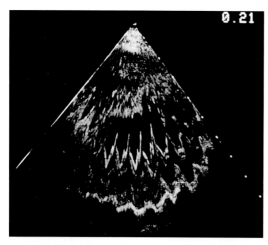

图2-43-12 陈旧性心肌梗死病例的切面超声心动图

记波图：将取样线缓慢扫描的同时获取的切面超声心动图可显示心室壁运动减低的部位。本病例室间隔后半部分运动显著减低，与其相对应的后壁运动增强

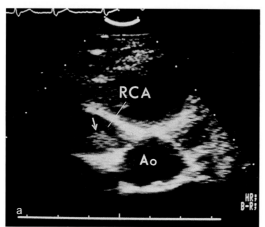
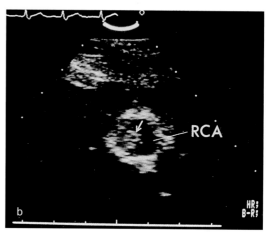

图2-43-13 右冠状动脉瘤内显示血栓回声（箭头）

（a）主动脉根部短轴切面（切面1）；（b）右心室流入道长轴切面（切面3）

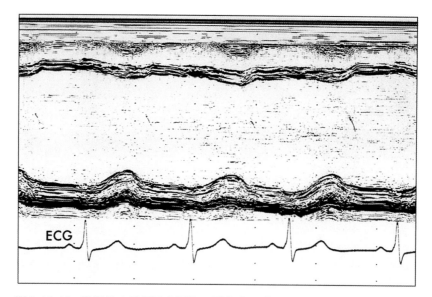

图2-43-14 陈旧性心肌梗死病例的M型超声心动

可见室间隔变薄、运动减低、左心室扩大

本页缩略语：

| Ao | 主动脉 | RCA | 右冠状动脉 | ECG | 心电图 |

第四十四节　BWG综合征

一、左冠状动脉起源于肺动脉

BWG综合征是左冠状动脉没有起源于主动脉而是异常起源于肺动脉的疾病。出生后由于肺动脉压力下降而导致左冠状动脉血流减少，其供血区域发生缺血。然后侧支循环发育，从右冠状动脉的侧支循环流向左冠状动脉、肺动脉造成左向右分流。由于缺血多合并乳头肌功能不全和二尖瓣关闭不全。

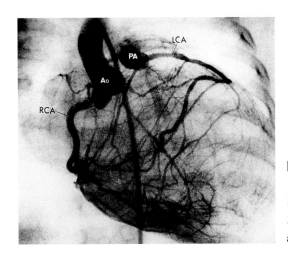

图2-44-1　BWG综合征的血管造影

从升主动脉造影，可见中度扩张的右冠状动脉发出侧支循环到左冠状动脉、主肺动脉的血管造影影像。左心室心尖部成了不显示血管的无血管区域（avascular area）

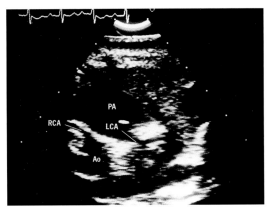

图2-44-2　BWG综合征的切面超声心动图

胸骨旁第2肋间主动脉短轴切面：将探头置于较通常位置稍高部位扫查可显示主肺动脉附近的大动脉短轴切面，注意观察可显示左冠状动脉起源于肺动脉后壁，右冠状动脉正常起源于主动脉。左向右分流多时可见右冠状动脉扩张

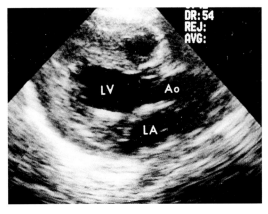

图2-44-3　BWG综合征的切面超声心动图

胸骨旁左心室长轴切面：可见乳头肌功能不全导致的二尖瓣明显脱垂

本页缩略语：					
Ao	主动脉	LV	左心室	LA	左心房
PA	肺动脉	LCA	左颈总动脉	RCA	右冠状动脉

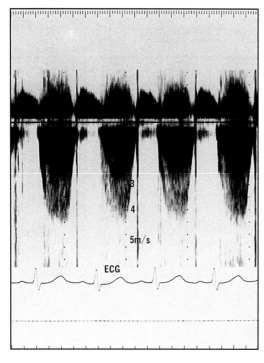

图2-44-4　BWG综合征的多普勒超声心动图
　　将取样容积置于二尖瓣上的左心房内，应用脉冲
多普勒法可探查到二尖瓣关闭不全的高速反流信号

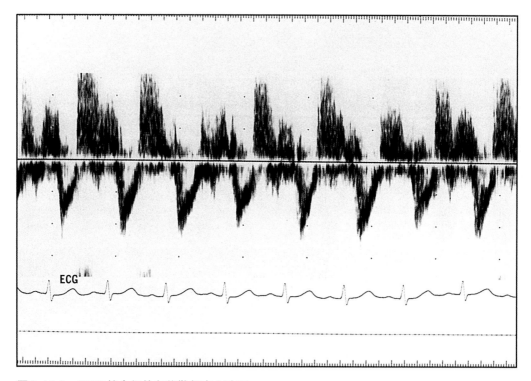

图2-44-5　BWG综合征的多普勒超声心动图
　　将取样容积置于主肺动脉内，应用脉冲多普勒法可探查到收缩期前向血流和舒张期紊乱血流，其为
左冠状动脉向主肺动脉的左向右分流

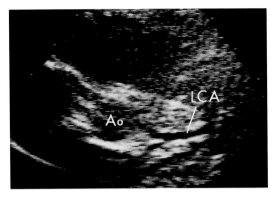

图2-44-6　看似冠状动脉正常起源的BWG综合征病例

切面超声心动图上尽管左冠状动脉看起来明确起源于主动脉，但实际是 BWG 综合征的病例。推测这可能与看到的是横窦（transverse sinus）或左冠状动脉走行接近主动脉时在紧邻主动脉处以锐角转向肺动脉方向而注入肺动脉有关

图2-44-6为假阴性病例。切面超声心动图上BWG综合征的确诊是发现左冠状动脉起源于肺动脉。即便看上去左冠状动脉起源于主动脉，但单靠此点不能完全排除本病。

二、BWG 综合征的多普勒超声心动图

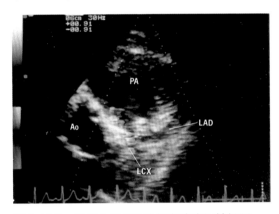

图2-44-7　胸骨左缘第2肋间主动脉短轴切面

可见异常起源于肺动脉的左冠状动脉，冠状动脉内的血流逆行进入肺动脉，为橘色血流信号。彩色多普勒法能容易显示左冠状动脉内的高速血流信号，诊断比较容易

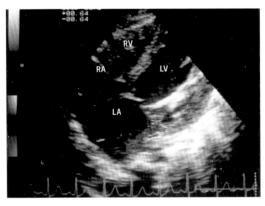

图2-44-8　胸骨旁四腔切面（二尖瓣水平）

二尖瓣反流的五彩镶嵌血流冲向左心房后壁，左心房扩大

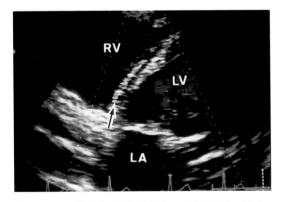

图2-44-9　胸骨旁四腔切面（二尖瓣背侧水平）

可见沿室间隔内向下走行的橘色血流信号（箭头）

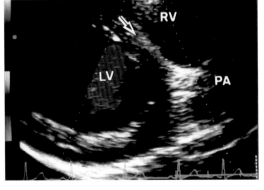

图2-44-10　胸骨旁右心室流出道长轴切面

可显示在开口十肺动脉之前，左冠状动脉沿肺动脉下壁附近走行的蓝色血流信号（箭头）

本页缩略语：					
Ao	主动脉	LAD	左冠脉前降支	PA	肺动脉
LA	左心房	RA	右心房	LCX	左冠状动脉回旋支
LCA	左颈总动脉	LV	左心室	RV	右心室

第四十五节　冠状动脉瘘

　　冠状动脉瘘是指左冠状动脉或右冠状动脉和右心房、右心室、左心房、左心室腔中的任何一个腔之间形成瘘（fistula）的疾病。开口于右心系统和左心房时为连续性分流，开口于左心室时为舒张期分流。

　　形成瘘的冠状动脉显著扩张。用川崎病章节中提及的方法来系统追踪扩张的冠状动脉的走行，大体能够预测分流的部位。应用彩色多普勒成像能够显示心房或心室开口处加速的分流血流使得诊断变得容易。

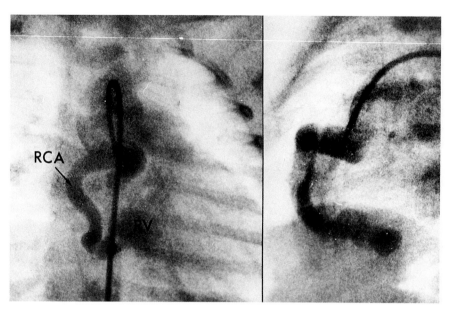

图2-45-1　右冠状动脉右心室瘘的血管造影

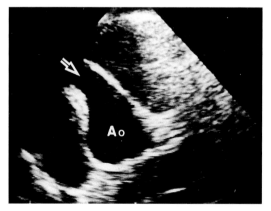

图2-45-2　右冠状动脉右心室瘘的切面超声心动图

　　主动脉根部短轴切面：在圆形主动脉的10点或11点位置可观察到扩张的右冠状动脉（箭头）

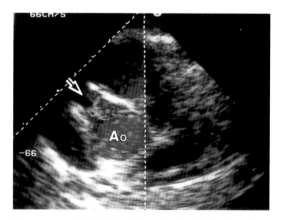

图2-45-3　右冠状动脉右心室瘘的彩色多普勒超声心动图

　　主动脉根部短轴切面：扩张的右冠状动脉（箭头）内可见彩色血流信号

本页缩略语：

Ao	主动脉	RCA	右冠状动脉

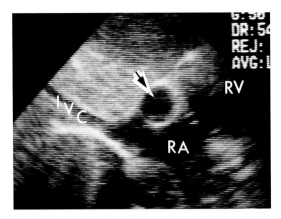

图 2-45-4 右冠状动脉右心室瘘的切面超声心动图

剑突下矢状切面：可观察到在膈肌面的房室沟内走行的右冠状动脉 3 段的圆形横断面

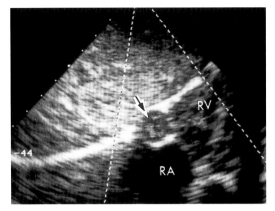

图 2-45-5 右冠状动脉右心室瘘的彩色多普勒超声心动图

剑突下矢状切面（与图 2-45-4 同一切面）：扩张呈圆形的冠状动脉内的血流以彩色信号表示（箭头处为扩张的 3 段）

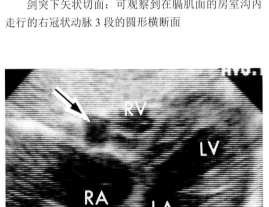

图 2-45-6 右冠状动脉右心室瘘的切面超声心动图

肋弓下四腔切面：扩张的右冠状动脉稍微变粗后开口于右心室

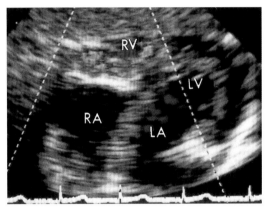

图 2-45-7 右冠状动脉右心室瘘的彩色多普勒超声心动图

肋弓下四腔切面（与图 2-45-6 同一切面）：可观察到从扩张的圆形结构到右心室内的五彩镶嵌血流信号

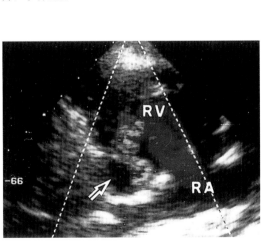

图 2-45-8 右冠状动脉右心室瘘的彩色多普勒超声心动图

胸骨旁矢状切面（右心室流出道切面）：在后房室间沟位置分流到右心室的五彩镶嵌血流信号

本页缩略语：

IVC	下腔静脉	LA	左心房	LV	左心室
RA	右心房	RV	右心室		

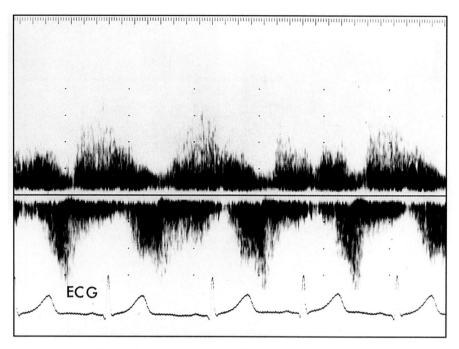

图2-45-9　右冠状动脉右心室瘘的连续波多普勒超声心动图
　　受多普勒超声束和冠状动脉开口部位成角大及随心动周期大幅度运动等因素影响，分流表现为在基线两侧分布的、连续性紊乱血流波形

第四十六节　三尖瓣闭锁

　　三尖瓣闭锁是指三尖瓣和右心室之间交通中断的闭锁疾病，可分为不合并大动脉转位型（Ⅰ型）和合并大动脉转位型（Ⅱ型）两类。Kieth & Edwards 分类方法应用广泛。

Kieth & Edwards分型
Ⅰ型：三尖瓣闭锁不合并大动脉转位
　　（a）伴肺动脉闭锁
　　（b）伴肺动脉狭窄
　　（c）不伴肺动脉狭窄
Ⅱ型：三尖瓣闭锁合并大动脉转位
　　（a）伴肺动脉闭锁
　　（b）伴肺动脉狭窄
　　（c）不伴肺动脉狭窄
Ⅲ型：L襻心合并静脉侧房室瓣闭锁

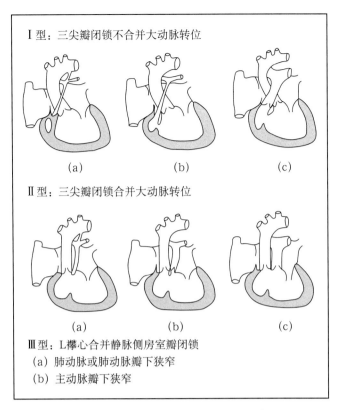

I型：三尖瓣闭锁不合并大动脉转位

(a)　　　　　　　(b)　　　　　　　(c)

II型：三尖瓣闭锁合并大动脉转位

(a)　　　　　　　(b)　　　　　　　(c)

III型：L襻心合并静脉侧房室瓣闭锁

(a) 肺动脉或肺动脉瓣下狭窄
(b) 主动脉瓣下狭窄

图 2-46-1　三尖瓣闭锁的 Kieth & Edwards 分型

血流动力学

体循环静脉血回流入右心房，通过右心房的唯一出口即心房间交通（房间隔缺损）流向左心房。其与左心房内的动脉血混合流向左心室，混合动静脉血经主动脉和肺动脉射出。主动脉血氧饱和度的高低，与回流入左心房的动脉血量直接相关，而回流入左心房的动脉血量与有无肺动脉狭窄及狭窄程度相关。

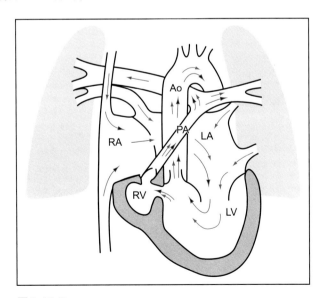

图 2-46-2

本页缩略语：

Ao	主动脉	LA	左心房	LV	左心室
PA	肺动脉	RA	右心房	RV	右心室

诊断

(1) 心尖部四腔切面

房间隔和室间隔排列异常（malalignment）

从右心房到右心室的房室连接中断

右心房扩大

球室孔（bulboventricular foramen，BVF）

(2) 胸骨旁主动脉短轴切面：大动脉的位置关系（有无合并大动脉转位）

(3) 大动脉长轴切面：有无肺动脉狭窄、有无肺动脉狭窄后扩张

诊断注意事项

(1) 球室孔（bulboventricular foramen，BVF）的大小

心尖部四腔心切面

胸骨旁心室短轴切面

有必要利用含流出道的心室长轴切面进行立体评价

(2) 二尖瓣关闭不全：有必要应用多普勒法观察有无二尖瓣关闭不全。应用彩色多普勒法可以在短时间内对反流程度进行半定量评估

(3) 心房间交通：心房间交通是本病生存不可缺少的条件。心房间交通不畅时可出现右心房扩大、上下腔静脉扩张、肝淤血，同时心房间交通的多普勒法血流波形有特征性，表现为连续性右向左分流，最大血流速度发生在心电图上P波和QRS波群之间的心房收缩期

(4) 有无合并大动脉转位

(5) Ⅱ型时可合并心耳并列（juxtaposition of atrial appendages）

*心耳并列参照p235

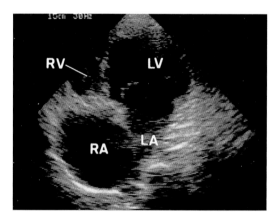

图2-46-3 心尖部四腔切面
　　可见房间隔和室间隔排列异常，房间隔从右心房侧向左心房侧凸出

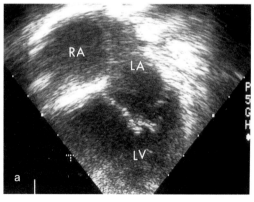

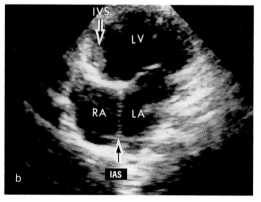

图2-46-4 三尖瓣闭锁的心尖部四腔切面
　　房间隔和室间隔明显不在一条直线上表示排列异常。其结果是作为流出道的右心室狭小。必须存在心房间交通，通常房间隔由右心房侧向左心房侧凸出。a为上下反转图像；b为标准心尖部四腔切面
　　a. 上下观

本页缩略语：	
IAS	房间隔
IVS	室间隔
LA	左心房
LV	左心室
RA	右心房
RV	右心室

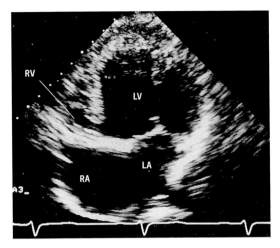

图 2-46-5　三尖瓣闭锁的心尖部四腔切面
　　可见房间隔和室间隔排列异常。存在大房间隔缺损，闭锁的三尖瓣下方可见室间隔缺损

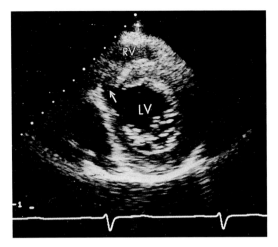

图 2-46-6　胸骨旁短轴切面
　　前方为狭小的右心室流出道，后方为扩大的左心室。室间隔后方可见球室孔（箭头为室间隔缺损）

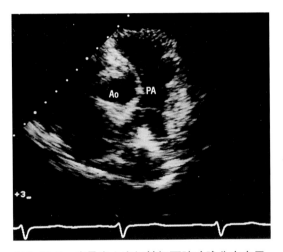

图 2-46-7　胸骨旁心室短轴切面肺动脉分支水平
　　肺动脉在主动脉左前方发出并有左右分支，可确认为正常的大动脉关系（分段诊断法参考 p13）。为 TA Ⅰ 型

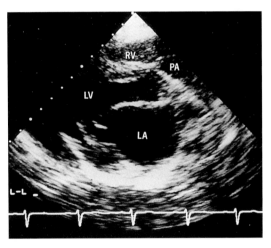

图 2-46-8　胸骨旁右心室流出道长轴切面
　　在能显示流出道长轴方向的切面上可见室间隔下方的缺损

本页缩略语：					
Ao	主动脉	LV	左心室	PA	肺动脉
RA	右心房	LA	左心房	RV	右心室

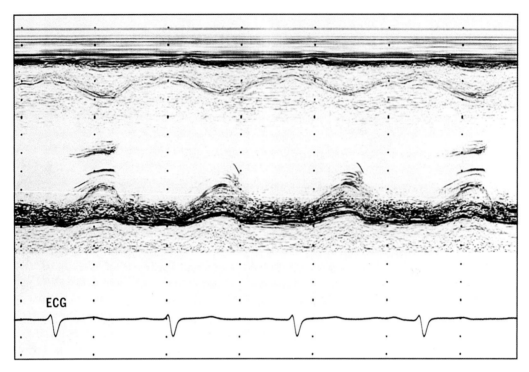

图2-46-9　三尖瓣闭锁的M型超声心动图

正常的探头放置位置不能显示室间隔，而只显示大的左心室

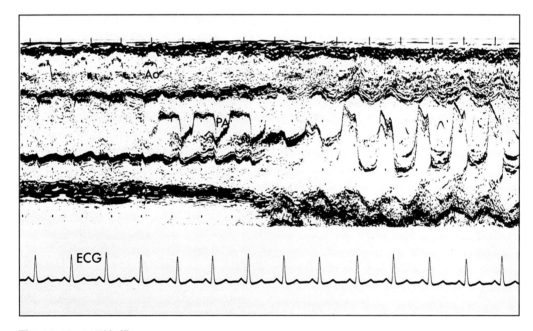

图2-46-10　M型扫描

从右前方的主动脉经左后方的肺动脉到二尖瓣的M型扫描。肺动脉内径大于主动脉内径。肺动脉和二尖瓣间存在纤维连续，诊断为TAⅡC型

本页缩略语：					
Ao	主动脉	PA	肺动脉	ECG	心电图

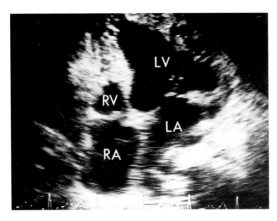

图2-46-11　特殊的三尖瓣闭锁（1）

　　膜型闭锁的四腔切面：70%的三尖瓣闭锁是房间隔和室间隔排列异常的肌型闭锁，剩余30%是房间隔和室间隔排列正常后瓣口发生闭锁，为膜型闭锁。图示右心房和右心室间有三尖瓣存在，未见开放运动，多普勒法也未见血流通过。右心房血液经心房间交通经左心房、左心室由主动脉或肺动脉射出

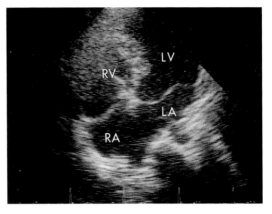

图2-46-12　特殊的三尖瓣闭锁（2）

　　三尖瓣闭锁＋肺动脉瓣缺如的四腔切面：伴肺动脉瓣缺如的膜型闭锁是三尖瓣闭锁中的极特殊类型。这种类型不伴室间隔缺损，血流经未闭的动脉导管进入肺动脉。右心室流出道和肺动脉之间没有肺动脉瓣，血液在右心室和肺动脉间往复运动。伴右心室壁发育异常。室间隔突向左心室侧的多孔图像也是本病的特征性表现

第四十七节　先天性二尖瓣狭窄

　　先天性二尖瓣狭窄是指先天性的二尖瓣和二尖瓣周围组织异常造成的狭窄（congenital MS）。先天性二尖瓣狭窄包括以下异常。

　　1.降落伞型二尖瓣。

　　2.乳头肌数目增加，腱索缩短（short chordae）。

　　3.异常肌束。

诊断

(1) 二尖瓣周围组织的异常

(2) 左心房扩大

(3) 多普勒超声心动图上流入道血流速度增快（2.0 ~ 2.5m/s）

(4) 多普勒超声心动图上A波增高

(5) 多普勒超声心动图上流入道下降支血流减速缓慢（PHT压力减半时间延长）

(6) M型超声上二尖瓣后退速度（diastolic descent ratio，DDR）减低

诊断注意事项

(1) M型超声心动图上二尖瓣后退速度（DDR）在先天性二尖瓣狭窄时也可不减低

(2) 有时二尖瓣流入血流波形呈右上倾斜，此时不能用来计算PHT

(3) Hatle提出的由多普勒超声上的PHT通过220/PHT（cm²）来计算瓣口面积的方法是从成年人得出的经验值，对于体表面积与之相差很大的婴幼儿不适用

(4) 二尖瓣狭窄合并左向右或右向左分流时，多普勒超声上测量的流入道血流速度有时不能反映狭窄程度

本页缩略语：

RA	右心房	LA	左心房	RV	右心室
LV	左心室				

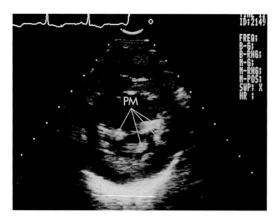

图2-47-1　先天性二尖瓣狭窄的切面超声心动图

胸骨旁左心室短轴切面

乳头肌水平：可见4个乳头肌及与二尖瓣连接的短腱索

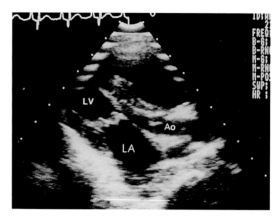

图2-47-2　胸骨旁左心室长轴切面舒张期

左心房扩大，二尖瓣腱索极短，直接与肥厚的乳头肌相连

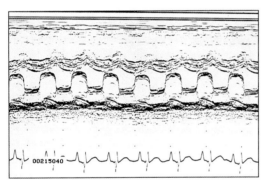

图2-47-3　先天性二尖瓣狭窄的M型超声心动图（1）

二尖瓣回声：瓣叶可见多重回声表示瓣膜增厚。瓣膜运动时正常的双峰消失，呈单峰城墙样

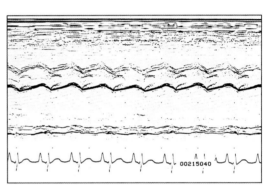

图2-47-4　先天性二尖瓣狭窄的M型超声心动图（2）

主动脉—左心房方向（RAL—UCG）：可见左心房扩大

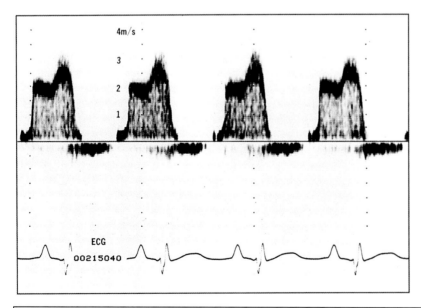

图2-47-5　先天性二尖瓣狭窄的多普勒超声心动图

左心室流入道连续波多普勒：A波（心电图P波之后）较E波增高明显，提示二尖瓣狭窄程度严重。本例最大血流速度为2.8m/s，为重度狭窄

本页缩略语：

Ao	主动脉	LA	左心房	LV	左心室
PM	乳头肌	ECG	心电图		

压差半降时间的测量

读取快速充盈期最大血流速度，并从峰值点向基线做垂线。在1/1.4最大血流速度高度画平行线，在其与流入道血流下降支交点处再向基线做垂直线，两条垂直线之间的时间间隔即压力减半时间（pressure half time，PHT）。

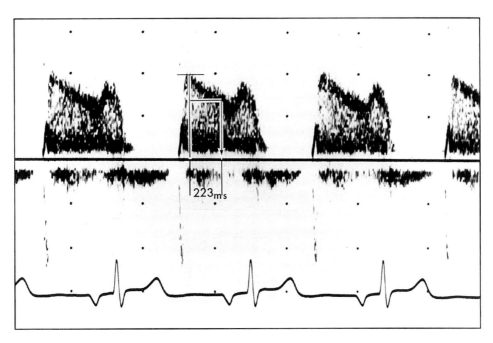

223m/s

图 2-47-6

第四十八节　降落伞型二尖瓣

降落伞型二尖瓣指前后叶的腱索均连接到左心室内的一组乳头肌上，呈降落伞形态。前后叶的腱索多与后组乳头肌相连，活动受限。

降落伞型二尖瓣、二尖瓣上狭窄环、主动脉瓣下狭窄、主动脉缩窄4种畸形中，合并两种以上畸形者称为Shone综合征（Shone complex）。

诊断

(1) 单组乳头肌（通常为后组乳头肌）：胸骨旁左心室短轴切面，乳头肌水平

(2) 连于二尖瓣口单组乳头肌的腱索：胸骨旁左心室短轴切面，二尖瓣水平-乳头肌水平

(3) 二尖瓣口血流加速：心尖部四腔切面，胸骨旁左心室长轴切面多普勒法

---

*注意检查是否合并二尖瓣上狭窄环（supramitral valve ring stenosis）、主动脉瓣下狭窄（subaortic stenosis）、主动脉缩窄（coarctation of aorta）。

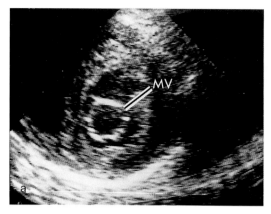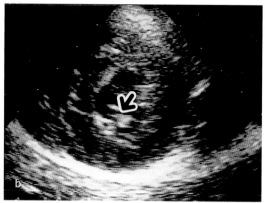

图2-48-1　降落伞型二尖瓣的切面超声心动图

胸骨旁左心室短轴切面：二尖瓣水平（a）和乳头肌水平（b）

切面从二尖瓣口瓣缘水平向心尖方向倾斜，可见椭圆形的瓣口逐渐变小，并偏向后组乳头肌侧。乳头肌水平椭圆形瓣口消失，可见腱索连于一个大的乳头肌上（箭头）。

第四十九节　先天性二尖瓣关闭不全

先天性二尖瓣关闭不全是指不合并其他畸形的孤立性二尖瓣关闭不全，少见。

孤立性二尖瓣关闭不全的原因包括二尖瓣叶裂（cleft mitral valve）、双孔二尖瓣、腱索不发育或发育不良、腱索延长和瓣膜脱垂（chordal elongation and mitral valve prolapse）、乳头肌不发育或发育不良等。

腱索不发育

腱索不发育（chordal agenesis）是指腱索不发育伴瓣膜脱垂的疾病。

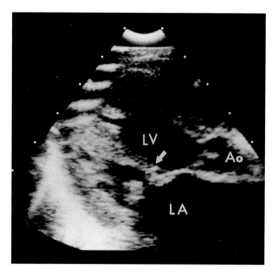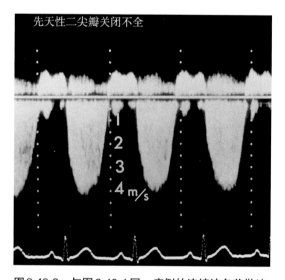

图2-49-1　胸骨旁左心室短轴切面

二尖瓣前后叶增厚，回声增强，同时可见二尖瓣前叶脱垂。瓣下未见纤细柔软的腱索组织，增厚的瓣缘直接与回声增强的乳头肌相连

图2-49-2　与图2-49-1同一病例的连续波多普勒法

使多普勒超声束通过二尖瓣口，很容易探测到二尖瓣关闭不全的反流信号。最大血流速度为4.2m/s，根据简化伯努利方程式，估测收缩期左心室和左心房间压差约为70mmHg

本页缩略语：

Ao	主动脉	LA	左心房	LV	左心室
MV	二尖瓣				

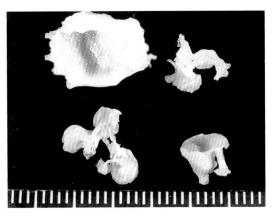

图2-49-3　与图2-49-1同一病例的手术切除后标本

整个二尖瓣增厚，前叶呈袋状脱垂，未见纤细的腱索形成，可见乳头肌直接与瓣缘相连接

第五十节　双孔二尖瓣

双孔二尖瓣可见两个以上的二尖瓣口，多表现为二尖瓣关闭不全，也可表现为二尖瓣狭窄。

诊断
- 二尖瓣环内存在两个以上的瓣口

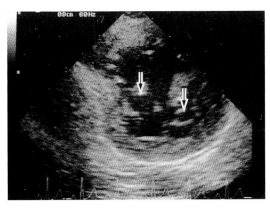

图2-50-1　胸骨旁左心室短轴切面二尖瓣水平

特别注意观察舒张期的二尖瓣口。此病例可见 2 个圆形瓣口（箭头）。孔型（hole type）

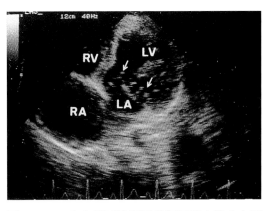

图2-50-2　心尖部四腔切面横切两房室瓣中央切面略向背侧倾斜

注意观察从左心房到左心室的连接，二尖瓣环内可见 2 个分别开放的房室瓣（箭头）。不完全桥型（incomplete bridge type）

分型
（1）完全桥型（complete bridge type）
（2）不完全桥型（incomplete bridge type）
（3）孔型（hole type）

（Trowitsch E, et al：J Amer Coll Cardiol 1985）

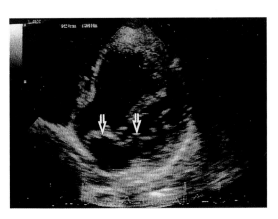

图2-50-3　向胸骨旁四腔切面背侧倾斜的切面

可见 2 个二尖瓣口（箭头）。孔型（hole type）

本页缩略语：			
LA	左心房	LV	左心室
RA	右心房	RV	右心室

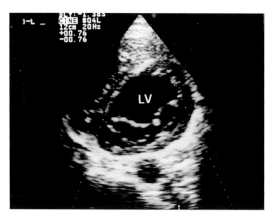

图2-50-4 双孔二尖瓣的切面超声心动图胸骨旁左心室短轴切面

二尖瓣水平：可见2个瓣口。完全桥型（complete bridge type）

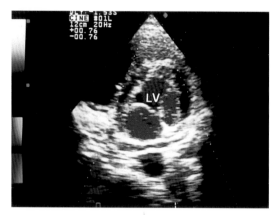

图2-50-5 与图2-50-4同一病例的彩色多普勒超声心动图

探头置于胸骨旁略靠下方，应用彩色多普勒法探查二尖瓣口，可见流入血流分为2束

第五十一节 二尖瓣瓣上狭窄

二尖瓣瓣上狭窄指二尖瓣上膜状结构导致的狭窄，会引起左心室流入功能障碍。

诊断
(1) 二尖瓣瓣上连有可引起狭窄的结构：胸骨旁左心室长轴切面、胸骨旁四腔切面、M型超声心动图
(2) 左心房扩大：胸骨旁左心室长轴切面、胸骨旁四腔切面
(3) 二尖瓣舒张期震颤（diastolic fluttering）：M型超声心动图
(4) 左心室流入道血流增快：多普勒超声

诊断注意事项
(1) 与三房心鉴别（三房心参考p214）
(2) 与二尖瓣环强回声侧边声影的鉴别
(3) 彩色多普勒有助于诊断

* 容易合并降落伞型二尖瓣、局限性主动脉瓣下狭窄、主动脉缩窄等（shone complex）。

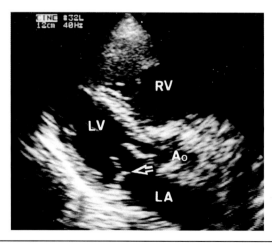

图2-51-1 胸骨旁左心室长轴切面

可见二尖瓣上凸出的膜状物（箭头）

本页缩略语：

Ao	主动脉	LA	左心房	LV	左心室
RV	右心室				

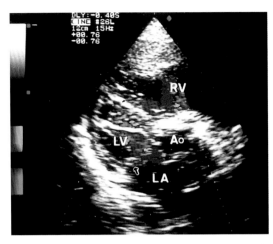

图2-51-2　与图2-51-1同一病例的胸骨旁左心室长轴切面的彩色多普勒法

可见与二尖瓣上凸出的膜状物位置一致的彩色信号混叠。血流在这个位置加速（箭头）

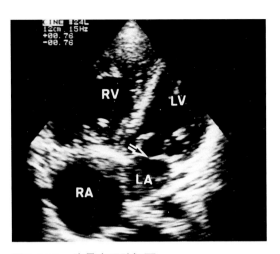

图2-51-3　胸骨旁四腔切面

可见二尖瓣上凸出的膜状物（箭头）

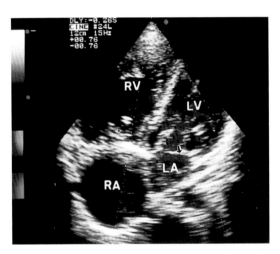

图2-51-4　与图2-51-3同一病例的胸骨旁四腔切面的彩色多普勒法

可见与二尖瓣上凸出的膜状物位置一致的彩色信号混叠。血流在这个位置加速（箭头）

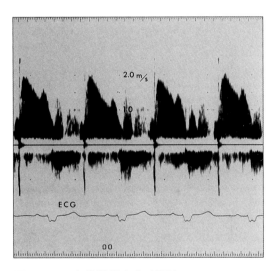

图2-51-5　多普勒超声心动图法

左心室流入道：可见左心室流入道血流增快（最大血流速度为2.0m/s）和PHT轻度延长

图2-51-6　M型超声心动图

二尖瓣：可见二尖瓣上（左心房侧）有增强回声及二尖瓣舒张期震颤（fluttering）

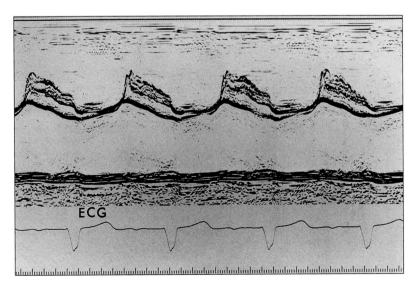

本页缩略语：			
Ao	主动脉	LA	左心房
LV	左心室	RA	右心房
RV	右心室	ECG	心电图

第五十二节　三房心

三房心指左心房内有膈膜将其分为两个腔室。实际上膈膜不是指左心房内膈膜，而是指左心房壁与肺静脉之间形成的膈膜，膈膜处可表现为狭窄。

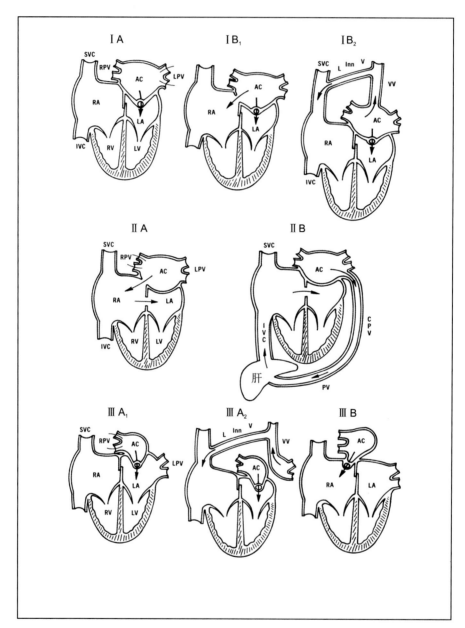

图2-52-1　Lucas-Schmidt分型

　　（Lucas RV, Schmidt RE：Heart disease in infants, children and adolescents 2nd ed, edby Moss AJ, et al, 1977, p454-457, The Williams and Wikins Co, Baltimore）

本页缩略语：

AC	副腔	CPV	共同肺静脉	inn	无名静脉
IVC	下腔静脉	LPV	左肺静脉	RPV	右肺静脉
VV	垂直静脉	SVC	上腔静脉	RV	右心室
LA	左心房	LV	左心室	RA	右心房

诊断
(1) 左心房内异常膈膜：胸骨旁左心室长轴切面、胸骨旁四腔切面、胸骨旁主动脉根部短轴切面
(2) 左心房内异常膈膜部位血流增快：同上，脉冲多普勒法，彩色多普勒法，连续多普勒法
(3) M 型超声心动图：主动脉后壁到左心房后壁间的异常膈膜
(4) 二尖瓣震颤：M 型超声心动图上能够观察到

诊断注意事项
(1) 和二尖瓣瓣上狭窄鉴别（二尖瓣瓣上狭窄 p212）
　　二尖瓣瓣上狭窄时可见膜状物紧邻二尖瓣的位置，而本病可见与二尖瓣有一定距离的左心房内的异常膈膜
(2) 彩色多普勒诊断对诊断狭窄部位有帮助

1. Lucas-Schmidt ⅠA 型

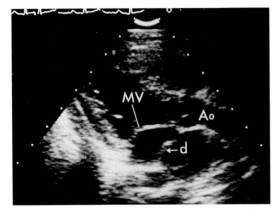

图 2-52-2　三房心（ⅠA 型）的切面超声心动图
胸骨旁左心室长轴切面
　　可见与二尖瓣环有一定距离的左心房内膈膜（箭头），膈膜向二尖瓣侧呈凸形弯曲

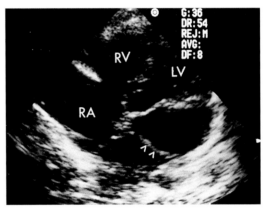

图 2-52-3　三房心（ⅠA 型）的切面超声心动图
胸骨旁四腔切面
　　二尖瓣水平：可见与二尖瓣环有一定距离的左心房内膈膜（箭头）

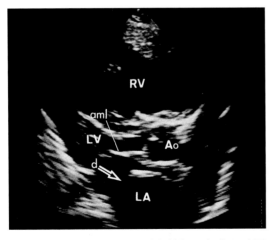

图 2-52-4　三房心（ⅠA 型）的切面超声心动图
胸骨旁左心室长轴切面

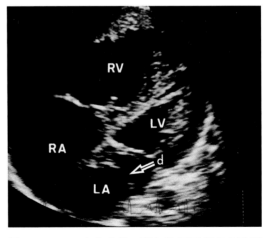

图 2-52-5　三房心（ⅠA 型）的切面超声心动图
胸骨旁四腔切面

本页缩略语：					
Ao	主动脉	aml	二尖瓣前叶	d	膈膜
LA	左心房	LV	左心室	MV	二尖瓣
RA	右心房	RV	右心室		

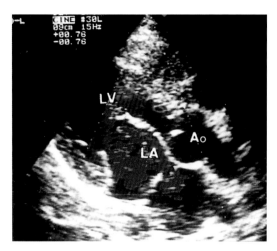

图2-52-6　三房心的彩色多普勒法胸骨旁左心室长轴切面

可见与异常膈膜位置一致的彩色信号混叠伴血流增快

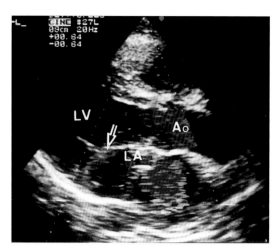

图2-52-7　三房心的彩色多普勒法胸骨旁左心室长轴切面

可很明显地观察到在比交界处靠前的位置有紧邻二尖瓣的蓝色血流信号（箭头），这不是二尖瓣关闭不全的血流信号，而是收缩期通过三房心狭窄部位的血流在遇到关闭的二尖瓣时向后方返回的信号

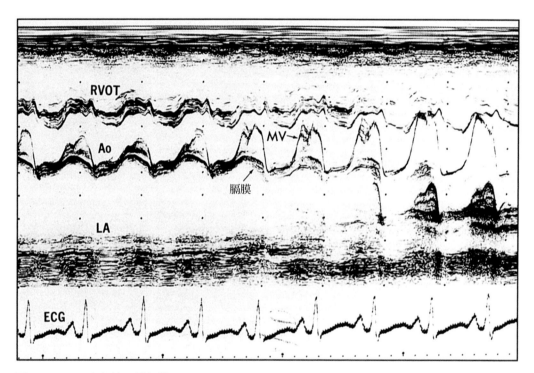

图2-52-8　三房心的M型扫描

从主动脉向二尖瓣方向的M型扫描，可见从主动脉后壁连接到左心房后壁的结构

本页缩略语：

LA	左心房	Ao	主动脉	LV	左心室
MV	二尖瓣	RVOT	右心室流出道	ECG	心电图

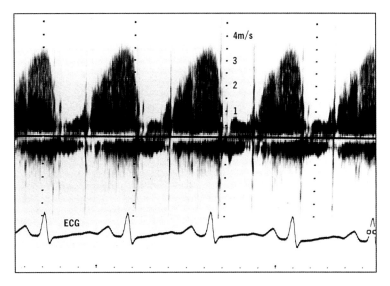

图 2-52-9　三房心的脉冲多普勒超声心动图

异常膈膜处增快血流的脉冲多普勒超声心动图：可见从舒张期的后半部分开始加速，最大血流速度为 3.5m/s，应用简化伯努利方程式估测此部位压差约为 50mmHg。为重症病例

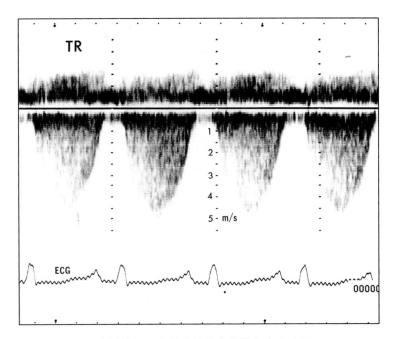

图 2-52-10　三尖瓣关闭不全的连续波多普勒超声心动图

三房心时肺动脉高压程度可用三尖瓣关闭不全的血流速度估测的右心室压来表示。本例反流速度为 5m/s，估测右心室压为 $5^2 \times 4 + 10 = 110$mmHg（右心室压估测方法参考 p25）

2. Lucas-Schmidt ⅠB₁型

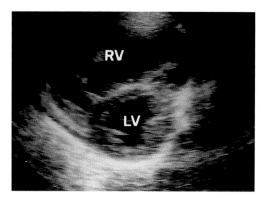

图2-52-11　胸骨旁心室短轴切面
　　乳头肌水平：可见右心室扩大和室间隔直线化，表示右心室容量负荷和压力负荷过重

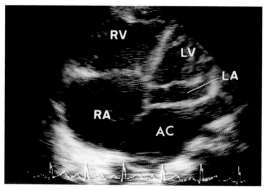

图2-52-12　心尖部四腔切面
　　房室瓣水平：可观察到左心房内膈膜将左心房分为2个腔，紧邻二尖瓣上方的为左心房，左心房后方的腔为副房（accessory chamber），可见副房壁向右心房和左心房膨出，为腔内压上升所致

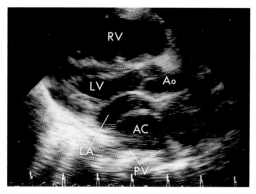

图2-52-13　含主动脉瓣和二尖瓣的胸骨旁左心室长轴切面
　　可见左心房内存在膈膜。紧邻二尖瓣上方的为左心房，左心房后方的腔为副房。可观察到与副房相连接的肺静脉也扩张

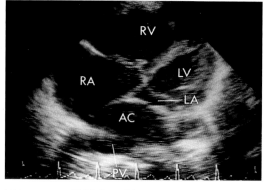

图2-52-14　胸骨旁四腔切面
　　房室瓣水平：与心尖部四腔切面相似的切面，适合于详细观察房间隔和副房间的膈膜。这个切面比心尖部四腔切面更适合观察房间隔缺损的位置及副房到右心房或左心房的交通口。可观察到与副房连接的肺静脉也扩张

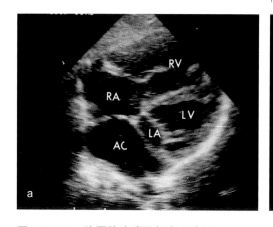

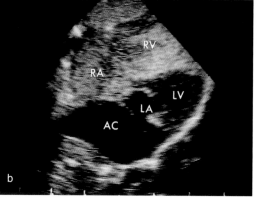

图2-52-15　外周静脉造影超声心动图
　　剑突下四腔切面（a）和同一切面造影超声心动图（b）：造影剂充满右心房后进入右心室；副腔和左心房、左心室内没有造影剂，可以说明不存在从右心房到左心房的右向左分流。从这点上可以排除完全性肺静脉异常连接（完全性肺静脉异位连接的内容参考p115）

本页缩略语：
Ao	主动脉
AC	副腔
LA	左心房
LV	左心室
PV	肺动脉瓣
RA	右心房
RV	右心室

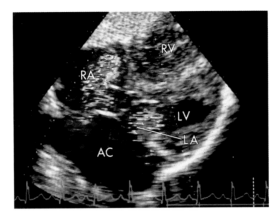

图2-52-16　三房心Lucas-Schmiat Ⅰ B₁型的彩色多普勒超声心动图
　　肋弓下四腔切面：显著扩大的副房挤压左心房。可见从副房到左心房和右心房的两个开口，这两个部位的血流增快

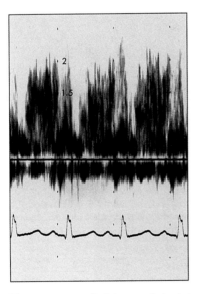

图2-52-17　三房心Lucas-Schmiat Ⅰ B₁型副房到左心房流入血流的脉冲多普勒超声心动图

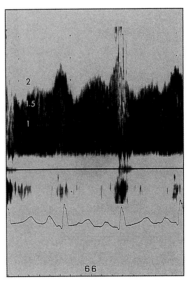

图2-52-18　三房心Lucas-Schmiat Ⅰ B₁型副房到右心房分流血流的脉冲多普勒超声心动图

本页缩略语：

| AC | 副房 | RA | 右心房 | LA | 左心房 |
| RV | 右心室 | LV | 左心室 | | |

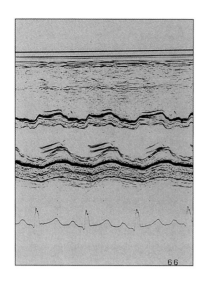

图2-52-19 三房心Lucas-Schmiat ⅠB₁型的M型超声心动图

本例从副房到右心房的分流量多，因此可见右心房、右心室扩大和室间隔矛盾运动（paradoxical motion），为右心室容量负荷过重所见

第五十三节 永存左上腔静脉形成的三房心

永存左上腔静脉形成的三房心指永存左上腔静脉在左心房后方斜行下降进入冠状静脉窦，以这个左上腔静脉为基础形成的三房心 [永存左上腔静脉（PLSVC）参考p42]。

此种情况与本来意义上的三房心不同。

诊断

（1）左心房内异常膈膜：胸骨旁左心室长轴切面、胸骨旁四腔切面、胸骨旁主动脉根部短轴切面

（2）左心房内异常膈膜部位血流加速：脉冲多普勒法、连续多普勒法

（3）异常膈膜处的左上腔静脉：异常膈膜为管状结构，左上肢造影超声心动图

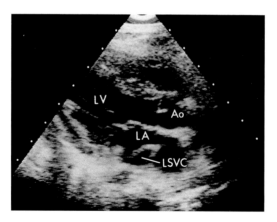

图2-53-1 胸骨旁左心室长轴切面

左心房内可见异常突出的结构，但不是膈膜而是形成有内腔的管状结构

本页缩略语：

Ao	主动脉	LA	左心房	LV	左心室
LSVC	左上腔静脉				

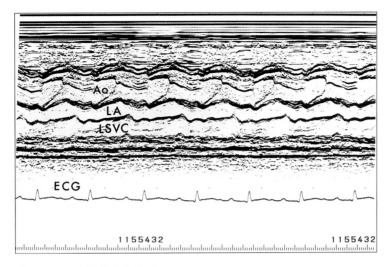

图2-53-2　M型超声心动图

　　超声束横切右心室流出道—主动脉—左心房方向：左心房后方可见异常膈膜，与通常所说的三房心的膈膜不同，为左上腔静脉

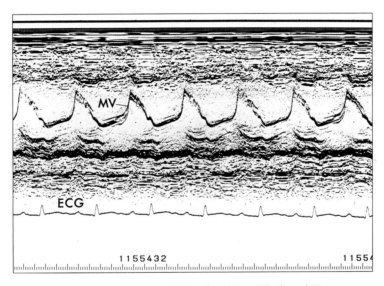

图2-53-3　永存左上腔静脉形成的三房心的M型超声心动图

　　可见二尖瓣舒张期震颤（fluttering）

本页缩略语：					
Ao	主动脉	LA	左心房	LSVC	左上腔静脉
MV	二尖瓣	ECG	心电图		

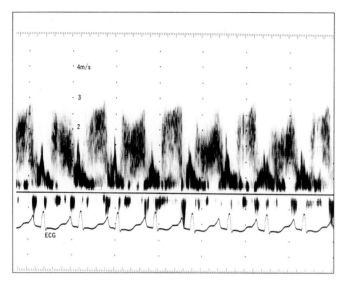

图2-53-4　永存左上腔静脉形成的三房心的脉冲多普勒超声心动图

　　胸骨左缘下方途径，将取样容积置于左心房内最狭窄位置，可见 > 2.5cm/s 的加速血流

第五十四节　副二尖瓣

　　副二尖瓣指在原来二尖瓣外有小的瓣膜样组织结构存在，为少见的左心室流出道狭窄的原因之一。

诊断
(1) 原二尖瓣以外存在小的瓣膜样结构
(2) 和二尖瓣同样的活动

诊断注意事项
• 注意和二尖瓣凸向室间隔的鉴别

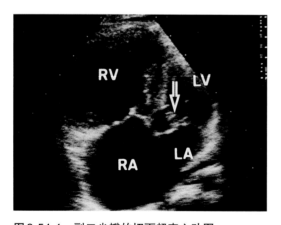

图2-54-1　副二尖瓣的切面超声心动图

　　心尖部四腔切面：可见二尖瓣腱索凸向室间隔侧（箭头）。这点和二尖瓣凸向室间隔所见相同

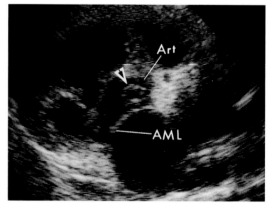

图2-54-2　副二尖瓣的切面超声心动图

　　胸骨旁主动脉根部短轴切面

　　紧邻主动脉瓣下水平：可见在主动脉根部主动脉瓣下二尖瓣前叶和室间隔之间的圆形瓣膜样结构（箭头）

本页缩略语：					
AML	二尖瓣前叶	Art	主动脉根部	LA	左心房
ECG	心电图	LV	左心室	RA	右心房
RV	右心室				

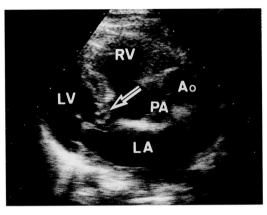

图2-54-3　副二尖瓣合并大动脉转位的切面超声心动图

　　胸骨旁左心室长轴切面：在原来的二尖瓣以外，可见位于二尖瓣前叶和室间隔之间的小瓣膜样结构，收缩期向左心室流出道方向运动（箭头）

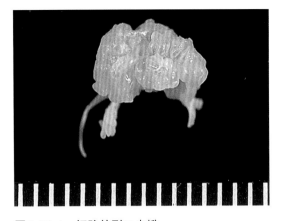

图2-54-4　切除的副二尖瓣

　　切除副二尖瓣后，原来的二尖瓣恢复正常功能。照片可见切除的副二尖瓣有黏液样变性

第五十五节　原发性肺动脉高压

　　原发性肺动脉高压指原因不明的肺动脉高压。

诊断
(1) 室间隔呈直线型
(2) 右心房、右心室扩大，肺动脉扩张
(3) 肺动脉瓣超声上PEP/RVET增高（0.3以上）
(4) 右心室流出道或肺动脉AcT增加，AcT/ET降低
(5) 常合并三尖瓣关闭不全：反流速度增高

鉴别诊断
(1) 二尖瓣狭窄＋肺动脉高压
(2) 二尖瓣瓣上狭窄＋肺动脉高压
(3) 三房心＋肺动脉高压
(4) 肺静脉狭窄＋肺动脉高压
(5) 外周肺动脉狭窄＋肺动脉高压
(6) 分流性疾病发生Eisenmenger综合征

本页缩略语：					
Ao	主动脉	PA	肺动脉	LA	左心房
RV	右心室	LV	左心室		

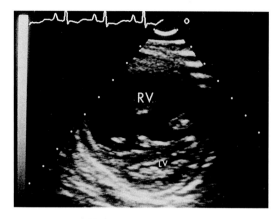

图2-55-1　胸骨旁左心室短轴切面
　　乳头肌水平：可见右心室显著扩大和室间隔呈直线型，左心室前后方向扁平

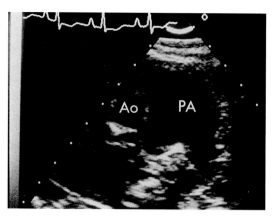

图2-55-2　胸骨旁主动脉短轴切面
　　肺动脉分支水平：可见与主动脉相比，肺动脉显著扩张

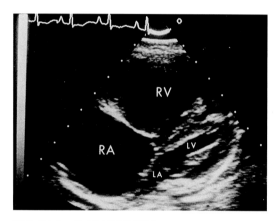

图2-55-3　胸骨旁四腔切面
　　可见右心房、右心室扩大

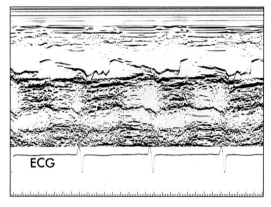

图2-55-4　肺动脉瓣的M型超声心动图
　　在心电图P波后出现的a波消失，收缩期EF斜率平坦，表示PEP/RVET估测值在0.3以上

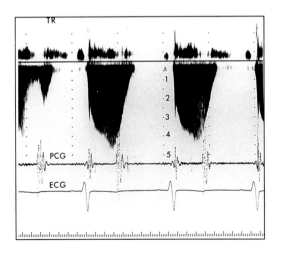

图2-55-5　本病合并三尖瓣关闭不全
　　合并三尖瓣关闭不全时，利用流速可以通过简化伯努利方程式估测右心室压。本例三尖瓣关闭不全最大血流速度为4.5m/s，估测右心室压约为90mmHg（右心室压估测方法参考p25）

本页缩略语：

Ao	主动脉	LA	左心房	LV	左心室
ECG	心电图	PA	肺动脉	RA	右心房
RV	右心室	PCG	心音图		

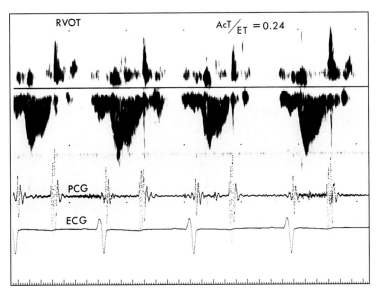

图 2-55-6　右心室流出道脉冲多普勒超声心动图
本例右心室流出道的 AcT/ET 为 0.24

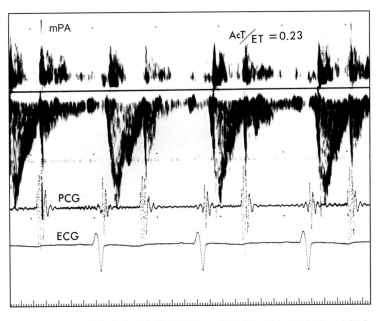

图 2-55-7　主肺动脉脉冲多普勒超声心动图（与图 2-55-6 同一病例）
主肺动脉的 AcT/ET 为 0.23

本页缩略语：	
RVOT	右心室流出道
mPA	主肺动脉
PCG	心音图
ECG	心电图

第五十六节　　二尖瓣闭锁＋主动脉瓣闭锁

　　二尖瓣闭锁＋主动脉瓣闭锁是二尖瓣和主动脉瓣闭锁的疾病。两种疾病经常共同存在。典型病例为左心室发育不良（hypoplastic left heart）。

血流动力学

　　经肺循环氧化后的血液回流入左心房，二尖瓣闭锁使血流不能进入左心室，全部通过心房间交通进入右心房经右心室从肺动脉射出。血液在右心房内和静脉血混合，以动静脉混合血的状态进入肺动脉并射出。由于左心室发育不良和主动脉闭锁，左心室内完全没有血液进入。这时，从右心室射出的血流进入粗大肺动脉，经未闭大动脉导管进入降主动脉的同时，逆行为升主动脉供血，供应头部、上肢和冠状动脉的血流。

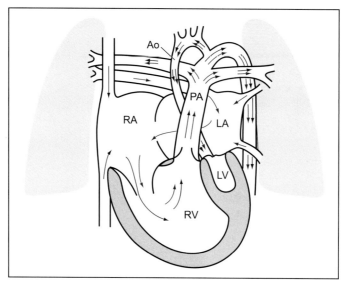

图2-56-1

诊断

(1) 左心室发育不良：剑突下四腔切面、心尖部四腔切面、胸骨旁四腔切面

　　二尖瓣闭锁通常为膜型闭锁，房间隔和室间隔正常排列

(2) 二尖瓣闭锁、主动脉瓣闭锁：肋弓下四腔切面、心尖部四腔切面、胸骨旁四腔切面、左心室长轴切面

　　二尖瓣、主动脉瓣位置可见小瓣膜样结构，瓣活动极度受限，未见开放运动

(3) 二尖瓣流入血流、主动脉瓣流出血流：多普勒法未检测到二尖瓣口流入血流及主动脉瓣口流出血流

(4) 主动脉弓的形态：胸骨右缘上部主动脉弓切面、胸骨上窝主动脉弓切面

　　升主动脉极端细小，在5mm以下

(5) 主动脉弓、升主动脉血流：用脉冲多普勒法在主动脉弓探查升主动脉血流，血流方向为由主动脉弓逆行进入升主动脉并下行

诊断注意事项

(1) 和左心室发育不良伴二尖瓣狭窄＋主动脉瓣狭窄在形态上表现相似，不同点是后者多普勒法在二尖瓣口可探及流入血流、主动脉瓣口可探及流出血流

(2) 心房间交通：通常房间隔从左心房侧向右心房侧凸出。心房间交通极小的情况时呈肺淤血，适宜应用球囊房间隔造口术（BAS）

(3) 动脉导管未闭：通常有较大的动脉导管未闭。在动脉导管有闭锁倾向时，全身供血不足，可见低血压和全身情况恶化

本页缩略语：					
Ao	主动脉	LA	左心房	LV	左心室
PA	肺动脉	RA	右心房	RV	右心室

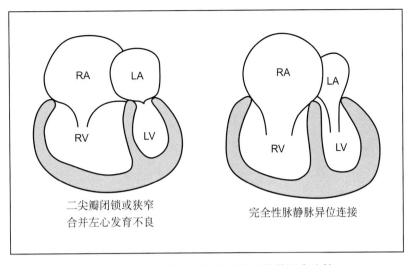

图2-56-2　左心发育不良和完全性肺静脉异位连接的形态比较

　　二尖瓣闭锁或狭窄＋左心发育不良时存在房间隔和室间隔正常排列及左心室发育不良。在切面超声心动图上表现与完全性肺静脉异位连接相似。两者最大的不同点是，左心发育不良时房间隔为从左心房侧向右心房侧膨出（完全性肺静脉异位连接参考 p115）

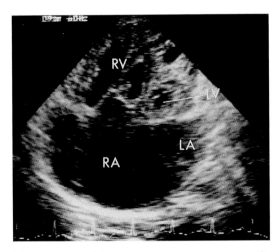

图2-56-3　二尖瓣闭锁＋主动脉瓣闭锁的切面超声心动图（1）

　　心尖部四腔切面：房间隔和室间隔正常排列，可见左心室发育不良。房间隔从左心房侧向右心房侧膨出。右心室内可见显著粗大的肌小梁

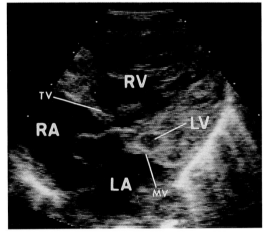

图2-56-4　二尖瓣闭锁＋主动脉瓣闭锁的切面超声心动图（2）

　　肋弓下四腔切面：房间隔和室间隔正常排列。二尖瓣位置有膜样结构，未见开放运动。房间隔由左心房侧向右心房侧膨出，本例有房间隔膨出瘤形成

本页缩略语：					
LA	左心房	RA	右心房	LV	左心室
RV	右心室	MV	二尖瓣	TV	三尖瓣

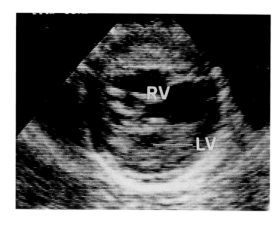

图2-56-5 二尖瓣闭锁＋主动脉闭锁的切面超声心动图（3）

胸骨旁心室短轴切面：心室顺时针方向旋转，可见心脏前方为大右心室，后方为小左心室。在这种伴有心室发育不良的情况时，根据室间隔直线化的程度来估测两心室间压力平衡的方法误差很大（右心室压估测参考p25）

第五十七节　二尖瓣狭窄＋主动脉瓣狭窄伴左心发育不良

二尖瓣狭窄＋主动脉瓣狭窄伴左心发育不良是有二尖瓣和主动脉瓣重度狭窄并伴左心室发育不良的疾病。除了瓣口有少量血流通过这点和二尖瓣闭锁＋主动脉瓣闭锁不同外，其血流动力学相同。

血流动力学

肺循环氧化后的血液回流入左心房，重度二尖瓣狭窄使绝大部分血液不能进入左心室而通过心房间交通进入右心房，并经右心室从肺动脉射出。血液在右心房内和静脉血混合，以动静脉混合血的状态进入肺动脉。这时，从右心室射出的血流进入粗大肺动脉，经未闭的粗大动脉导管进入降主动脉的同时，逆行为升主动脉供血，供应头部、上肢和冠状动脉的血流。通过二尖瓣口的极少量血流通过小的主动脉瓣口进入升主动脉，这部分血液一部分进入冠状动脉，一部分供应上肢和头部。

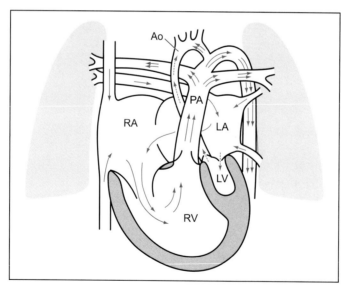

图2-57-1

本页缩略语：					
Ao	主动脉	PA	肺动脉	LA	左心房
RA	右心房	LV	左心室	RV	右心室

诊断

(1) 左心室发育不良：剑突下四腔切面、心尖部四腔切面、胸骨旁四腔切面

　　左心室腔明显小于右心室腔，房间隔和室间隔正常排列

(2) 二尖瓣狭窄、主动脉瓣狭窄：剑突下四腔切面、心尖部四腔切面、胸骨旁四腔切面、左心室长轴切面

　　二尖瓣、主动脉瓣位置有瓣膜样结构，活动极度受限，未见开放运动。由于瓣膜小而往往观察不到二尖瓣后退速度减低或主动脉瓣圆顶征等狭窄表现

(3) 二尖瓣口流入血流、主动脉瓣口流出血流：多普勒法可探测到二尖瓣口极少量流入血流和主动脉瓣口极少量流出血流

(4) 主动脉弓形态：胸骨右缘上部主动脉弓切面、胸骨上窝主动脉弓切面

　　升主动脉细小，通常在 5mm 以内

(5) 主动脉、升主动脉血流：用脉冲多普勒法在主动脉弓探查升主动脉血流，血流方向为由主动脉弓逆行进入升主动脉并下行

诊断注意事项

(1) 与二尖瓣闭锁＋主动脉瓣闭锁伴左心发育不良在形态上表现相同，不同点是前者多普勒法可在二尖瓣口和主动脉瓣口可探及少许血流信号

(2) 心房间交通：通常房间隔从左心房侧向右心房侧凸出。心房间交通极小的情况时呈肺淤血，适宜应用球囊房间隔造口术（BAS）

(3) 动脉导管未闭：通常有较大的动脉导管未闭。在动脉导管有闭锁倾向时，全身供血不足，可见低血压、全身情况恶化

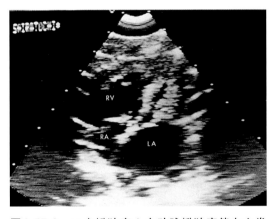

图 2-57-2　二尖瓣狭窄＋主动脉瓣狭窄伴左心发育不良的切面超声心动图

　　肋弓下四腔切面：房间隔和室间隔正常排列。二尖瓣位置可见膜样结构，有轻微的瓣膜活动，房间隔由左心房侧向右心房侧突出

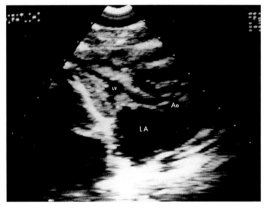

图 2-57-3　二尖瓣狭窄＋主动脉瓣狭窄伴左心发育不良的切面超声心动图

　　胸骨旁左心室长轴切面：扩大的左心房和小左心室间见瓣膜样结构，活动极度受限。可见左心室心内膜回声增强

图 2-57-4　二尖瓣狭窄＋主动脉瓣狭窄伴左心发育不良的切面超声心动图

　　肋弓下四腔切面：房间隔和室间隔正常排列，左心房左心室间可见二尖瓣样结构。活动极度受限，前后瓣叶可见小幅度活动。房间隔由左心房侧向右心房侧突出。二尖瓣环直径约为三尖瓣直径的50%，左心室下部发育不全。右心室心尖部包绕左心室下部

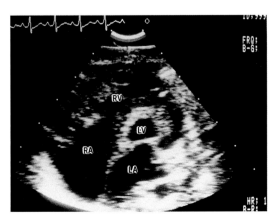

本页缩略语：			
Ao	主动脉	LA	左心房
LV	左心室	RA	右心房
RV	右心室		

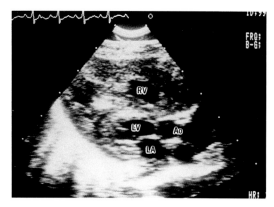

图2-57-5 二尖瓣狭窄＋主动脉瓣狭窄伴左心发育不良的切面超声心动图

胸骨旁左心室长轴切面：左心室下部发育不全。右心室心尖部包绕左心室下部。可观察到短小二尖瓣通过腱索连接到左心室乳头肌

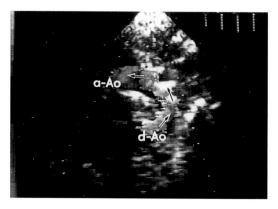

图2-57-6 二尖瓣狭窄＋主动脉瓣狭窄伴左心发育不良主动脉弓的彩色多普勒法

胸骨上窝主动脉弓切面：主动脉弓内可见逆行血流到升主动脉内下行。朝向探头的为红色‐橙色血流，远离探头的血流为蓝色血流

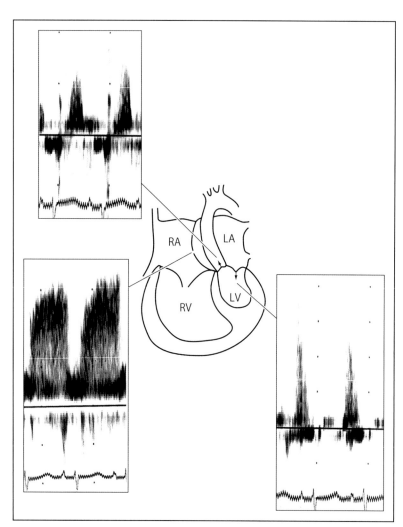

图2-57-7 二尖瓣狭窄＋主动脉瓣狭窄伴左心发育不良的多普勒超声心动图

虽然几乎观察不到二尖瓣的活动，但在心电图P波后可见与之一致的A波单峰型流入道血流频谱，表明二尖瓣没有闭锁

可见心房间交通从左心房向右心房增快的血流。血流速度峰值在心电图P波和QRS波群之间的心房收缩期。当心房间交通小、阻力高时，血液流速进一步增快，表现为连续性血流。主动脉瓣活动极度受限，与主动脉瓣闭锁十分相似，但升主动脉内可探测到少量收缩期射出的血流，表明主动脉瓣没有闭锁

本页缩略语：					
a-Ao	升主动脉	RA	右心房	Ao	主动脉
RV	右心室	d-Ao	降主动脉	LA	左心房
LV	左心室				

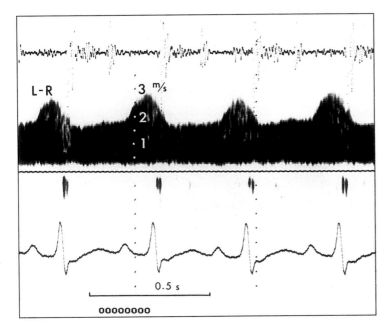

图2-57-8　二尖瓣狭窄＋主动脉瓣狭窄伴左心发育不良心房间交通的彩色多普勒超声心动图

　　在肋弓下四腔切面上使超声束通过未闭的卵圆孔：狭窄性的卵圆孔未闭使血流信号明显。为连续性的左向右分流，峰值在心房收缩期后（P 波后）。最大血流速度为 2.8m/s，应用简化伯努利方程式估测左心房和右心房间压差约为 30mmHg

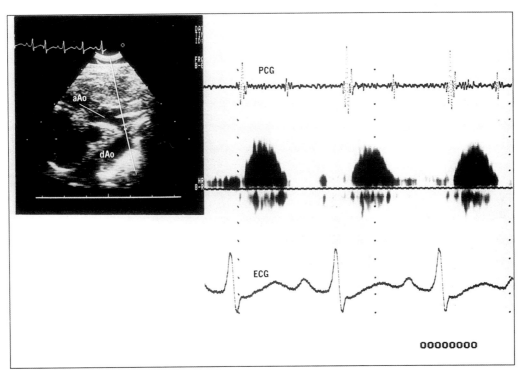

图2-57-9　二尖瓣狭窄＋主动脉瓣狭窄伴左心发育不良主动脉弓的脉冲多普勒超声心动图

　　主动脉的血流：收缩期主动脉弓内可见逆行血流（以基线上方的血流表示）

本页缩略语：					
aAo	升主动脉	dAo	降主动脉	L-R	左向右分流
PCG	心音图	ECG	心电图		

第五十八节　房室瓣跨位和骑跨

跨位（straddling）和骑跨（overriding）两者状态是有差别的。跨位是指房室瓣的腱索越过室间隔与对侧心室的乳头肌相连的状态。骑跨是指房室瓣的瓣环跨过室间隔的状态。

一、血流动力学

静脉侧房室瓣的跨位使动脉侧心室血氧饱和度降低。动脉侧房室瓣的跨位使静脉侧心室的血氧饱和度上升。

诊断
（1）心尖部四腔切面：观察室间隔和房室瓣环及腱索的关系
（2）心尖部四腔切面：造影法
　　静脉侧房室瓣跨位的血流动力学状态可通过外周静脉造影法来诊断
（3）胸骨旁左心室长轴切面：二尖瓣跨位多发生在室间隔的前方，因此胸骨旁左心室长轴显示容易
（4）胸骨旁心室短轴切面：在心室短轴切面上上下倾斜可观察房室瓣的腱索是否连接到对侧心室乳头肌

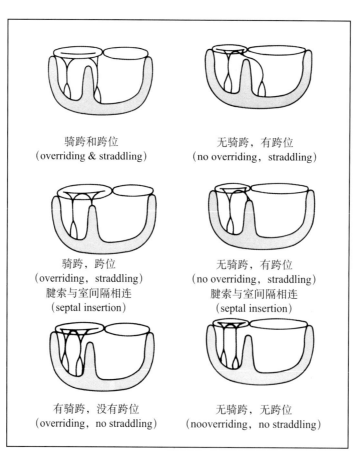

图 2-58-1

二、三尖瓣跨位和骑跨

三尖瓣跨位和骑跨（straddling and overriding tricuspid valve）如图所示。

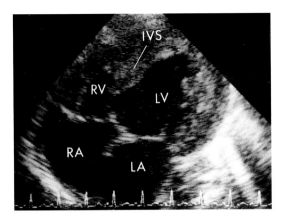

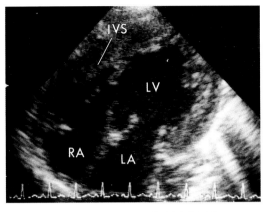

图2-58-2　胸骨旁四腔切面房室瓣水平
　　可见房间隔和室间隔排列异常。三尖瓣环和二尖瓣环同等大小，右心室腔较左心室腔显著缩小，结果造成三尖瓣环骑跨。在这个水平上，三尖瓣的腱索连接到室间隔的右侧（右心室），向背侧倾斜可得到图2-58-3

图2-58-3　胸骨旁四腔切面房室瓣背侧水平
　　四腔切面房室瓣水平向背侧倾斜的切面，室间隔越来越向右侧移动，可见三尖瓣腱索与左侧左心室内乳头肌相连接，为三尖瓣跨位

三、三尖瓣跨位和骑跨

三尖瓣跨位和骑跨（straddling and overriding tricuspid valve）的造影超声心动图（与图2-58-2、图2-58-3同一病例）。

三尖瓣为体循环静脉侧房室瓣的情况下，行外周静脉造影超声心动图，可显示三尖瓣跨位（straddling）的血流动力学。

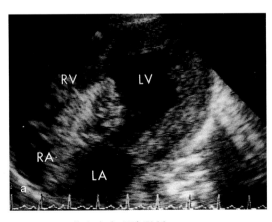

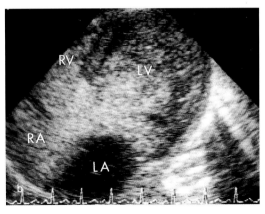

图2-58-4　右心房出现造影剂
　　造影剂伴随着三尖瓣的开放，向室间隔两侧流入（a），右心房－右心室，右心房－左心室。只有左心房内无造影剂回声（b）

本页缩略语：

IVS	室间隔	LA	左心房	LV	左心室
RA	右心房	RV	右心室		

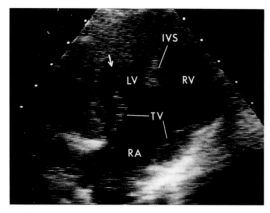

图2-58-5 三尖瓣骑跨（overriding）和跨位（straddling）的切面超声心动图

心尖部四腔切面：三尖瓣环骑跨在室间隔上，而且三尖瓣腱索的一部分越过室间隔连接到对侧的左心室乳头肌（箭头）

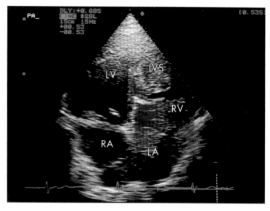

图2-58-6 三尖瓣骑跨（overriding）和跨位（straddling）的彩色多普勒超声心动图

心尖部途径：位于右心室侧的三尖瓣环与右心室腔相比明显扩大并骑跨（overriding）在室间隔上。三尖瓣开放时可见腱索与左心室内乳头肌相连。由于三尖瓣跨位容易在室间隔后方引起，因此在四腔切面向背侧倾斜的切面上容易观察到。彩色多普勒超声心动图上观察到通过三尖瓣口的血流进入到室间隔两侧有助于诊断

四、二尖瓣骑跨和跨位

二尖瓣骑跨和跨位（straddling and overriding mitral valve）如图所示。

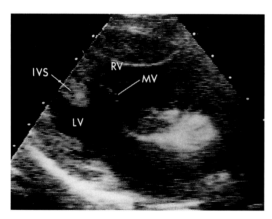

图2-58-7 二尖瓣骑跨（overriding）和跨位（straddling）的切面超声心动图

左心室长轴切面：与发育不良的左心房相比，扩大的二尖瓣环骑跨在室间隔上。二尖瓣开放时注意追踪其腱索可见其与右心室内的乳头肌相连。二尖瓣的跨位容易发生在室间隔前方，因此在左心室长轴切面容易辨别

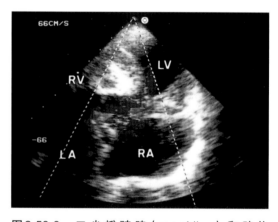

图2-58-8 二尖瓣骑跨（overriding）和跨位（straddling）的彩色多普勒超声心动图

心尖部四腔切面：房室连接不一致（discordant A-V connection），与右心房连接的是二尖瓣。可见二尖瓣环骑跨（overriding）。从右心房来的血流进入室间隔两侧。血流动力学状态对于诊断二尖瓣骑跨（straddling）有帮助

本页缩略语：					
IVS	室间隔	RV	右心室	LA	左心房
TV	三尖瓣	LV	左心室	MV	二尖瓣
RA	右心房				

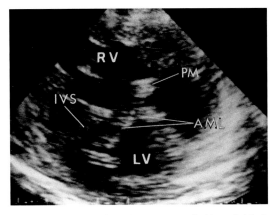

图2-58-9　不伴骑跨（overriding）的二尖瓣跨位（straddling）的切面超声心动图（1）

　　胸骨旁短轴切面

　　二尖瓣水平：二尖瓣环没有骑跨，但前叶在室间隔前方通过大的室间隔缺损与右心室乳头肌相连，结果发生二尖瓣叶裂（cleft）

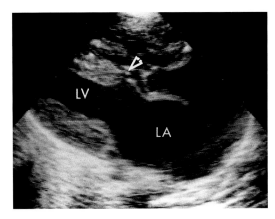

图2-58-10　不伴骑跨（overriding）的二尖瓣跨位（straddling）的切面超声心动图（2）

　　胸骨旁左心室长轴切面：二尖瓣环没有骑跨在室间隔上，二尖瓣前叶与室间隔顶部相连（箭头）

第五十九节　心耳并列

　　心耳并列指左右心耳在同侧并列，可合并大动脉转位、三尖瓣闭锁伴大动脉转位等畸形。与大动脉转位时行心房调转手术、三尖瓣闭锁时行Fontan手术计划有关，因此，术前必须正确诊断。

诊断
(1) 大动脉根部短轴切面：不是前后而是左右走行的房间隔
(2) 后方大动脉长轴切面：大动脉和左心房间存在右心耳

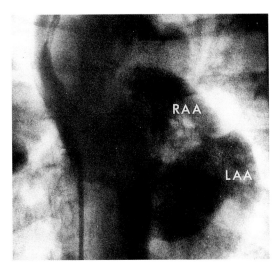

图2-59-1　心耳并列的血管造影

本页缩略语：					
AML	二尖瓣前叶	IVS	室间隔	LA	左心房
LAA	左心耳	LV	左心室	PM	乳头肌
RAA	右心耳	RV	右心室		

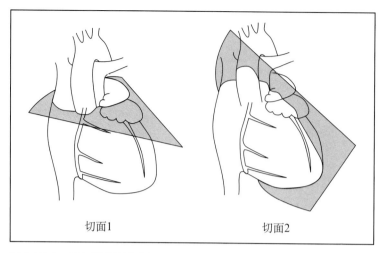

图2-59-2　用于诊断的切面

切面1：大动脉根部短轴切面，这个切面上下倾斜可观察房间隔的连接

切面2：后方大动脉长轴切面

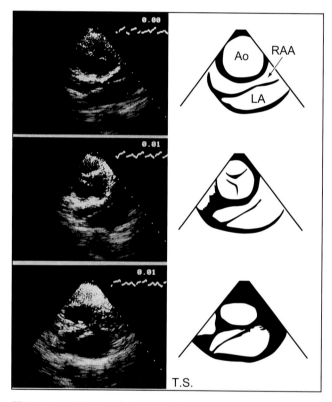

图2-59-3　切面1：大动脉根部水平，可见连于心房后壁到前方大动脉后壁之间的房间隔（下），切面向头侧倾斜（中、上），房间隔从大动脉后壁的附着端向左外侧移动，逐渐变成与胸壁平行的位置关系。本病例为肺动脉闭锁，前方的大动脉为主动脉

本页缩略语：					
Ao	主动脉	RAA	右心耳	LA	左心房

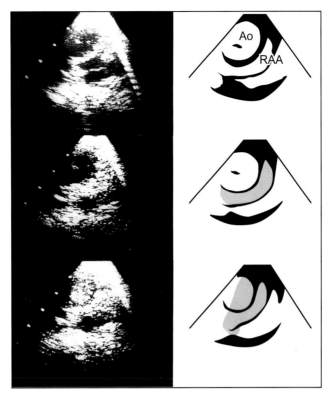

图2-59-4　心导管检查中，将心导管前端置于与左侧并列的右心耳内，行造影超声心动图。切面超声心动图上，大动脉后方的区域内可见充满造影剂，可确认这个区域为右心耳

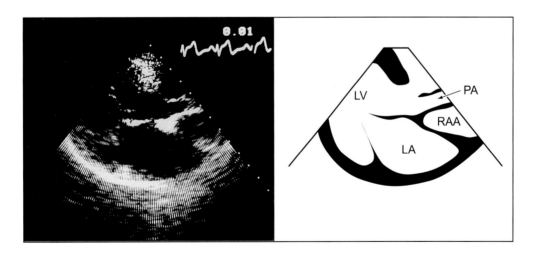

图2-59-5　切面2：观察前方大动脉的长轴切面，可见大动脉后方的左心房与大动脉后壁之间平行走行的房间隔，平行房间隔与大动脉后壁之间的区域为右心耳

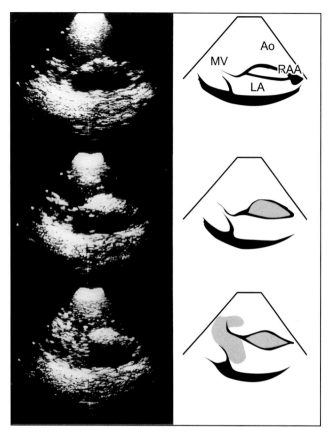

图2-59-6　心导管检查中，将心导管前端置于左侧并列的右心耳内，行造影超声心动图。切面超声心动图上，大动脉后方充满造影剂的区域为右心耳

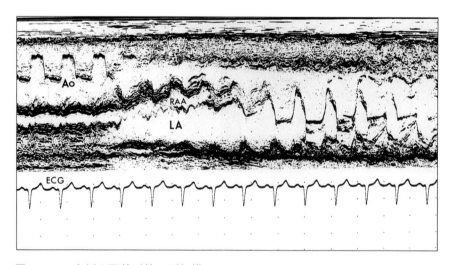

图2-59-7　左侧心耳并列的M型扫描

　　从主动脉向二尖瓣方向行M型扫描。主动脉后方的线状回声与二尖瓣附着部位相连，其运动和房间隔一致，这条线状回声是房间隔，其与主动脉后壁之间的内腔为并列右心耳

本页缩略语：

| Ao | 主动脉 | LA | 左心房 | MV | 二尖瓣 |
| RAA | 右心耳 | ECG | 心电图 | | |

第六十节　心包积液

心包积液的液体密度均匀，在超声上没有反射回声。因此，心包积液在超声上表现为无回声的区域，但不能说明液体的性质。在观察过程中可见细丝状回声为纤维素形成。本病要与胸腔积液鉴别。

诊断
(1) 无回声区域
(2) 确定心包（pericardium）

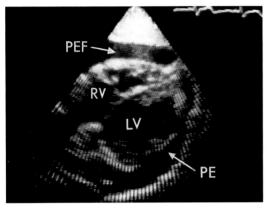

图 2-60-1　剑突下四腔切面（1）
可见心包内无回声区

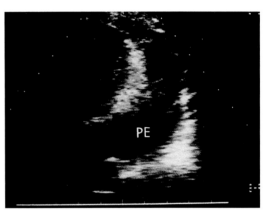

图 2-60-2　剑突下四腔切面（2）
在观察过程中心包积液中可见到丝状回声，考虑为纤维素样结构

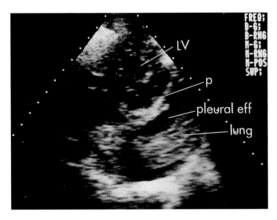

图 2-60-3　胸腔积液的超声心动图
胸骨旁短轴切面：可见与心包积液相似的回声，但是位于心包外，其中可观察到不张的肺叶

本页缩略语及英文注释：

lung	肺	LV	左心室	P	心包
pleural eff	心包积液	PEF（PE）	心包积液	RV	右心室

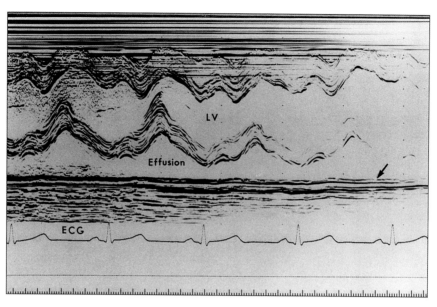

图2-60-4　M型超声心动图

回声最强的部位为心包（箭头）。降低增益时最后能够显示的是心包

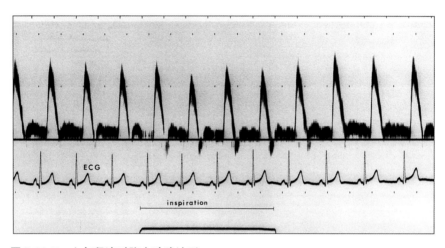

图2-60-5　心包积液时降主动脉波形

可观察到吸气时最大血流速度减低。这与奇脉（paradoxial pulse）是相同的现象

本页缩略语及英文注释：

LV	左心室	ECG	心电图	Effusion	积液
inspiration	吸气				

第六十一节　左心室 – 右心房交通

左心室 - 右心房交通是从左心室到右心房发生分流的疾病。

分型

本病可分为瓣上型（supravalvular type；a型）和瓣下型（infravalvular type；b型）

瓣下型又分以下类型：

（1）三尖瓣隔瓣裂（cleft）和膜部间隔缺损的边缘粘连形成（b-1）

（2）膜部室间隔缺损和三尖瓣畸形（b-2）

（3）室间隔膜部瘤和三尖瓣隔瓣贯通、破裂（b-3）

（4）膜部室间隔缺损和三尖瓣隔瓣粘连穿孔（b-4）

血流动力学

左心室到右心房的分流使右心房、右心室容量负荷过重，以及因肺血流量增加而引起的左心容量负荷过重。

诊断

（1）听诊同室间隔缺损，但切面超声心动图、M型超声心动图可见右心容量负荷过重时应怀疑本病

（2）胸骨旁四腔切面应用彩色多普勒法

（3）室间隔缺损分流和右心房内分流射流及三尖瓣反流速度的测量

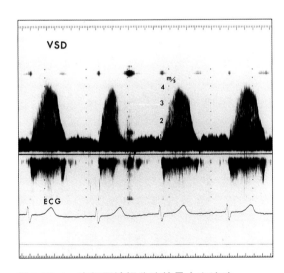

图 2-61-1　室间隔缺损分流的最大血流速

　　连续波多普勒法：室间隔缺损最大分流速度为 4.0m/s，估测左右心室间压差约为 65mmHg，假定左心室压为 100mmHg，则估测右心室压为 35mmHg

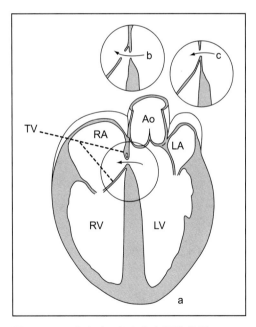

图 2-61-2　左心室 - 右心房交通的分型

　　a、b 为瓣下型（infravalvular type），c 为瓣上型（supravalvular type）

本页缩略语：					
Ao	主动脉	LA	左心房	LV	左心室
RA	右心房	RV	右心室	VSD	室间隔缺损
TV	三尖瓣	ECG	心电图		

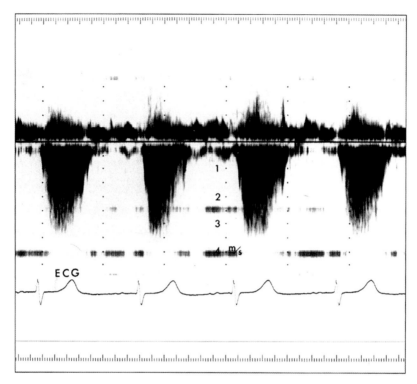

图2-61-3　三尖瓣反流最大血流速度的连续波多普勒法

　　三尖瓣反流的最大速度为 3.5m/s，通常用简化伯努利方程式估测右心室压，右心室压约为 60mmHg。此值和通过室水平分流获取的右心室压力值不一致

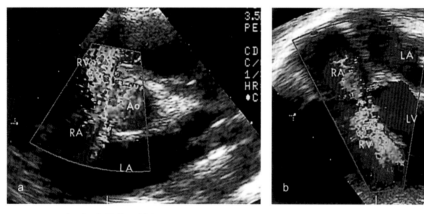

图2-61-4　（a）胸骨旁短轴切面

　　可观察到流速增快的五彩镶嵌血流，主动脉根部切面上可见通过膜部室间隔缺损从左心室进入右心室，同时进入右心房的分流

　　（b）心尖部四腔切面（上下倒置观）

　　可见五彩镶嵌血流通过膜部室间隔缺损进入右心室的同时也进入右心房

本页缩略语：

Ao	主动脉	LA	左心房	LV	左心室
RA	右心房	RV	右心室	ECG	心电图

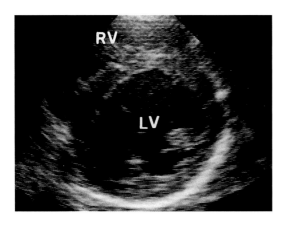

图 2-61-5　胸骨旁左心室短轴切面
　　室间隔从左心室向右心室方向凸出，右心室保持
圆形，估测右心室压为左心室压的 30% ～ 40%

　　图 2-61-1 ～图 2-61-4 为同一病例的图像，综合来看右心室压为左心室压的 30% ～ 40% 是正确的。三尖瓣反流记录的血流实际上反映的是左心室 - 右心房交通时左心室和右心房之间的压差。但三尖瓣最大反流速度为 3.5m/s，用简化伯努利方程式估测的压差约为 50mmHg，作为左心室和右心房之间的压差来讲又太小，可能与射流束方向与超声束之间存在角度过大有关。

　　本病虽然常有右心房扩大，但室间隔矛盾运动少见。这是因为本病除了有右心容量负荷过重外同时也有左心容量负荷过重存在的缘故。

本页缩略语：

| LV | 左心室 | RV | 右心室 |

第 3 章

胎 儿 篇

胎儿超声心动图检查可以在胎儿出生前诊断出所患先天性心脏疾病，这对于即将出生的胎儿十分有益，尤其是对于出生后发病可能导致休克的严重疾病，在发病前予以治疗可以防止全身状态恶化，为保证手术效果及术后生活质量提供了保障。同时还可以有效降低医疗费用。

但是，有的父母无论孩子患什么心脏病，出生前并不想知道诊断。父母有权利选择是否接受孩子心脏病的出生前诊断。笔者会在检查前征询双亲的意见，提出"万一发现心脏病时可以详细告知你们病情吗"的问题，双亲可以回答"不"。另外，发现重症心脏疾病时应尽量不让母亲一人承担，因此初诊时一定请双亲一同就诊。

第一节　胎儿心脏超声检查

胎儿超声心动图检查时，无论胎儿的位置（胎位）如何，用同一标准观察至关重要。本书中描述统一应用从上向下方向俯视胎儿的方法来显示水平切面。

首先确定胎儿的矢状切面，使二维图像上右侧代表胎儿头部，然后逆时针方向旋转探头90°，可得到胎儿的水平切面。用这个方法所得到的胎儿图像，正常时则为从胎儿头部向下俯视的水平切面。

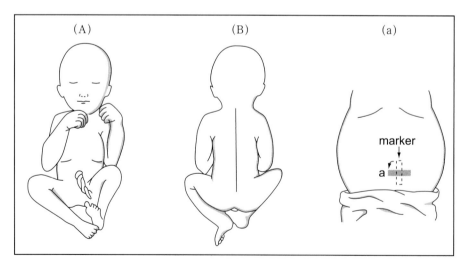

图 3-1-1a
　　左图（A）、（B）胎儿头部与母体头部在同侧（臀位）时，无论胎儿面部朝前（仰卧位）或面部朝后（俯卧位），探头示标都指向胎儿头侧。这时将探头示标朝向母体的头侧放置探头可显示矢状切面。然后将探头逆时针方向旋转90°可得到水平切面（a）。此时是从胎儿头部向下俯视的水平切面

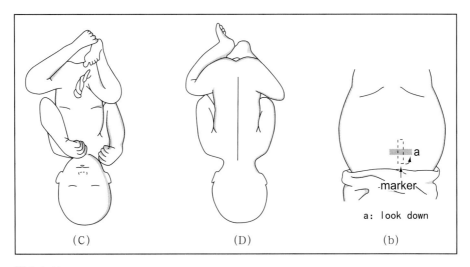

图 3-1-1b

　　左图（C）、（D）胎儿头部在母体足侧（头位）时，无论胎儿面部朝前（仰卧位）或面部朝后（俯卧位），探头示标都指向胎儿头侧。这时将探头示标朝向母体的足侧放置探头可显示矢状切面。然后将探头逆时针方向旋转 90°可得到水平切面（b）。此时是从胎儿头部向下俯视的水平切面

应用上面的手法，无论胎儿有什么样的位置和体位，通过采用同样的手法，就可应用同样的标准从上到下观察胎儿心脏。

一、胎儿超声心动图检查指南

（1）级别Ⅰ：主要为健康筛查。

（2）级别Ⅱ：对水平Ⅰ怀疑有心脏疾病的胎儿确定诊断。

（3）推荐的胎儿超声心动图检查时间

第 1 次：妊娠 18 ～ 20 周前半周。

第 2 次：妊娠 30 周前后。

（4）推荐的胎儿超声心动图检查设备

探头频率：3 ～ 5MHz，但如果有 7 ～ 8MHz 的高频探头更好。

放大功能：在水平Ⅱ检查时有用。

谐波：超声波透射不良时有用。

帧频：30Hz（每秒 30 帧）以上。

焦点：根据情况移动焦点。

[日本小儿心内科杂志 22（5）：591-613，2006]

1.胎儿心脏超声检查流程

级别 I

①胎儿矢状切面：胎儿头部显示在图像右侧
②探头逆时针方向旋转90°（俯视水平切面）确认脊柱（后方）的前后左右
③确认胃的位置、心脏的位置、下腔静脉的位置
④胎儿心脏四腔切面
—判断右心房、右心室，确认肺动脉
—左心室流出道切面
—右心室流出道切面
⑤血管水平短轴切面
—三血管平面、三血管气管平面
⑥探头沿水平切面移行
⑦探头顺时针方向旋转90°到矢状切面
—主动脉弓切面
—动脉导管弓切面

级别 II

*以下标示部分是
必须检查的要点

心房位

心室襻

房室关系

大动脉关系

心室大动脉关系

主动脉弓

动脉导管弓

图 3-1-2

2.级别 I 检查 探头的操作方法。

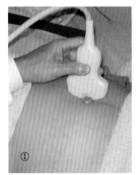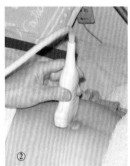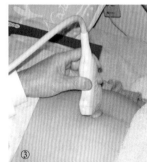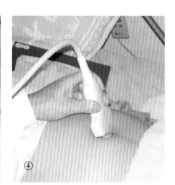

① ② ③ ④

图 3-1-3 **将探头置于与胎儿脊柱平行的矢状切面探查，此时胎儿头侧与探头示标一致（①）**

从矢状切面逆时针方向旋转90°显示胸腔的水平切面（②、③）。在胸腔水平切面显示四腔切面后，倾斜探头观察流出道（④）

3.级别 II 检查 探头的操作方法。

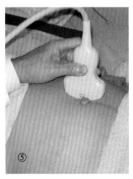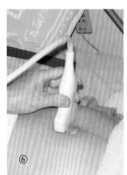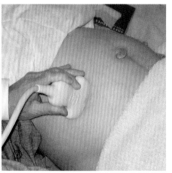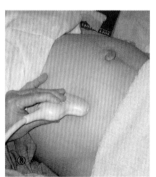

⑤ ⑥ ⑦ ⑧

图 3-1-4 **将探头置于与胎儿脊柱平行的矢状切面探查，此时胎儿头侧与探头示标一致（①）**

从矢状切面逆时针方向旋转90°显示胸腔的水平切面后，从四腔切面倾斜显示三血管气管平面（②、③、④、⑤）

滑行探头使主动脉位于中心，为三血管气管平面的 "V" 标记（⑥）

以主动脉为中心，探头顺时针方向旋转90°，再次显示矢状切面观察主动脉弓。或以主动脉为中心顺时针方向旋转探头90°观察动脉导管弓（⑦）

* 图例中①～⑦和 p246 的 "胎儿心脏检查流程" 级别 II 的①～⑦相对应。

4.级别Ⅰ筛查的检查要点　能否显示左心、右心平衡的四腔切面（4CV）。

——心轴45°±20°（25°～65°）

——CTAR＜40%（心胸面积比）

胃和心尖是否在同侧

——以上的检查要点怀疑异常时要送去进行水平Ⅱ检查。

①胎儿矢状切面（头侧在图像右侧）　　　　　　　　　　　②探头逆时针方向旋转90°

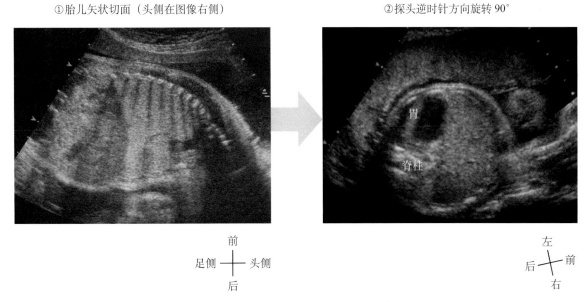

图3-1-5a　①：可见胎儿头侧在图像右侧　　　　图3-1-5b　②：胎儿躯干的水平切面

二、心轴

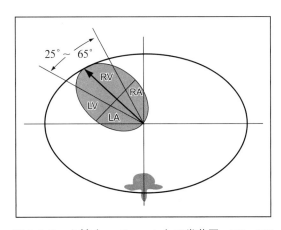

图3-1-6　心轴（cardiac axis）正常范围：45°±20°

- 心轴计算实例如下。

（1）正常

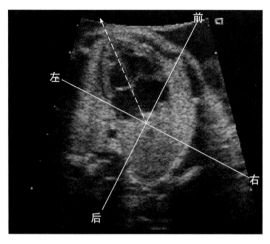
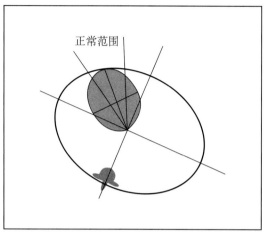

图3-1-7　心轴＝45°

（2）顺时针旋转（clockwise rotation）

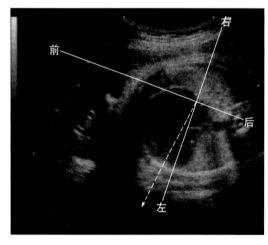
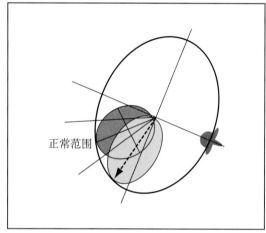

图3-1-8　心轴＝85°

（3）右位心（dexrocardia）

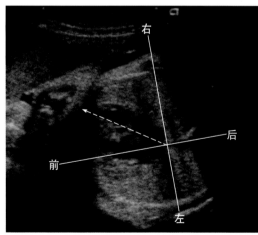

图3-1-9　心轴＝－30°

三、心胸面积比

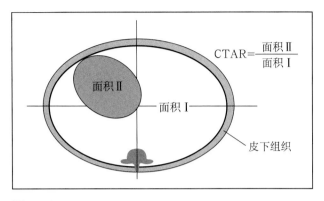

图 3-1-10

心胸面积比（cardiothoracic area ratio，CTAR）计算实例如下。

（1）正常

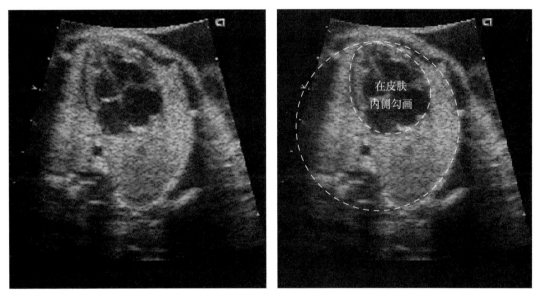

图 3-1-11　CTAR = 35%。正常范围：CTAR =（35±5）%（30% ～ 40%）

（2）心脏扩大（cardiomegaly）

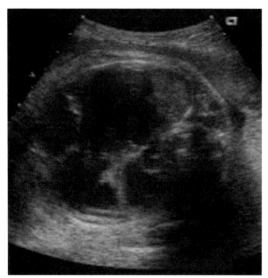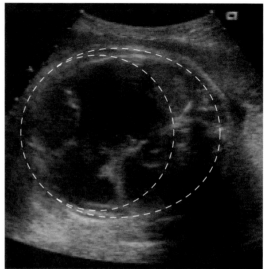

图 3-1-12　CTAR ＝ 67%

确认胃和心脏的位置：级别Ⅱ检查时胃和心脏的位置是相反的。

（3）胃和心脏的位置

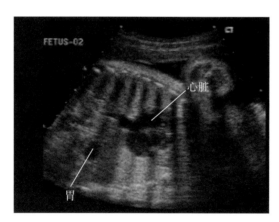

图 3-1-13

第二节 级别 II 胎儿心脏超声检查

级别 II 检查的目的
(1) 能够显示这些切面
- 矢状切面（头部在图像右侧）
- 水平切面（俯视观察切面）
- 四腔切面
- 三血管平面（Three-Vessel View）
- 三血管支气管切面（Three-Vessel TracheaView）
- 主动脉弓切面（aortic arch view）
- 动脉导管弓切面（ductal arch view）
(2) 能够判断异常所见

胎儿水平切面上需确认的内容
(1) 脊柱位置（后方）
(2) 胃的位置
(3) 下腔静脉
(4) 心脏的位置（心轴）

胎儿四腔切面需确认的内容
(1) 右心室结构
- 三尖瓣的确定（offsetting TV）
- 调节束（moderator band）
- 粗大肌小梁（rough trabeculation）
(2) 确认肺静脉回流（PV）
- 将彩色多普勒速度标尺降到（velocity range）30 ～ 50cm/s

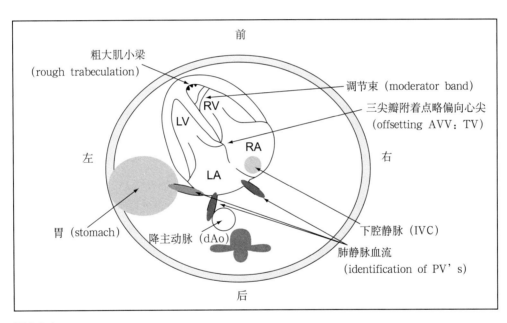

图 3-2-1

1. 解剖学右心房的判定方法

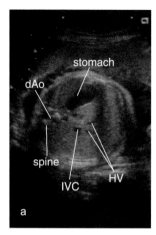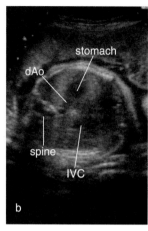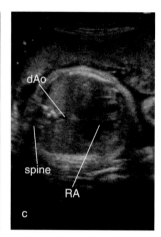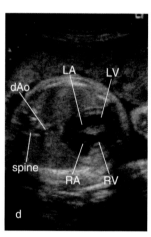

图 3-2-2

a. 在胃泡水平可观察到肝静脉呈放射状向中心集合，可观察到下腔静脉

b、c. 在水平切面向头侧平行移动，或倾斜探头可见下腔静脉汇入右心房

d. 继续向头侧倾斜探头，可显示四腔切面。根据下腔静脉汇入的心房可判定右心房。在含四腔切面的胸腔水平切面上可确定心脏的位置（levocardia）

2. 解剖学右心室的判定方法

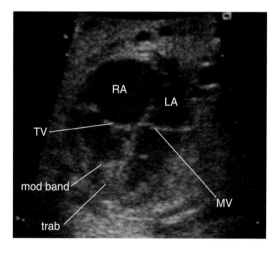

图 3-2-3

（此时已确定解剖学右心房）

①注意左右心房室瓣在室间隔的附着位置，靠近心尖的为三尖瓣，三尖瓣所连接的心室为右心室

②可见调节束，为右心室所特有的特征

③可见心尖部的肌小梁

根据①～③所见可判断为解剖学右心室，则对侧心室为解剖学左心室

本页缩略语及英文注释：

dAo	降主动脉	RA	右心房	HV	肝静脉
RV	右心室	IVC	下腔静脉	spine	脊柱
LA	左心房	stomach	胃	LV	左心室
trab	肌小梁	mod band	调节束	TV	三尖瓣
MV	二尖瓣				

3. 肺静脉回流的判定方法

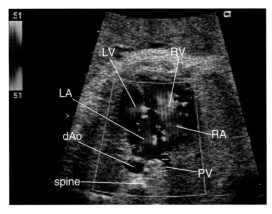

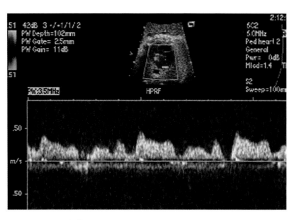

图3-2-4　在四腔切面上应用彩色多普勒模式，速度标尺降低至30～50cm/s，可显示肺静脉血流

图3-2-5　肺静脉血流为与心室收缩开始一致的双峰血流波形

4. 左右心室流出道的显示方法

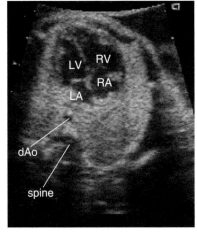

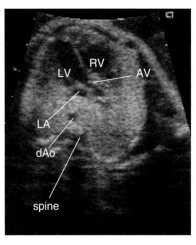

前
左　　右
后

图3-2-6　在四腔切面上判定右心房和右心室、左心房和左心室。脊柱前方的圆形回声为降主动脉

图3-2-7　向胎儿头侧倾斜探头，首先显示的是从左心室向右后方延伸的左心室流出道

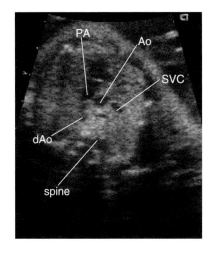

图3-2-8　继续向胎儿头侧倾斜探头，可观察到从右心室向左后方延伸的右心室流出道。这个切面和三血管平面所见相同，正常胎儿从左前方的肺动脉、主动脉、上腔静脉在一条直线上并列，且直径为肺动脉＞主动脉＞上腔静脉顺序。这一系列倾斜探头的操作，可以理解两条大动脉的螺旋交叉关系（spiral relation）。

D-螺旋为正常的大动脉关系并以"N"表示

本页缩略语及英文注释：

Ao	主动脉
PV	肺静脉
AV	主动脉瓣
RA	右心房
dAo	降主动脉
RV	右心室
LA	左心房
spine	脊柱
LV	左心室
SVC	上腔静脉
PA	肺动脉

正常大动脉关系以"N"（normal GA relationship）表示（参考 p18）。

流出道切面的判读要点
（1）从心室发出后可见左右分支——肺动脉
（2）从心室发出后未见分支——主动脉
（3）肺动脉和主动脉交叉——正常大动脉关系

一、三血管平面

三血管平面所观察的内容如下。

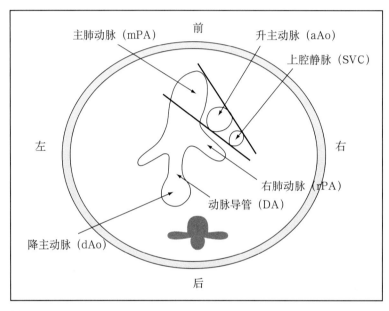

图 3-2-9

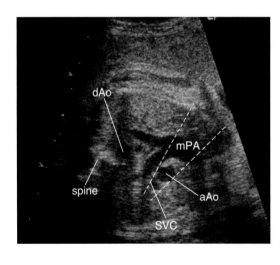

图 3-2-10　前方的主肺动脉、升主动脉和上腔静脉并列在一条直线上，直径大小为主肺动脉＞升主动脉＞上腔静脉顺序
可见肺动脉左右分支。脊柱左前方所见的圆形回声为降主动脉

本页缩略语及英文注释：					
aAo	升主动脉	rPA	右肺动脉	spine	脊柱
DA	动脉导管	SVC	上腔静脉	dAo	降主动脉
mPA	主肺动脉				

三血管平面的特征

（1）正常

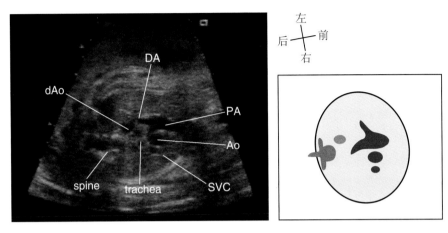

图 3-2-11

（2）法洛四联症（teralogy of Fallot，TOF）

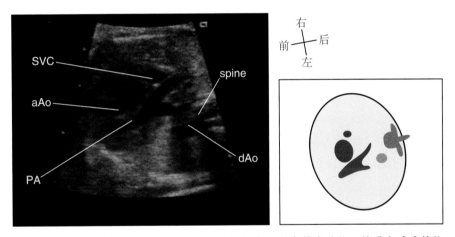

图 3-2-12 左前方的肺动脉细小，升主动脉粗大，向右前方移位，使升主动脉从位于中心变为略朝前方呈曲线排列。内径大小排列为主肺动脉＜升主动脉＞上腔静脉

（3）大动脉转位（transposition of the great arteries，TGA）

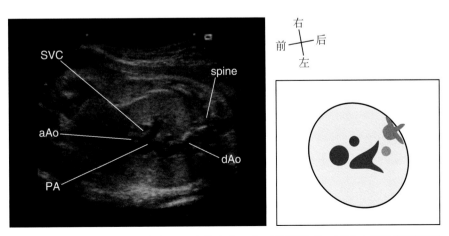

图 3-2-13 升主动脉、肺动脉、上腔静脉呈三角形位置关系，而且大动脉的粗细不一定，和有无肺动脉狭窄有关

本页缩略语及英文注释：

Ao	主动脉
aAo	升主动脉
dAo	降主动脉
DA	动脉导管
PA	肺动脉
spine	脊柱
SVC	上腔静脉
trachea	气管

（4）右心室双出口＋肺动脉闭锁

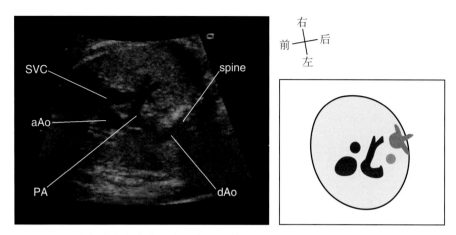

图3-2-14　升主动脉在右前、有左右分支的肺动脉在左后、上腔静脉在升主动脉右后方的三角形位置关系。大动脉的粗细不一定，和有无肺动脉狭窄有关

二、三血管气管平面

三血管平面向头侧倾斜，可显示主肺动脉顶端经动脉导管和降主动脉连接。这个切面称为三血管气管平面。在这个切面上，可观察到脊柱左前方的降主动脉位于"V标记"（V sign）的顶点上，主动脉弓后方的圆形回声为气管。

（1）三血管气管平面需观察的结构

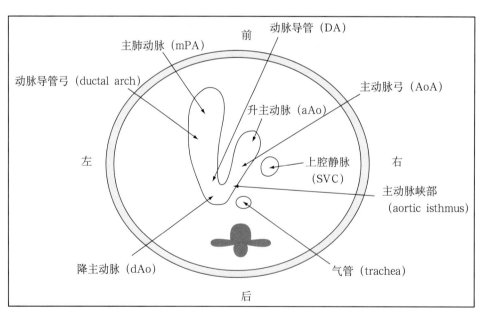

图3-2-15
＊动脉导管弓和主动脉弓形成"V标记"。

本页缩略语：
| aAo | 升主动脉 | PA | 肺动脉 | SVC | 上腔静脉 |
| dAo | 降主动脉 | | | | |

（2）正常

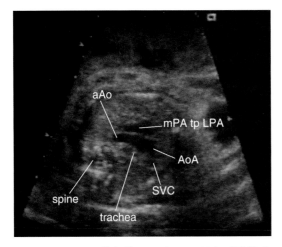

图3-2-16　三血管气管平面上，可观察到脊柱左前方的降主动脉位于"V标记"（V sign）的顶点上，主动脉弓后方的圆形回声为气管

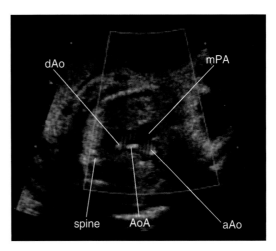

图3-2-17　彩色多普勒观察"V标记"内的血流。可显示从升主动脉和主肺动脉到降主动脉的血流

（3）右位主动脉弓（right aortic arch，RAA）

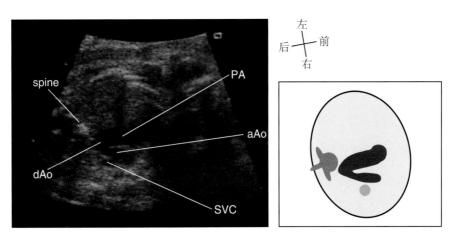

图3-2-18　显示"V标记"时降主动脉在脊柱的右前方。本例肺动脉、升主动脉、上腔静脉并列在一条直线上，血管粗细在正常范围内，是由于合并了矫正型心脏畸形

本页缩略语及英文注释：

aAo	升主动脉	PA	肺动脉	AoA	主动脉弓
spine	脊柱	dAo	降主动脉	SVC	上腔静脉
LPA	左肺动脉	trachea	气管	mPA	主肺动脉

三、从三血管平面到主动脉弓和动脉导管弓切面的显示方法

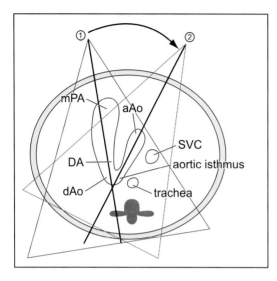

图 3-2-19 在胸腔水平切面观察，探头从三血管气管平面在同一平面上移动①将主肺动脉-动脉导管-降主动脉显示与图像的中心线一致后，顺时针方向旋转探头90° 为动脉导管弓，然后②将升主动脉-主动脉峡部-降主动脉显示与图像的中心线一致后，顺时针方向旋转探头90° 看显示主动脉弓

　　1.主动脉弓切面的显示方法　探头沿胎儿水平切面移动，使扇形扫查图像的中心线与升主动脉和降主动脉的连接线一致，探头顺时针方向旋转90°，可显示主动脉弓切面。

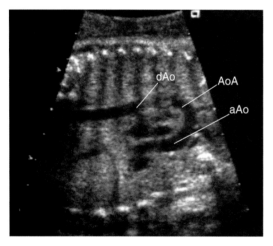

图 3-2-20

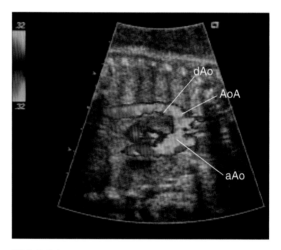

图 3-2-21

　　降低彩色多普勒的速度标尺可显示整个主动脉弓内的血流。可明确显示 3 支头部动脉分支

　　2.动脉导管弓的显示方法　探头沿胎儿水平切面移动，使扇形扫查图像的中心线与主肺动脉和降主动脉的连接线一致。探头顺时针方向旋转90°，可显示动脉导管弓切面。

本页缩略语及英文注释：

aAo	升主动脉	AoA	主动脉弓	aortic isthmus	主动脉峡部
dAo	降主动脉	DA	动脉导管	mPA	主肺动脉
SVC	上腔静脉	trachea	气管		

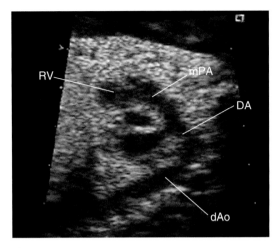

图 3-2-22

第三节　胎儿心脏测值

以胎儿心脏检查中具有代表性部位的切面超声心动图（2DE）上的测值来表示（引用文献 Textbook of Fetal Cardiology）。

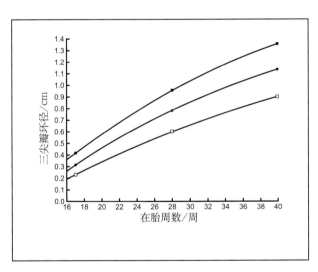

图 3-3-1　三尖瓣环径

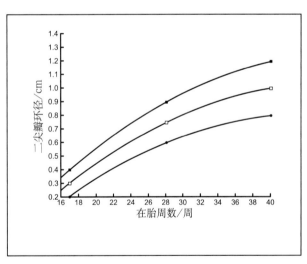

图 3-3-2　二尖瓣环径

本页缩略语：

| DA | 动脉导管 | mPA | 主肺动脉 | dAo | 降主动脉 |
| RV | 右心室 | | | | |

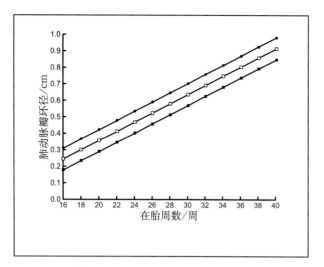

图3-3-3 肺动脉瓣环径（收缩期）

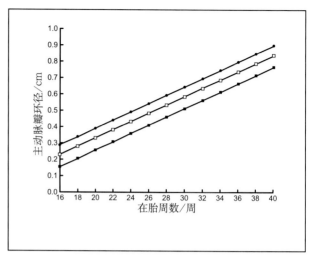

图3-3-4 主动脉瓣环径（收缩期）

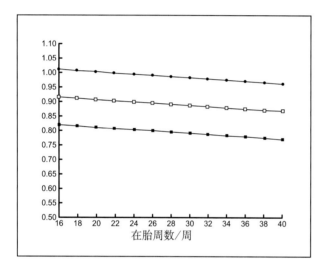

图3-3-5 主动脉内径/肺动脉内径比值

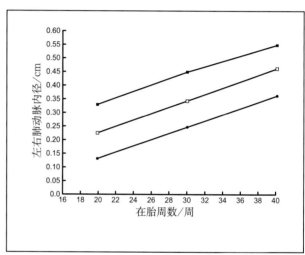

图3-3-6 左右肺动脉内径

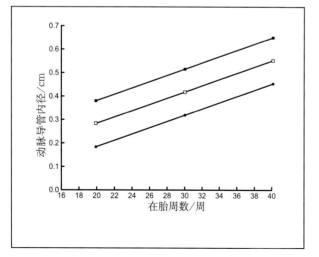

图3-3-7 动脉导管内径

引用文献：Edited by Lindsay Allan, Lisa Hornberger, Gurleen Sharland：Textbook of Fetal Cardiology, Greenwich Medical Media Limited（Cambridge University Press），London, 2000, reproduced with permission.

第四节　胎儿心律失常诊断方法

诊断胎儿心律失常除应用 M 型超声心动图外，也可以应用脉冲多普勒法。这里阐述应用最普及的 M 型超声心动图的方法。在显示四腔切面后，设定 M 型取样线通过左心室和右心房，记录 M 型超声心动图。

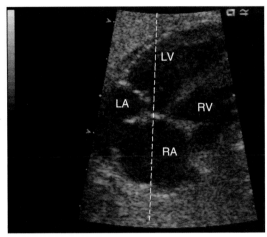

M 型超声心动图	心电图
心房收缩——	P 波
心室收缩——	QRS 波群

图 3-4-1　用 M 型超声心动图诊断胎儿心律失常，图示四腔切面和取样线的位置

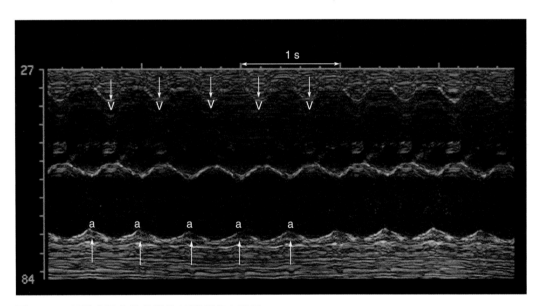

图 3-4-2　正常窦性心律的胎儿 M 型超声心动图

　　图下方的波形表示心房收缩期（a），上方的波形表示心室收缩期（V）。a 和 V 1∶1 对应。可见从 a 到 V 有一定的时间延迟。a 相当于心电图上的 P 波，V 相当于心电图上的 QRS 波群

本页缩略语：

LA	左心房	LV	左心室	RA	右心房
RV	右心室				

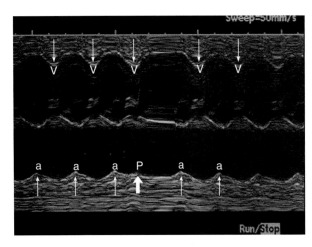

图3-4-3　室上性（房性）期前收缩伴房室传导阻滞
　　图下方的波形表示心房收缩期（a），上方的波形表示心室收缩期（V）。前3个心动周期a和V 1∶1对应，第4个心动周期可见右心房相对于预想的时间提前收缩（p），与之对应的心室收缩消失。紧随其后的2个心动周期恢复正常节律。诊断为室上性（房性）期前收缩伴房室传导阻滞（PSVC with AV block）

胎儿心律失常

1. 胎儿2∶1房室传导阻滞＋室性期前收缩

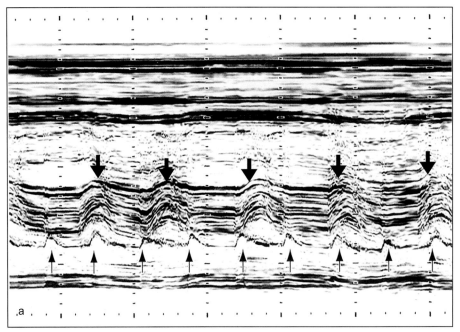

图3-4-4a
　　小箭头表示心房收缩：心房率（atrial rate）＝42次/分
　　大箭头表示心室收缩：心室率（ventricular rate）＝21次/分
　　2∶1房室传导阻滞。心室的第2个心动周期可见室性期前收缩

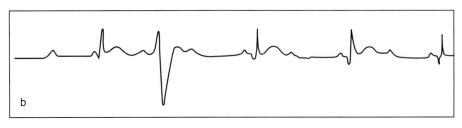

图3-4-4b　推测的心电图

2. 室上性期前收缩不伴房室传导阻滞

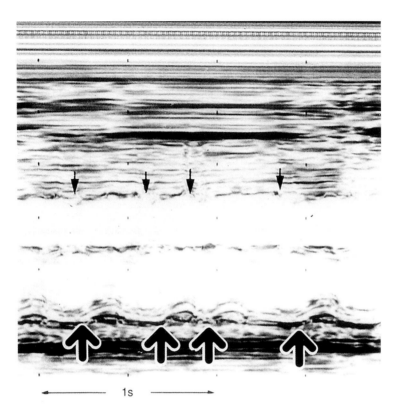

图3-4-5 　M型：图上方表示心房收缩期（a），下方表示心室收缩期
（V）。第3个心动周期心房提前收缩，引起相应的心室提前收缩。诊
断为室上性期前收缩不伴房室传导阻滞（PSVC with AV block）

3. 室上性期前收缩伴房室传导阻滞（二联律）

图3-4-6a 　M型：小箭头表示心房收缩，可
见房性（室上性）期前收缩呈二联律，因为
伴有房室传导阻滞，所以心室率是规律的

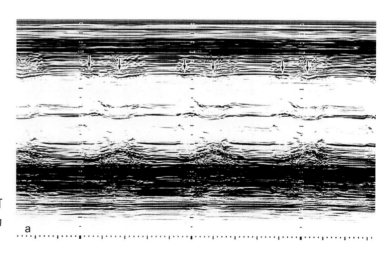

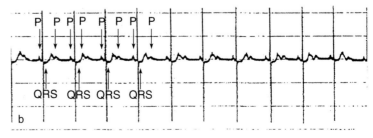

图3-4-6b 　同一患儿出生后马上记录到的心
电图，和胎儿M型超声心动图分析结果相同

4.胎儿心房扑动

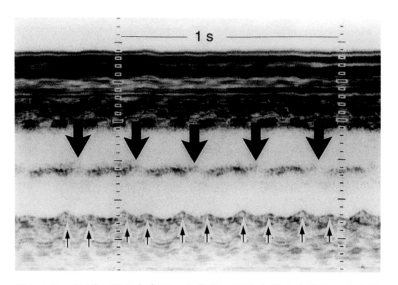

图3-4-7a　M型：图上方表示心室收缩，下方表示心房收缩。心房收缩频率为480次/分，心室收缩频率为240次/分，为2∶1对应。诊断为心房扑动伴2∶1下传

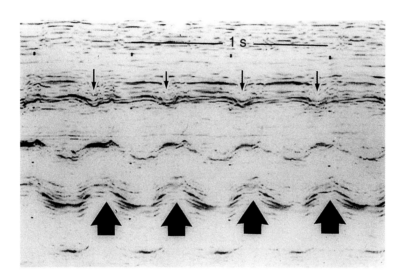

图3-4-7b　M型：与图3-4-7a同一病例。孕妇口服地高辛24h后记录M型超声心动图。图上方表示心房收缩，下方表示心室收缩。心房收缩与心室收缩为1∶1，恢复到150次/分，诊断为窦性心律

5. 胎儿完全性房室传导阻滞

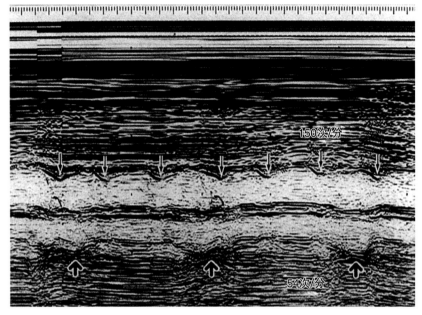

图 3-4-8　M 型：小箭头表示心房收缩，心房收缩节律为 150 次 / 分。大箭头表示心室收缩，心室收缩节律为 54 次 / 分，与心房收缩完全无关

第五节　单纯性肺动脉闭锁

也称作室间隔完整的肺动脉闭锁。

诊断

（1）右心室发育不良（四腔切面）

（2）三尖瓣环狭小（四腔切面）

（3）三尖瓣口有血流通过（彩色和脉冲多普勒）

（4）房间隔和室间隔正常排列（normal alignment）

（5）不能显示肺动脉瓣的启闭

（6）不能探测到从右心室到主肺动脉的前向血流

（7）通过动脉导管从降主动脉到主肺动脉的逆行血流（彩色和脉冲多普勒）

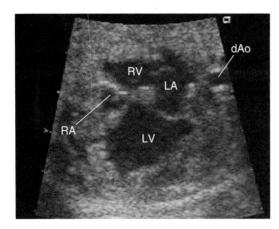

图3-5-1 四腔切面上可见右心室发育不良。未见房间隔和室间隔排列异常

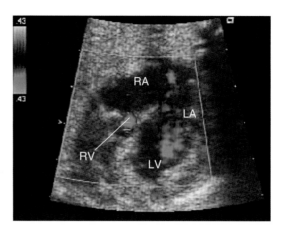

图3-5-2 彩色多普勒可见血流通过三尖瓣进入发育不良的小右心室

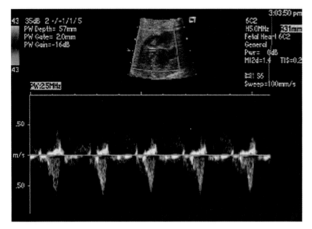

图3-5-3 将取样容积置于狭小的三尖瓣瓣环处，脉冲多普勒上可见双峰流入血流波形

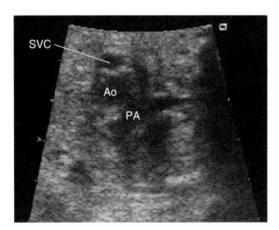

图3-5-4 从四腔切面向头侧倾斜可显示三血管平面。三条血管内径排序与正常时不同，表现为肺动脉＜主动脉＞上腔静脉

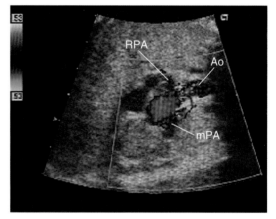

图3-5-5 彩色多普勒可见从主动脉到左肺动脉的蓝色血流，血流从左肺动脉到主肺动脉内反转变为红色并流向右肺动脉方向。胎儿动脉导管内血流方向与正常相反

本页缩略语：					
Ao	主动脉	PA	肺动脉	dAo	降主动脉
RA	右心房	LA	左心房	RPA	右肺动脉
LV	左心室	RV	右心室	mPA	主肺动脉
SVC	上腔静脉				

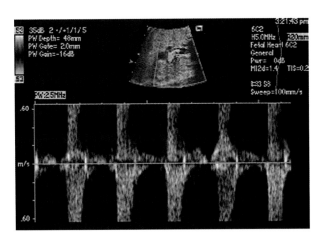

图3-5-6　将取样容积放置于彩色多普勒所显示的蓝色血流处，可见于正常胎儿动脉导管血流相反的血流（从主动脉向肺动脉的分流血流）

第六节　三尖瓣发育不良

诊断

(1) 心脏扩大

(2) 右心房巨大，右心室扩大

(3) 重度三尖瓣关闭不全

(4) 未见三尖瓣向心尖侧过度下移（plastering）

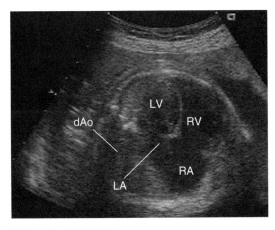

图3-6-1　四腔切面

　　可见右心室扩大和巨大的右心房。三尖瓣隔瓣无移位。诊断为瓣膜发育不良伴重度三尖瓣关闭不全

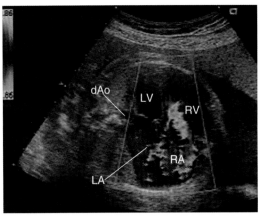

图3-6-2　四腔切面

　　应用彩色多普勒，可见三尖瓣关闭不全的血流达到巨大右心房的后壁并返回，为重度三尖瓣关闭不全

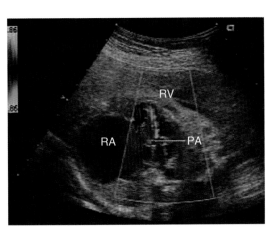

图3-6-3　右心室流出道切面

　　彩色多普勒可见肺动脉瓣关闭不全。尽管由于三尖瓣重度关闭不全导致肺动脉的前向血流未能显示，但由于存在肺动脉瓣关闭不全，可了解本患者不是肺动脉瓣闭锁

本页缩略语：

dAo	降主动脉	PA	肺动脉
LA	左心房	RA	右心房
LV	左心室	RV	右心室

第七节　Ebstein畸形

- 有无三尖瓣移位是鉴别Ebstein畸形和三尖瓣发育不良的要点

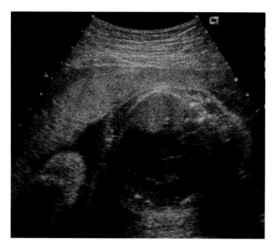

图3-7-1　四腔切面：CTAR＝57%提示心脏扩大。可见右心房扩大和房间隔向左心房侧膨隆

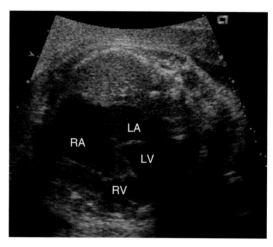

图3-7-2　利用zoom功能放大观察，可见三尖瓣在室间隔的附着位置明显比二尖瓣靠近心尖部。这种现象称为移位，是与三尖瓣发育不良的鉴别点

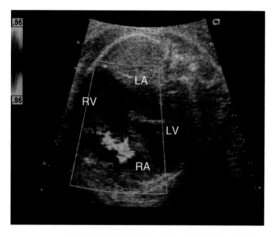

图3-7-3　彩色多普勒可见大量的三尖瓣关闭不全反流信号。特征是反流起始点与二尖瓣水平相比明显靠近心尖侧

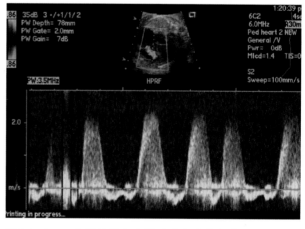

图3-7-4　三尖瓣关闭不全的脉冲多普勒超声心动图：第4个心动周期为期前收缩

本页缩略语：

LA	左心房	RA	右心房	LV	左心室
RV	右心室				

第八节 主肺动脉间隔缺损

也作主肺动脉窗。

诊断
(1) 相当于三血管平面的切面：可见主肺动脉-右肺动脉和升主动脉之间的血管壁缺损
(2) 彩色多普勒见主动脉和肺动脉间的分流

检查要点
(1) 多合并主动脉缩窄、主动脉弓离断，必须检查主动脉弓
(2) 必须鉴别真正缺损和因伪像而出现的回声失落

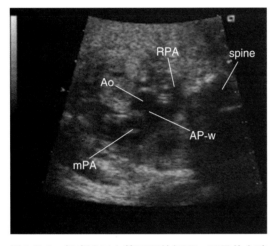

图3-8-1 相当于三血管平面的切面：可见从主肺动脉到右肺动脉之间的肺动脉壁和升主动脉之间的缺损

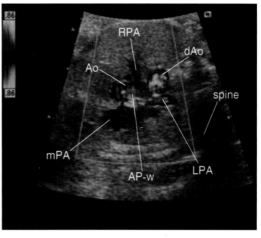

图3-8-2 相当于三血管平面的切面：彩色多普勒可见与右肺动脉和升主动脉之间缺损部位一致的血流

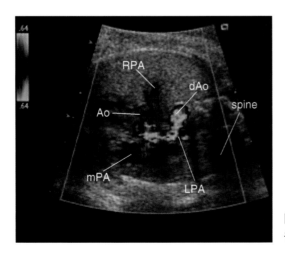

图3-8-3 相当于三血管平面的切面：降低彩色多普勒标尺直至能显示右肺动脉远端的血流

本页缩略语及英文注释：					
Ao	主动脉	AP-w	主肺动脉间隔缺损	dAo	降主动脉
LPA	左肺动脉	mPA	主肺动脉	RPA	右肺动脉
spine	脊柱				

第九节　完全性大动脉转位

诊断
(1) 在四腔切面倾斜操作不能显示流出道交叉
(2) 从左心室发出的血管可见左、右分支，为肺动脉
(3) 三血管平面上肺动脉、主动脉、上腔静脉不在一条直线上而呈三角形位置关系
(4) 矢状切面上两大动脉呈平行起始关系
(5) 主动脉弓切面上主动脉发自最前方

检查要点
(1) 有没有房间隔的心房间交通狭小
(2) 对于心房间交通不通畅（restrictive FO）的情况，必须在出生后马上施行BAS［房间隔球囊造口术（balloon atrial septostomy）］ I
(3) 有没有动脉导管过早关闭 II

* 合并上述两种情况时出生后早期病死率高（Maeno Y：Circulation，1999）。

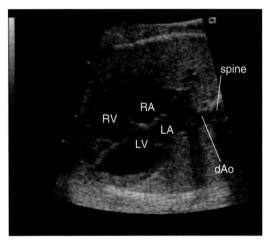

图3-9-1　四腔切面
　　右侧心室心尖部可见肌小梁回声，房室瓣在室间隔的附着部位偏向心尖侧，为解剖学右心室。可见肺静脉汇入左心房。背侧正中的声影为脊柱，其左前方的圆形回声为降主动脉

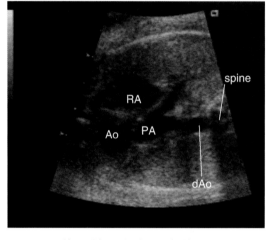

图3-9-2　从四腔切面向头侧倾斜的切面
　　与正常存在差异，首先观察到后方的动脉分出左右分支，诊断为肺动脉。左肺动脉通过动脉导管与降主动脉连接

图3-9-3　从四腔切面向头侧倾斜的切面（彩色多普勒）
　　在与图3-9-2同一切面上应用彩色多普勒，可明确显示左肺动脉、右肺动脉和动脉导管内的血流

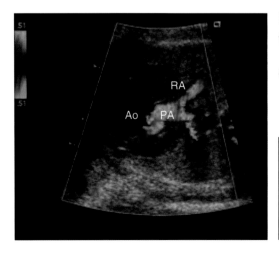

本页缩略语及英文注释：			
Ao	主动脉	PA	肺动脉
dAo	降主动脉	RA	右心房
LA	左心房	RV	右心室
LV	左心室	spine	脊柱

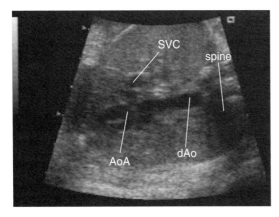

图3-9-4　从四腔切面进一步向头侧倾斜的切面

可见发自右心室的动脉向左后方延伸并与降主动脉连接，判断为主动脉弓

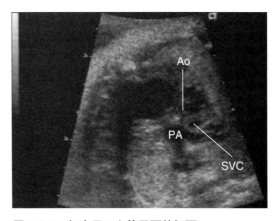

图3-9-5　相当于三血管平面的切面

肺动脉、主动脉、上腔静脉不在一条直线上，主动脉瓣在肺动脉的右前方，3 条血管形成三角形

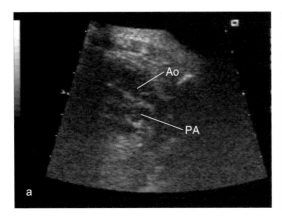

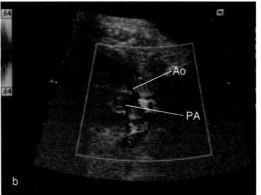

图3-9-6　主动脉、肺动脉的长轴切面

肺动脉发自主动脉后方为平行位置关系（a），彩色多普勒可见 2 条平行的蓝色血流（b）

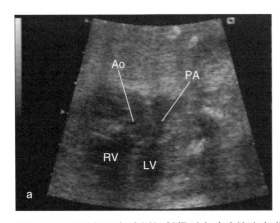

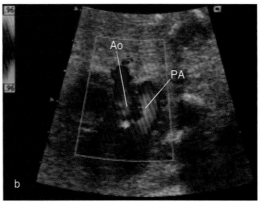

图3-9-7　四腔切面向头侧倾斜得到大动脉的流出道切面

可见 2 条大动脉没有交叉关系，而是平行起始。可见肺动脉及左右分支（a），彩色多普勒可见两条动脉不是呈交叉而是呈平行走行（b）

本页缩略语及英文注释：

Ao	主动脉	AoA	主动脉弓	RV	右心室
dAo	降主动脉	spine	脊柱	LV	左心室
SVC	上腔静脉	PA	肺动脉		

第十节　左心发育不良综合征

诊断
(1) 四腔切面失衡：左心房、左心室发育不良
(2) 房室瓣失衡或二尖瓣闭锁
(3) 房间隔从左心房侧向右心房侧突出（与正常相反）
(4) 从左心房到右心房的房间分流（与正常相反）
(5) 三血管平面上血管内径表现为肺动脉≫升主动脉＜上腔静脉
(6) 主动脉弓切面可见到主动脉峡部的逆行血流
(7) 三血管气管平面上主肺动脉和升主动脉为逆向血流

检查要点
(1) 有没有房间交通的狭小
(2) 肺静脉回流
(3) 二尖瓣闭锁／狭窄
(4) 主动脉闭锁／狭窄

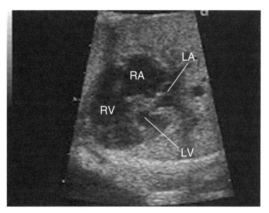

图 3-10-1　四腔切面上可见左心房、左心室发育不良。通常房间隔和室间隔正常排列。房间隔与正常相反，从左心房侧向右心房侧突出。如果在左心房左心室间没有观察到二尖瓣的启闭运动，彩色多普勒上二尖瓣口没有显示流入血流，则可诊断为合并二尖瓣闭锁（mitrla atresia）

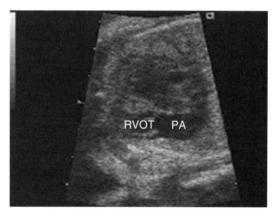

图 3-10-2　从四腔切面向头侧倾斜，可显示极细小的左心室流出道及从右心室流出道到粗大肺动脉的通路

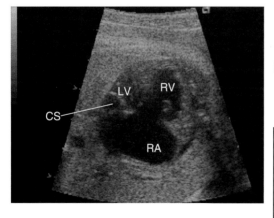

图 3-10-3　相当于四腔心的切面上，不能显示正常平衡的四腔切面。本例可见左侧房室间沟处扩张的冠状静脉窦，可能合并永存左上腔静脉（PLSVC）

这个方向上房间隔显示不清，看上去像单心房、单心室

本页缩略语：			
CS	冠状静脉窦	LA	左心房
LV	左心室	PA	肺动脉
RA	右心房	RV	右心室
RVOT	右心室流出道		

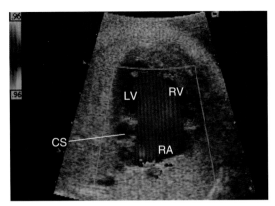

图3-10-4 与图3-10-3同一切面的彩色多普勒观察，可见一股从心房到心室的血流，与单心房、单心室相似

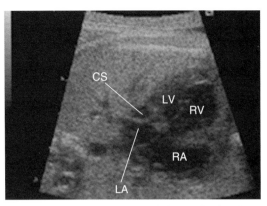

图3-10-5 与图3-10-4同一病例，将探头滑行至能倾斜角度观察房间隔的位置，即可显示右心房和左心房间的房间隔

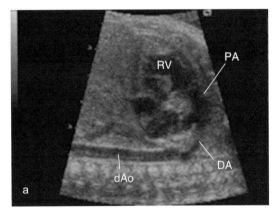

图3-10-6 动脉导管切面

　　包含右心室、粗大肺动脉、动脉导管、降主动脉的切面（a）。彩色多普勒（b）可见从右心室到降主动脉方向的前向血流

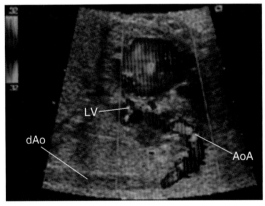

图3-10-7 主动脉弓切面

　　同时应用彩色多普勒可显示从降主动脉到升主动脉方向的逆行血流信号。主动脉弓的一部分血流信号发生混叠呈蓝色

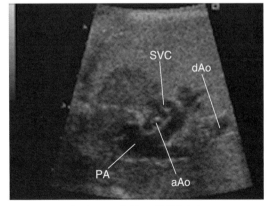

图3-10-8 相当于三血管平面的切面

　　升主动脉极细，肺动脉≫升主动脉＜上腔静脉。由于主动脉发育不良，因此有时也可能不显示在一条直线上

本页缩略语：

aAo	升主动脉	AoA	主动脉弓	CS	冠状静脉窦
DA	动脉导管	dAo	降主动脉	LA	左心房
LV	左心室	PA	肺动脉	RA	右心房
RV	右心室	SVC	上腔静脉		

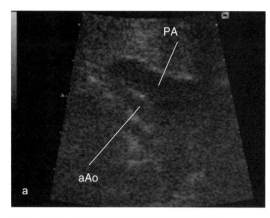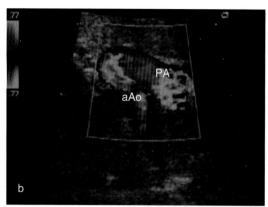

图 3-10-9　相当于三血管气管平面的切面

可见"V"形征，升主动脉细小，肺动脉粗大（a）

在相当于三血管气管平面的切面上应用彩色多普勒（b），可见升主动脉（蓝色）和肺动脉内（红色）为反向血流

粗大的肺动脉内为前向血流，升主动脉内为逆行血流

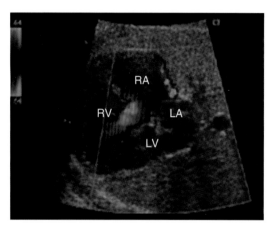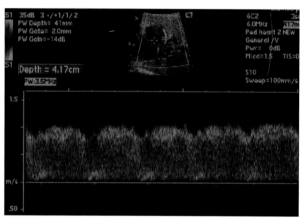

图 3-10-10　房间隔由左心房向右心房侧突出。彩色多普勒可见从左心房到右心房的分流血流信号

图 3-10-11　可见从左心房到右心房的五彩镶嵌血流，见到连续性血流时要怀疑是否存在心房间交通狭小（restrictive FO）

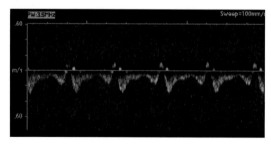

图 3-10-12　左心发育不良综合征的肺静脉血流频谱

不存在心房间交通狭小的情况下，肺静脉的血流速度波形和正常胎儿一样为双峰波形

本页缩略语：					
aAo	升主动脉	LV	左心室	PA	肺动脉
RA	右心房	RV	右心室	LA	左心房

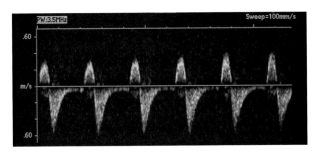

图3-10-13　左心发育不良综合征伴心房间交通狭小时的肺静脉血流频谱

左心发育不良综合征时肺静脉血流频谱不再是 1 个心动周期内双峰频谱，而是如图那样的往返性波形时为心房间交通重度狭小时的表现

第十一节　右心室双出口＋肺动脉闭锁

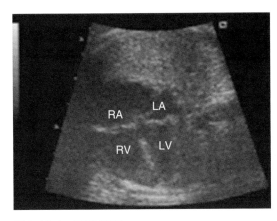

图3-11-1　四腔切面

可见室间隔上段的室间隔缺损

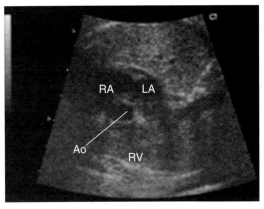

图3-11-2　从四腔切面向头侧倾斜，可观察到一条增粗的动脉（Ao）发自于右心室

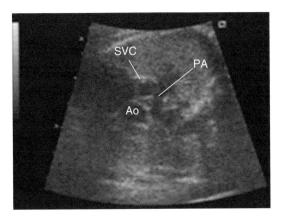

图3-11-3　继续向头侧倾斜，心室在主动脉后方没有连接，可见有左肺、右肺分支的血管（肺动脉）

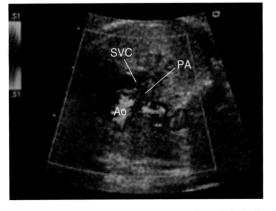

图3-11-4　和图3-11-3同一切面上应用彩色多普勒，前方呈圆形，有搏动性血流的为主动脉。后方有左右分支的为肺动脉。从后方血管与心室没有连接可以诊断为肺动脉闭锁

本页缩略语：

Ao	主动脉	RA	右心房	LA	左心房
RV	右心室	LV	左心室	SVC	下腔静脉
PA	肺动脉				

第十二节　重度主动脉瓣狭窄

诊断

(1) 左心室球形扩张

(2) 心内膜回声增强

(3) 左心室壁运动低下

(4) 房间隔从左心房向右心房侧突出

(5) 主动脉瓣圆顶征（dooming）

(6) 升主动脉狭窄后扩张（poststenosis dilatation）

(7) 二尖瓣关闭不全

局限性

- 由于后负荷不匹配（afterload mismatching）可导致低心排，即使重度主动脉狭窄，从多普勒超声所测最大血流速度估测的压差可能并不高

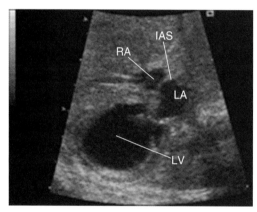

图3-12-1　四腔切面可见左心室呈球形扩张，左心室心内膜回声增强，左心室壁运动极度减低，房间隔从左心房侧向右心房侧突出。心内膜回声增强是由于主动脉狭窄时引起的继发性心内膜弹力纤维症（EFE）。腔室扩大但左心室壁厚度不减时要怀疑本病

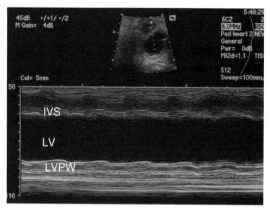

图3-12-2　左心室乳头肌水平M型超声心动图：可见腔室扩大、左心室壁运动极度低下

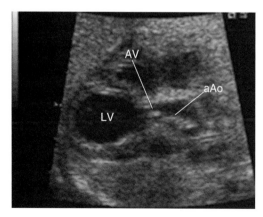

图3-12-3　主动脉瓣圆顶征形成及升主动脉狭窄后扩张是诊断本病的重要表现

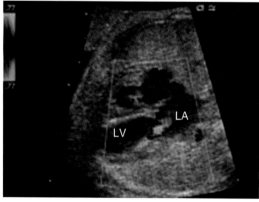

图3-12-4　左心室后负荷增加时大部分病例都伴有二尖瓣关闭不全

本页缩略语：

aAo	升主动脉
AV	主动脉瓣
IAS	房间隔
IVS	室间隔
LA	左心房
LV	左心室
LVPW	左心室后壁
RA	右心房

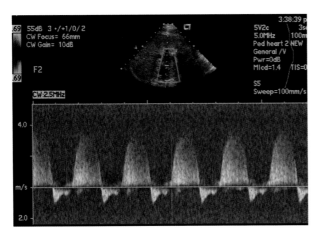

图 3-12-5 二尖瓣关闭不全的连续波多普勒波形

从最大血流速度近 4.0m/s 估测左心室压为 70 ～ 75mmHg

第十三节 三尖瓣闭锁＋大动脉转位

诊断
(1) 右心室发育不良
(2) 房间隔和室间隔排列异常（malalignment）
(3) 三尖瓣口无血流通过

检查要点
(1) 是否合并大动脉转位
(2) 有无心房间交通狭小

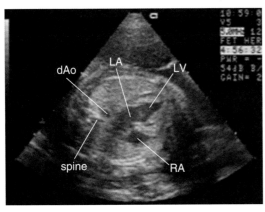

图 3-13-1 水平切面

左位心（levocardia），四腔切面上失去正常的平衡关系

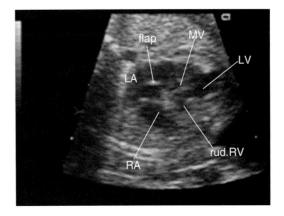

图 3-13-2 四腔切面

房间隔从右心房向左心房侧突出，可观察到左心房内的卵圆瓣。三尖瓣闭锁，右心室残腔发育不良

本页缩略语及英文注释：					
dAo	降主动脉	LV	左心室	RA	右心房
spine	脊柱	LA	左心房	MV	二尖瓣
rud. RV	右心室残腔	flap	卵圆瓣		

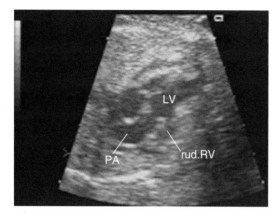

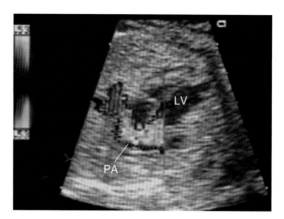

图3-13-3 从四腔切面倾斜探头可观察后方大动脉的流出道。后方大动脉可见分支，判断为肺动脉

图3-13-4 与图3-13-3同一切面的彩色多普勒

明确显示从左心室起源的动脉有分支，此血管为肺动脉

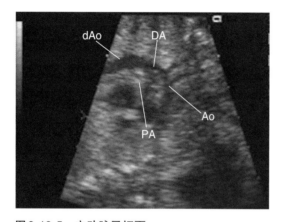

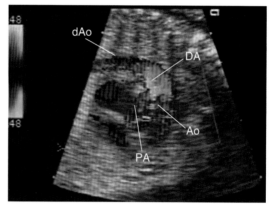

图3-13-5 主动脉弓切面

可见发出3条颈部动脉。从前方发出的动脉为主动脉，同一切面内可见肺动脉与主动脉平行发出（parallel realtionship）

图3-13-6 与图3-13-5同一切面的彩色多普勒

可明确显示主动脉和肺动脉为平行起源

第十四节　动脉导管早闭

诊断

（1）右心房扩大，但未见右心室发育不良

（2）三尖瓣关闭不全（血流速度增加、右心室压增高）

（3）心房间右向左分流增加

（4）肺动脉瓣活动可见，无圆顶征

（5）无主肺动脉狭窄后扩张

（6）可直接显示细小的动脉导管

（7）没有完全闭塞时动脉导管处为连续性血流

本页缩略语：					
Ao	主动脉	DA	动脉导管	dAo	降主动脉
LV	左心室	PA	肺动脉	rud. RV	右心室残腔

检查要点
(1) 孕妇既往非甾体抗炎药（NSAID）服用史
(2) 其他脏器成熟后，提前分娩多数可正常

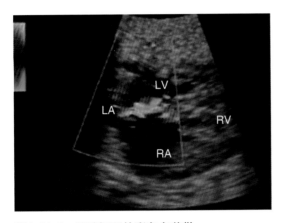

图3-14-1　四腔切面的彩色多普勒
　　可观察三尖瓣关闭不全的血流通过房间隔卵圆孔向左心房流动

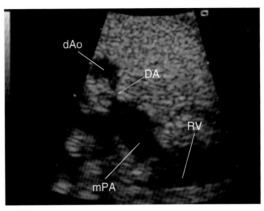

图3-14-2　右心室、主动脉、降主动脉观察切面
　　可看到肺动脉瓣活动，提示肺动脉瓣没有闭锁。主肺动脉和降主动脉之间的通路（动脉导管）狭窄（箭头）

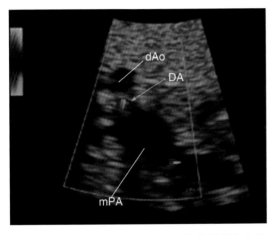

图3-14-3　与图3-14-2同一切面上应用彩色多普勒超声心动图，可见与狭窄动脉导管一致的连续性血流信号

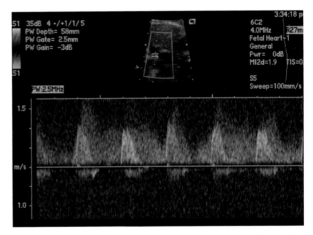

图3-14-4　将取样容积放置在图3-14-3连续性血流部位观察血流波形。可见从主肺动脉到降主动脉的连续性血流

本页缩略语：

dAo	降主动脉	DA	动脉导管	RA	右心房
LA	左心房	LV	左心室	RV	右心室
mPA	主肺动脉				

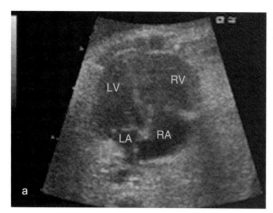

图 3-14-5a　四腔切面

可见右心房、右心室扩大

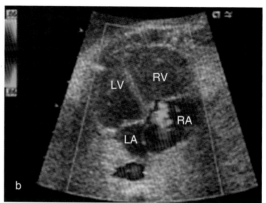

图 3-14-5b　四腔切面

彩色多普勒可见三尖瓣关闭不全

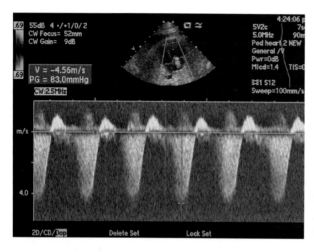

图 3-14-6　由三尖瓣关闭不全的最大血流速度估测上升的右心室压。本例最大反流速度为 4.5m/s，估测右心室压约为 90mmHg

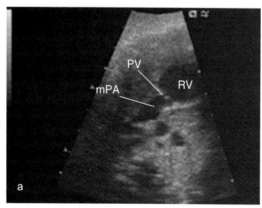

图 3-14-7a　在四腔切面倾斜显示从右心室流出道到肺动脉的切面

肺动脉瓣没有形成圆顶征，也没有主肺动脉狭窄后扩张

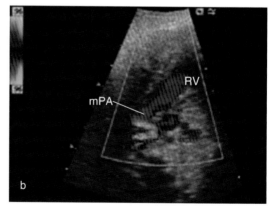

图 3-14-7b　应用彩色多普勒在肺动脉瓣水平未见到五彩镶嵌血流，可排除肺动脉闭锁和肺动脉瓣狭窄

本页缩略语：					
LA	左心房	LV	左心室	mPA	主肺动脉
PV	肺静脉	RA	右心房	RV	右心室

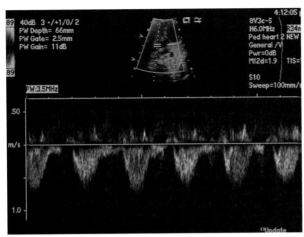

图 3-14-8　将取样容积置于图 3-14-7b 的主肺动脉内观察脉冲多普勒超声心动图波形

　　主肺动脉可探测到没有加速的前向血流，可排除肺动脉闭锁、肺动脉瓣狭窄

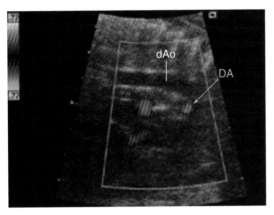

图 3-14-9　主动脉弓切面的彩色多普勒超声心动图

　　可观察到与狭窄动脉导管部位一致的连续性血流

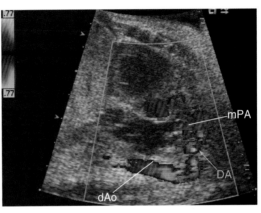

图 3-14-10　动脉导管弓切面的彩色多普勒超声心动图（与图 3-14-9 不同病例）

　　可观察到与狭窄动脉导管部位一致的管腔狭窄和连续性血流

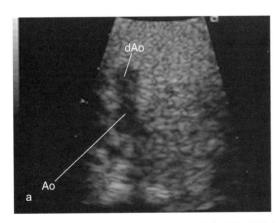

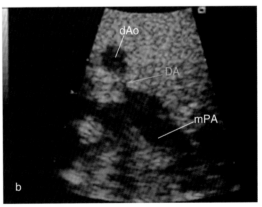

图 3-14-11　从主动脉弓侧（a）和动脉导管弓侧（b）观察三血管气管平面的"V 标记"

　　在三血管气管平面上可显示从主肺动脉到降主动脉之间狭窄的动脉导管

存在右心室压上升而排除了肺动脉闭锁和肺动脉瓣狭窄的情况下，应怀疑本病并对动脉导管的形态和血流进行检查

本页缩略语：		
Ao　主动脉	mPA　主肺动脉	dAo　降主动脉
DA　动脉导管		

第十五节　无脾综合征

可疑内脏心房错位综合征*时可见
(1) 心脏位置：胃泡和心脏不在同侧
(2) 降主动脉下腔静脉并行（aorticocaval juxtaposition）——多见于无脾综合征
(3) 下腔静脉缺如（IVC absence）/半奇静脉连接（azygos connection）——多见于多脾综合征

* 多脾综合征（左侧异构：left isomerism），无脾综合征（右侧异构：right isomerism）和两者的中间型总称为内脏心房错位综合征（heterotaxia syndrome）。

检查要点
(1) 80%的无脾综合征合并完全性肺静脉异位连接（TAPVC）
(2) BMB（bridging muscle bar）：是无脾综合征心脏的特征性表现
(3) 重度共同房室瓣关闭不全（CAVVR）时可发生胎儿心脏功能不全，多脾综合征合并胎儿心律失常发生率高

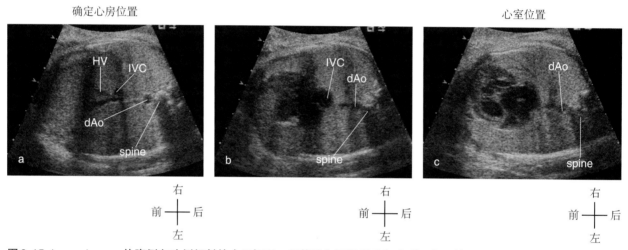

图3-15-1　a、b、c：从腹侧向头侧倾斜的水平切面，肝静脉与下腔静脉汇合成1条血管，在脊柱右侧流入单心房的右侧。降主动脉位于脊柱右侧，为降主动脉下腔静脉并行（aorticocaval juxtaposition，参考p15）。心脏位于右侧胸腔

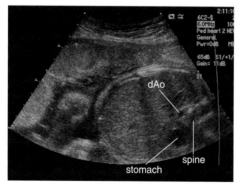

图3-15-2　从可见心脏的切面向腹部平行移动，然后倾斜，可见胃泡位于左侧

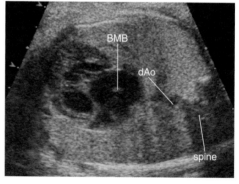

图3-15-3　由于胃泡与心脏位置不在同侧，发生内脏心房错位综合征的可能性很高。单心房的中央可见肌桥（bridging muscle bar，BMB）。BMB为无脾综合征的特征性表现之一

本页缩略语及英文注释：

BMB	肌桥	IVC	下腔静脉	dAo	降主动脉
stomach	胃	HV	肝静脉	spine	脊柱

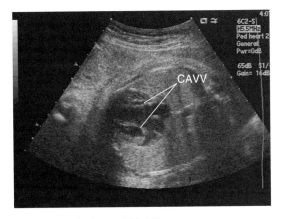

图 3-15-4　相当于四腔切面

　　可显示单心房、单心室、共同房室瓣。根据心室的结构可判断为右心室性单心室。心房的左侧可见突出（ridge），但从图 3-15-6 所见判断为肺静脉入口

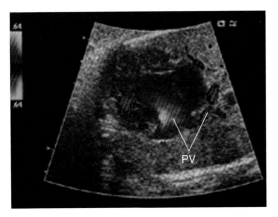

图 3-15-5　彩色多普勒显示心房左侧突出部位的左侧可见从蓝色变为红色的连续性流入血流信号

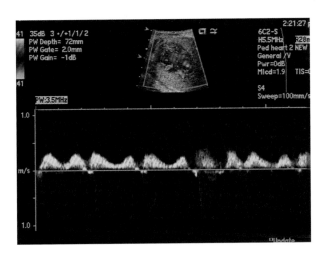

图 3-15-6　将脉冲多普勒的取样容积置于彩色多普勒红色血流信号处观察，可见血流波形与肺静脉血流一致

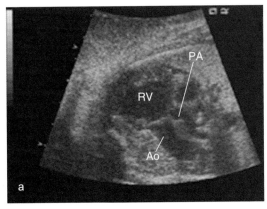

图 3-15-7a　从图 3-15-5 切面向头侧倾斜的切面

　　可见心室左前方发出 1 条粗大动脉，其后方可见 1 条细小的动脉发出。细小动脉发出后可见分支为肺动脉，因此判断另一条为主动脉

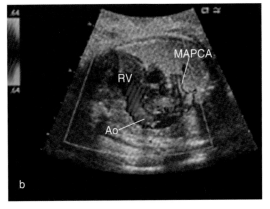

图 3-15-7b　与图 3-15-7a 同一切面，应用彩色多普勒，可见从心室到肺动脉的血流及从降主动脉到肺内分支的血流，可能为主动脉 - 肺动脉之间的主要侧支循环动脉（MAPCA）

本页缩略语：					
Ao	主动脉	CAVV	共同房室瓣	MAPCA	主要侧支循环动脉
PA	肺动脉	PV	肺静脉	RV	右心室

注意点
* 虽然有肺动脉狭窄，但在胎儿却不一定存在血流速度增快或五彩镶嵌血流，这是因为胎儿肺血管阻力高和肺动脉压高，即使存在狭窄，在胎儿时期也不会发生压差

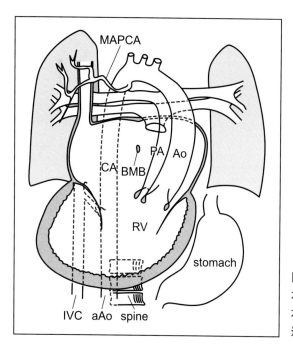

图3-15-8 本病（图3-15-1～图3-15-7）的诊断：右位心［A（S）.X.L］、共同心房、右心室性单心室、右心室双出口、肺动脉瓣狭窄、完全性肺静脉异位连接（Ⅱb）、主动脉肺动脉间主要侧支循环动脉

第十六节　永存动脉干

妊娠18周＋2d。

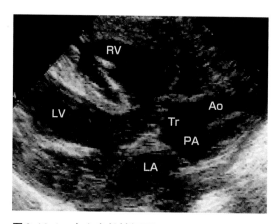

图3-16-1　左心室长轴切面
　　可见1条粗大的血管骑跨在室间隔上。永存动脉干发出肺动脉和升主动脉分支

本页缩略语及英文注释：				
aAo	升主动脉	MAPCA	主-脉动脉间的主要侧支动脉	
Ao	主动脉	BMB	肌桥	RV 右心室
CA	共同心房	stomach	胃	IVC 下腔静脉
spine	脊柱	LA	左心房	LV 左心室
PA	肺动脉	RV	右心室	Tr 永存动脉干

第十七节　心脏肿瘤

妊娠32周＋6d，胎儿期发现心脏肿瘤。

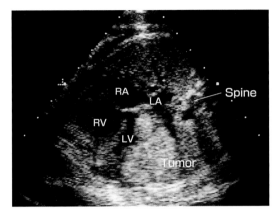

右 后
前 左

图3-17-1　胸腔水平切面的四腔切面
　　心脏位于胸腔左侧，心尖部朝向左前。左心室游离壁左侧可见实性肿瘤回声。左心室乳头肌上可见圆形的实性强回声，考虑肿瘤。可见左心室被压缩呈扁平。应注意观察心室收缩功能是否正常、是否有右心室和左心室流出道的狭窄。怀疑存在流出道狭窄时可用彩色多普勒、连续波多普勒确认狭窄。要注意是否合并室性期前收缩

第十八节　糖尿病性肥厚型心肌病

　　继发于孕妇糖尿病的肥厚型心肌病，一般在糖尿病控制不良的孕妇中发生率高。出生后随访观察其可慢慢恢复正常。

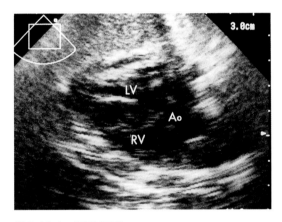

图3-18-1　四腔切面
可见室间隔明显肥厚

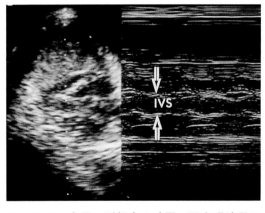

图3-18-2　应用M型超声心动图，可客观地显示室间隔的肥厚

本页缩略语及英文注释：

LA	左心房	LV	左心室	RA	右心房
RV	右心室	Spine	脊柱	Tumor	肿瘤
Ao	主动脉	IVS	室间隔		

第十九节　Galen静脉瘤

妊娠36周，主诉胎儿四腔切面发现异常而来院就诊。

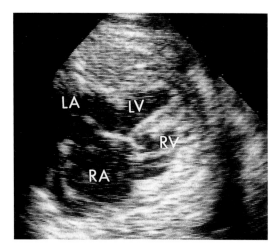

图3-19-1　四腔切面
可见心脏扩大（CTAR = 50%），右心房、右心室、左心房、左心室所有腔室均扩大，特别是右心房、右心室。房间隔显著向左心房侧突出

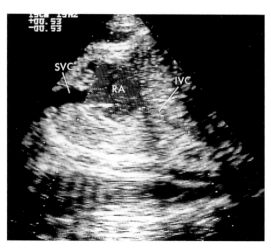

图3-19-2　矢状切面
用彩色多普勒观察并确认上腔静脉和下腔静脉的血流，可见与下腔静脉相比，上腔静脉显著扩张

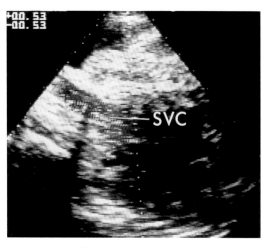

图3-19-3　矢状切面
可见通过扩张的上腔静脉流入右心房的血流

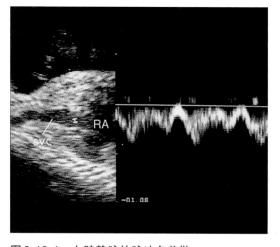

图3-19-4　上腔静脉的脉冲多普勒
扩张的上腔静脉中的血流波形与正常不同，为连续性波形

本页缩略语：

LV	左心室	RA	右心房	RV	右心室
IVC	下腔静脉	SVC	上腔静脉	LA	左心房

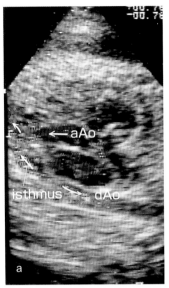 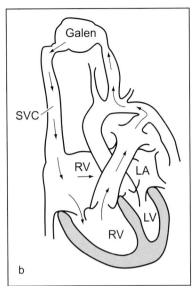

图3-19-5　a. 主动脉弓：可见主动脉弓的血流及主动脉峡部的逆行
血流；b. 本病例的血流动力学

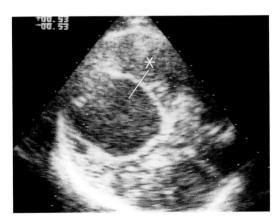

图3-19-6　颈部超声图像

　　观察颈部，可见瘤样扩张的区域（*），腔内可
见速度较慢的涡流

第二十节　法洛四联症＋右位主动脉弓

图3-20-1　四腔切面

　　左位心（levocardia），心轴约80°，为顺时针
方向旋转。从右侧心室内见调节束（moderator band）
判断心室襻为 D 襻。

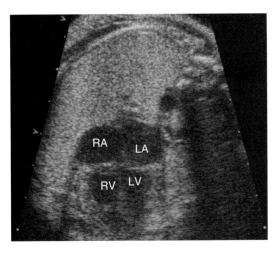

本页缩略语及英文注释：			
aAo	升主动脉	dAo	降主动脉
LA	左心房	LV	左心室
RA	右心房	RV	右心室
SVC	上腔静脉	isthmus	主动脉峡部

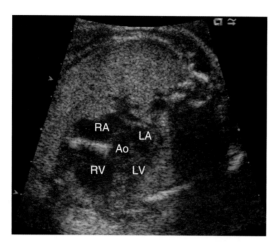

图 3-20-2　后方大动脉的流出道切面

可见粗大动脉骑跨在室间隔上。从脊柱右前方圆形的降主动脉回声可诊断右位主动脉弓

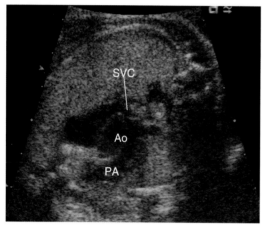

图 3-20-3　前方大动脉的流出道切面

从右心室发出的动脉可见左右分支为肺动脉

因此骑跨在室间隔上的大动脉为主动脉。相当于三血管平面的切面上，血管内径大小为肺动脉≪主动脉＞下腔静脉。位置关系为主动脉略靠前方，并非完全在一条直线上

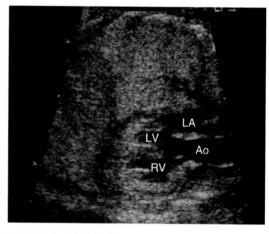

图 3-20-4　长轴切面

可见粗大的主动脉骑跨在室间隔上

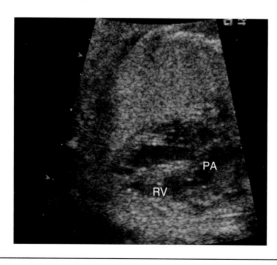

图 3-20-5　右心室、肺动脉长轴切面

从前方右心室发出的肺动脉细小。可见瓣下部（漏斗部）明显狭窄

本页缩略语：

Ao	主动脉	RA	右心房	LA	左心房
RV	右心室	LV	左心室	SVC	上腔静脉
PA	肺动脉				

第二十一节 完全型大动脉转位＋室间隔缺损

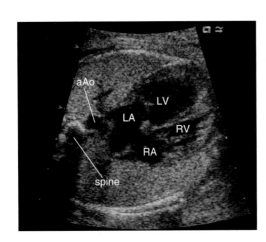

图 3-21-1 四腔切面
平衡的四腔切面。右侧心室可见肌小梁为右心室（D襻）。心轴 60°（正常范围）。可见卵圆瓣在左心房侧活动。圆形的降主动脉回声位于脊柱左前方

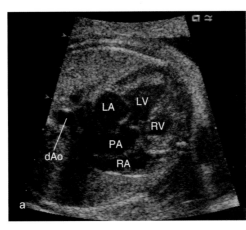

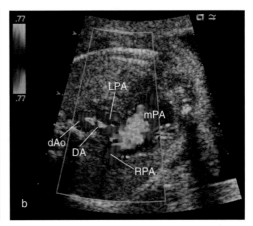

图 3-21-2 后方大动脉的流出道切面
可见从左心室发出的大动脉（a）。同时应用彩色多普勒，可见左右分支从这条动脉发出，为肺动脉（b）

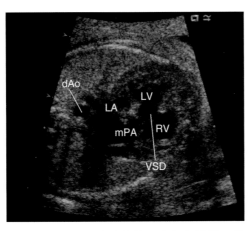

图 3-21-3 可见肺动脉瓣下室间隔缺损，诊断合并室间隔缺损

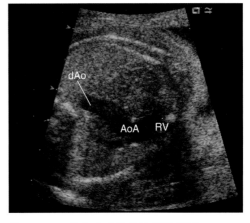

图 3-21-4 前方大动脉的流出道切面
探头向头侧倾斜，可见从右心室发出一条大动脉（主动脉）。从右前方发出与降主动脉连接，为主动脉弓

本页缩略语及英文注释：

aAo	升主动脉
mPA	主肺动脉
PA	肺动脉
DA	动脉导管
RA	右心房
dAo	降主动脉
RPA	右肺动脉
LA	左心房
RV	右心室
LPA	左肺动脉
spine	脊柱
LV	左心室
VSD	室间隔缺损
AoA	主动脉弓

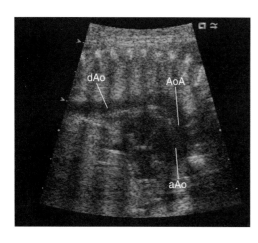

图 3-21-5　主动脉切面

可见 3 条头臂动脉分支从主动脉发出。主动脉起自心脏最前方发出，支持完全性大动脉转位的诊断

第二十二节　完全型心内膜垫缺损（房室间隔缺损）＋主动脉缩窄

CTAR ＝ 48%，心脏轻度扩大。

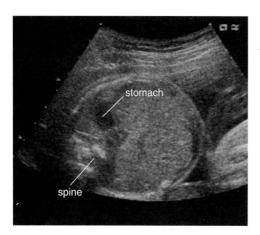

图 3-22-1　胃在胎儿躯干的左侧

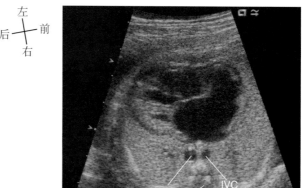

图 3-22-2　心轴约 80°，向顺时针方向旋转

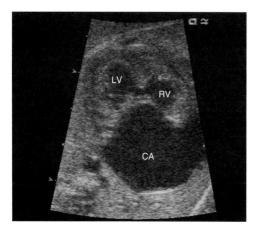

图 3-22-3　四腔切面

未见房间隔为单心房。从右侧心室内的粗大肌小梁判断为 D 襻。室间隔缺损，共同房室瓣未连接到室间隔上，为 Rastelli C 型。右心室容积略小

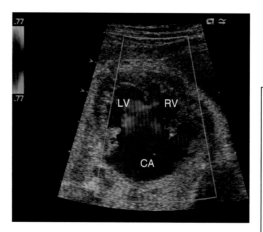

图 3-22-4　四腔切面的彩色多普勒

从心房到心室的彩色多普勒血流呈蝶形（butterfly shape），为本病所见

本页缩略语及英文注释：

aAo	升主动脉
LV	左心室
AoA	主动脉弓
RV	右心室
dAo	降主动脉
IVC	下腔静脉
CA	共同心房
stomach	胃
spine	脊柱

彩色多普勒见蝶形血流时要考虑心内膜垫缺损（房室间隔缺损）

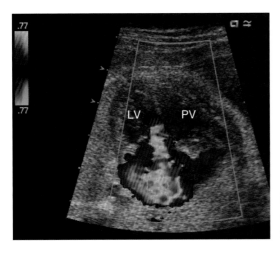

图 3-22-5 四腔切面的彩色多普勒：收缩期可见共同房室瓣的蓝色反流。反流束到达心房顶部后返回，判断为中度以上共同房室瓣关闭不全

重度共同房室瓣关闭不全时要检查胎儿是否存在心功能不全

胎儿心动能不全的检查要点

(1) 心脏扩大：CTAR (4) 腹水
(2) 心包积液 (5) 皮下水肿
(3) 胸腔积液

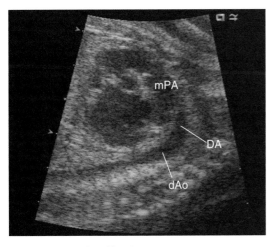

图 3-22-6 动脉导管弓切面
　　从前方右心室发出的肺动脉连接动脉导管及降主动脉，为正常动脉导管弓

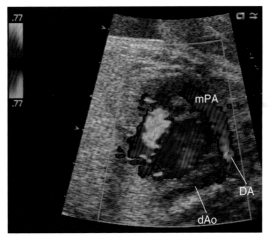

图 3-22-7 彩色多普勒所见与图 3-22-6 相同。可见从右心室向后的蓝色血流为共同房室瓣的反流束

本页缩略语：

dAo	降主动脉	LV	左心室	PV	肺动脉瓣
mPA	主肺动脉	DA	动脉导管		

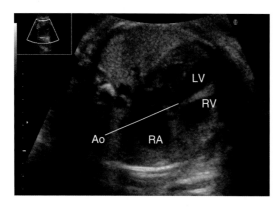

左
前 ╋ 后
右

图 3-22-8　左心室流出道切面
　　从左心室到主动脉的通路直径为 2.3mm，诊断为狭窄

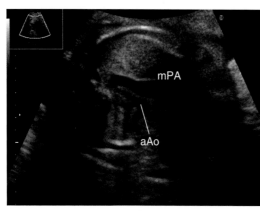

图 3-22-9　三血管气管平面
　　主动脉弓比主肺动脉细，这种情况下合并主动脉缩窄的频率很高

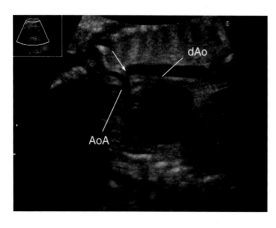

后
头 ╋ 足
前

图 3-22-10　主动脉弓切面
　　可见主动脉峡部缩窄（箭头）

检查要点
- 主动脉流出道狭窄时要检查是否合并主动脉缩窄或主动脉弓离断

本页缩略语：

Ao	主动脉	dAo	降主动脉	LV	左心室
RA	右心房	RV	右心室	aAo	升主动脉
mPA	主肺动脉	AoA	主动脉弓		